Doing Health Anthropology
Research Methods for Community Assessment and Change
Christie W. Kiefer

文化と看護の アクションリサーチ

保健医療への人類学的アプローチ

訳 木下康仁 立教大学社会学部・教授

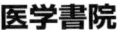

Doing Health Anthropology : Research Methods for Community Assessment and Change,
ISBN0-8261-1557-8, Christie W. Kiefer, PhD
Copyright © 2006 by Springer Publishing Company, LLC, New York, New York 10036. All
Rights Reserved. The original English language work has been published by Springer
Publishing Company, LLC. No part of this publication may be reproduced, stored in a retrieval
system, or transmitted in any from or by any means (electronic, mechanical, photocopying,
recording, or otherwise) without prior permission from the publisher.

© First Japanese edition 2010 by Igaku-Shoin Ltd., Tokyo

Printed and bound in Japan

文化と看護のアクションリサーチ―保健医療への人類学的アプローチ

発　行　2010年12月1日　第1版第1刷

著　者　クリスティ・W・キーファー

訳　者　木下 康仁
　　　　きのした　やすひと

発行者　株式会社　医学書院
　　　　代表取締役　金原　優
　　　　〒113-8519　東京都文京区本郷1-28-23
　　　　電話　03-3817-5600（社内案内）

印刷・製本　山口北州印刷

本書の複製権・翻訳権・上映権・譲渡権・公衆送信権（送信可能化権を含む）
は㈱医学書院が保有します．

ISBN978-4-260-01167-9

〈㈳出版者著作権管理機構　委託出版物〉

本書の無断複写は著作権法上での例外を除き禁じられています．
複写される場合は，そのつど事前に，㈳出版者著作権管理機構
（電話 03-3513-6969，FAX 03-3513-6979，info@jcopy.or.jp）の
許諾を得てください．

日本語版への序

　はじめに，本書の日本語版を出版された医学書院と翻訳の労をとられた木下康仁教授に深謝申し上げる。日本の保健医療従事者や保健政策立案者が，関係するコミュニティの理解をよりいっそう深めることに本書の内容が寄与し，また，彼らとのコミュニケーションを改善しようと思っている日本の社会科学者にとっても本書が役立つことを希望する。この点をふまえたうえで，この序文で2つのことについて触れておきたい。1つは，日本文化と保健人類学の適合性であり，もう1つは，人類学的思考方法を習得する上で有効な活動の種類である。

日本文化と保健人類学

　本書の執筆前に，私は4年間にわたりタイ保健省のプラボロマラジュチャノック研究所（PBRI）において看護大学の教員を対象に毎年保健人類学の演習を担当した。このときの経験を活用して，本書が西洋の保健医療専門職だけでなく非西洋文化の学習者にとっても役立つものとなるように工夫した。また，私は1965〜66年にかけて甲南大学の増田光吉教授（当時）の指導のもと，人類学の調査のために日本に18か月滞在した。カリフォルニア大学（サンフランシスコ校）での30年あまりの間，日本からの大学院生を指導し，2000年までには日本の高齢者ケアシステムについても学んだ。

　私は，日本文化の特性の中には学生が人類学的思考を実践しやすくするものもあれば，逆に，むずかしくするものもあると考えている。最初に，密接に関連する4つの特性をみておこう。(1)あいまいさの受容，(2)情緒の敏感さ，(3)間接的コミュニケーションの方法，そして，(4)長期にわたる密接な人間関係を維持する習慣であるが，これらの特性には単に「今ここで」見聞したことだけではなく，その原因と結果を考慮すること，つまり状況を「広角度」で考えることが含まれる。

　こうした特性は，データの収集や解釈を促進させるだろう。人類学者が観察をしたり人々の会話に耳を傾けるとき，彼らの思考や関係性についての微

妙な感情的表現や間接的な仕草に気づくことができ，それを記録できれば深いデータを収集できる。私は，日本の人々は社会的習慣によってこうした領域でのしっかりとした社会的スキルを身につけていると確信している。西洋では，互いに親しい関係にあればこの種の相互の感受性を培うことができるが，見知らぬ人や単なる知り合い程度ではよほどはっきりと言葉で考えや感情を表現しない限り理解できないものとされている。自然科学で訓練を受けた西洋の学生たちは，人が発言せずに何かを伝えようとしていても，それに気づくのが特に苦手である。この点に敏感な日本の調査者は，適切な質問をすることができるであろう。

　私が指摘した日本の文化特性は，行動の解釈においてはとりわけ重要である。西洋人に比べ，日本人は自分の行動の社会的影響を長期的視点と多様な立場から考えなくてはならないようである。その結果，見解を異にするさまざまな立場や異なる社会状況のもたらす影響の理解にたけている。このスキルは，見知らぬ状況における社会的行為の意味を探求する際にも応用が利くものである。

　次に，人類学の実践をむずかしくするかもしれない日本文化の特性について考えてみよう。最大の困難要因は，社会的リスクを回避しようとする習慣である。この特性はどの文化にもある程度はみられるが，特に日本では強力であり，2つの問題状況を引き起こす。(1)自分に考えがあっても同僚たちがそれに同意しないだろうと思うと，はっきりと自分の考えを発言しない。(2)調査においても自分独自のスキルを開発，活用するのではなく，広く受け入れられている技法に過度に依存しやすい。

　人類学の目的は，高度に複合的で微妙な人間の行動について，これまで隠されていたり誤って理解されていた事柄を明確化し，かつ，有用な仕方でそれを行うところにある。したがって，その性質上，人類学は長い間多くの人々によって支持されてきた考えに挑戦することになる。西洋の人類学者が集うと，彼らはだれの考えがもっとも適切であるかをめぐって長時間議論をするのが通例である。これ自体が人類学者の文化の一端といえる。また，彼らはそれを誇りに感じている。自分が見出したことは大胆に主張しなくてはならないし，展開次第ではそのために戦う用意が求められる。

技法に頼ることでリスクを回避しようとすることは，創造性と洞察を禁じてしまう。この本で私は，「直観」という言葉を肯定的な意味で用いている。すべての厳密な知識は，研究しようとすることについての漠然とした個人的な感情からはじまると述べている。私たちはこうした感情を信頼することを学ばなくてはならないし，仮に定着している技法を応用しても自分の中で膨らみつつある直観的知識とうまく合致しないのであれば，その技法の有効性を確かめなくてはならないし，自分独自の技法を新たに開発することまで視野に入れるべきである。たとえるなら，はじめは巨匠にならって楽器の演奏法を慎重に学ぶが，後には自分独自の音色を出すべく技法に修正を施す音楽家である。有用な真実を理解してもらうために，およそあらゆる科学は観察や分析の定着技法とともに，深遠で直観的かつその人特有のスキルによるパターン認識や洞察を必要とする。私が敬愛する科学哲学者の1人であるノーベル物理学賞受賞者，湯川秀樹博士は，道教を学んだことでずいぶん助けられたと語っている。定説や定着した技法を疑うことを学んだからだという。

エスノグラファーの力量を高める活動

　人類学的思考方法を教室での学習だけで身につけるのは非常にむずかしい。学生たちは，フィールド調査者であるエスノグラファーがしていることを時間をかけて学習できれば，このスキルを迅速かつ効果的に習得できる。むろん，近代的生活では時間の自由は限られているから，このように助言されるとやる気をなくしてしまうかもしれない。だが，心配することはない。他のことをやりながらでもエスノグラフィーの練習は可能である。私たちはみな，日常的にさまざまな社会状況に参加しているので，それぞれの状況について意識して人類学的に考える癖をつけるとよい。教室であれ，患者のケアであれ，街での買い物であれ，家族や友人とのくつろぎのときであれ，あるいは，インターネット・サーフィンであっても，要するにどこにいても，社会状況の理解を深められるよう好奇心をもつ習慣を身につけることである。
　どんなものであれ微妙なパターンを発見しようとする。男性の友人と女性の友人とでは，やり方が違っていることがあるかもしれない。患者の年齢や職業と，話し方や考え方との間には何か関係があるのだろうか。どんな言葉

や考え方が患者の助けになり，逆に，そうならないのはどんな言葉なのか。居住の地区によって，相互にどのような違いがあるのか。店の種類はどうか。出会った人にどんな声かけをするか。特有の音やにおいがあるだろうか。私はノートをいつも携帯し，何か面白いパターンをみつけるとメモをすることにしている。そして，時々ノートを読み返してはもう一度同じパターンをみつけようとする。

　もし何かのパターンを見出したと思ったら，次は，「なぜそうなのか？」と自問する。最初は確信がもてないが，仮説を考えはじめ，それを支持，あるいは，支持しない他の状況を探す。こう述べるとさもたいへんなことのように聞こえるかもしれないが，習慣化すれば簡単にできるようになり，その楽しさは趣味に近いものとなる。

　本書で，私は人々が一種の戦略として日々の生活を送っている方法について，どのように考えたらよいのかを提示している。私たちはみな，ニーズを満たそうとし，それに向かって適した行為を考えている。もう1つのフィールドワークの練習は，個々の行為がニーズの組み合わせにどのように作用しているのかを考えることで，1人ひとりについて理解しようとすることである。自分について，また他の人についても，これを試してみる。私は授業で映画や小説を教材にして，この能力について教えたこともある。現実の人間の状況を扱いながらも，この種の作品は現実の生活よりも秩序だって構成されているから，登場人物の戦略を発見しやすい。小説を読んだり映画やテレビを見る際には，作者や監督が何を表現しようとしているのか，その出来栄えはどうかを評価的に考える習慣を身につけるとよいだろう。

Christie W. Kiefer

序

　近年，治療医療の成果は目覚ましく向上しているが，同時に高額化するにつれ，多くの人々が最良の医療サービスにアクセスできない事態が明らかとなっている。その結果，健康へのアクセス問題への対策として，高度な医療技術による治療処置からプライマリーケア，疾病予防，健康増進へと比重を移行する研究者や教育研修機関の数は急激に増加している。本書はこうした動向に触発されたものであり，保健医療従事者が健康障害の社会的原因を深く理解するために人類学のもつ強力な知的道具を習得することを支援し，それによりこうした動向を後押しすることを意図している。

　本書は，コミュニティにおける保健医療活動に関して，人類学的な調査を行おうという人であればだれであっても必要となる基本的な考え，態度，技法について私の見解を提示するものである。私は30年近くにわたって医学，看護学，公衆衛生学の学生たちに人類学を教えてきたが，これらの学生たちは私の教室に入ってきたときには，社会科学の素養はほとんどもち合わせていなかった。この本はその経験から生まれた。

　本書の執筆にあたり，だれでも私の考え方を理解できるように難解な社会科学の専門用語は避け，直接的なわかりやすい記述を試みた。とはいえ，文化人類学は自然科学とも日常的常識とも異なった，ある一定のものの見方を提供するので，新たな見方を本当の意味で吸収するためには注意深い学習が求められる。この本は個別科学領域を超えてコミュニケーションが領域横断的になりたつよう，特に意識して書かれている。この姿勢は社会科学の記述ではなじみのないものであり，本書の表現や見解は読者によっては，最初はやや物珍しく思われるかもしれない。この点に関しては，長年の教育経験とそこでの試行錯誤からこのスタイルが培われてきたことを指摘しておこう。

　人類学的なものの見方を確実に習得するには，究極のところ，実際に人類学を実践するにつきる。人類学者が文化と呼んでいるところのパターン化された人間の思考や様式化された行動を，自分の力で発見することを経験するということである。自分の行為と思考が深く関連しながら進行する点では，

チェスやマージャンと少し似たところがある。したがって，本書はグループでの学習に最適で，それぞれ書かれている内容を実際に実践し，その経験を共有し合うことでお互いの理解を確かなものにしていくことができる。

　本書は全部で13章の構成であるが，大きくは4つに区分される。第1章から第4章までは対比的に，人類学的な思考と方法と，自然科学や医学の概念や方法とに大別し，両者の関係について検討する。まず，健康科学の主要な概念がなぜ人類学的な考え方によって補完される必要があるのかという問題への説明からはじめる。次いで，自然科学の隠された前提を深く掘り下げ，こうした前提があるために人間の行動について創造的に考える私たちの能力がいかに制約されているかを示す。そして，人類学的な考え方を下支えする，自然科学とは異なる基本的な前提，すなわち，代替哲学として自然主義的理論としての知識について論じる。

　第5章から第8章は，人類学的調査の実践に必要となるさまざまな技法をステップごとに解説していく。ここでとりあげるスキルとは，単に手順だけでなく，自分がしていること，みていることをどう解釈したらよいのか，その考え方や，この種の調査を構成する人間の相互作用をどのようにやりくりするか，その方法をも含む。特に保健医療専門職は，活動する地域社会における自分と他の人々とのかかわり方についてできるだけ深く自己認識できれば，多くのことを得ることができる。ここで説明するデータの収集，記録，分析の手順は完成版というわけではないことも指摘しておこう。この種の手順はそれぞれ自分に適したものを選択すればよく，これら以外の方法を紹介している良書も少なくない。画家が自分にあった画法を探索するように，自分にとってもっとも満足いく方法をみつけるためには多様な技法を試してみることは重要である。

　第9章と第10章は，理論的な内容を扱う。人間の特質や人間のニーズと健康との関係，変化やストレスが地域社会に及ぼす影響，地域社会がそれ自体の問題に直面し解決していくプロセスといった地域保健医療従事者にとっての主な関心事について，有効な考え方を例示により説明する。ここで提示する理論が社会科学における他の理論よりも優れていると主張するつもりはないが，リサーチ・クエスチョンを練り上げる初期段階では有効であると考

えている．優れた地域保健調査とは，自分のデータをもっともよく解釈できる概念を多くの理論的な立場から見出し，とり入れていくことであると私は考えている

　第11章，第12章，第13章は，基本的な調査スキルからさらに一歩進み，健康科学者が社会問題を追及する際に有効となる能力について論じている．第11章では，直接的参加者としての調査者の役割をあらわす用語として，<u>アクション人類学</u>を提唱し，これを地域社会において住民みずからが健康を改善するのを支援する立場とする．地域住民のために保健医療従事者がその専門活動において人類学的調査方法を活用しようとするとき，住民たちにそれをどのように教えるかも，もう1つの重要なスキルであり，これが第12章の内容である．最後に，第13章は自然主義的研究方法によって提起されるいくつかの論点と，それらの扱われ方について言及している．ここでは，自然主義的研究方法と実験的研究方法との相互補完的なアプローチの可能性についても触れる．最後の3章は単なるオプションとしてではなく，調査研究活動に奥行きをもたらす視座という位置づけになる．換言すると，自分が直接こうした調査をしないとしても，ここでの内容を理解しておくことは重要である．

　さて，保健社会科学の方法や哲学を扱った文献は豊富にあるにもかかわらず，本書では参考文献の提示が比較的少ないことに気づかれたかもしれない．これは，長年にわたり健康科学の研究者に人類学を教えてきた経験からの判断であり，健康科学と社会科学の両方に関してこのレベルまでは理解しておいてもらいたいと考える範囲に絞り込んだからである．これら2領域は，何が重要な問いであるか，それらの問いはいかに答えられるべきか，学術的記述においてどのような用語や説得的記述スタイルが用いられるべきであるかなどに関してそれぞれに独立した伝統があるためでもある．保健社会科学の領域で発表される学術研究論文のほとんどは，一様ではないにしても，社会科学における関心を満たし，基準をクリアするように書くことが求められている．たとえ保健医療従事者の手による論文の場合であっても，である．しかしながら，多くの場合，そうした研究は保健医療従事者にとって役にたたない．なぜなら，そうした論文は臨床的関心にも公衆衛生的関心にもほとん

ど関係ないからであり，彼女/彼らは，論文でとりあげられている問題が専門的すぎて，その有効性を完全に理解するための概念的知識を欠いているからである。健康科学の研究者が社会科学の専門的研究水準に挑もうとするのに水を差すつもりはないが，本書の目的は，人類学的研究方法をより多くの保健医療従事者に理解可能な形で伝える点にある。社会科学者による研究方法に関しては文字通り良書が多く出ているので，同列の書物は必要ではなく，むしろ本書の試みが求められているのである。

　多くの保健医療専門職が，本書が述べるスキルの必要性を認識していくことで，本書の内容が多くの人々の手によって改善され，より優れたものになっていくことを大いに期待している。おそらく，有能な保健医療専門職が人類学的方法を活用し，人間のおかれた状況を改善しようとする試みは，幅広い，深い潮流として多くの人々をつなぐ力となるだろう。

謝辞

　本書で述べていることを私に教えてくれた学生たちすべてと，カリフォルニア州，エクアドル，フィリピン，ホンジュラス，日本，メキシコ，ミズーリ州，ニカラグア，南アフリカ，タイの人々すべてに感謝する。主要な考えや着想は私の恩師であるジョージ・ディボスをはじめ，次にあげる同僚たちとのさまざまな交流から形作られた。ジェレマイア・モック，ダニエル・パールマン，キラ・フォスター，サリヤ・ウォンカンカセップ，ジョアン・アルメダレス，そして，故増田光吉氏である。また，シュプリンガー出版社の編集者，ジェニファー・ペリロにも感謝する。彼女のおかげで多くの改善がなされ，本書はいっそう充実したものとなった。

目次

日本語版への序　iii
序　vii
謝辞　xi

第1章　人類学モデルの必要性　　　　　　　　　　　　　　　1
◆文化人類学とは何か——文化の概念　2
　文化人類学者はどのようにデータを収集するのか？　5 ／ 文化人類学者はどのようにデータを分析するのか？　6
◆健康科学にとっての人類学の利点　7
　圧倒的な影響力をもつ疾病モデル　8 ／ 健康の社会的視座　10 ／ なぜ社会的視座は，もっと広く活用されないのか？　11 ／ 社会的視座の利点　13

第2章　実証主義：実験科学理論としての知識　　　　　　　　22
◆知識の意味　23
◆実証主義：実験科学理論としての知識　24
　妥当性　25 ／ エレガンスと倹約性　26
◆実証主義の限界　30

第3章　人類学：自然主義的理論としての知識　　　　　　　　35
◆自然主義的理論　35
　有用性という考え　37
◆知識の自然主義的探索　38
　直観，あるいは，すでに知っていることを活用する　38 ／ 科学は日常的な問題解決とどのように違うのか：説得という問題　40
◆自然主義的研究のプロセス　41

- ◆自然主義的知識の利点　42
    - 意味づけという問題　42 ／ パターンの一貫性　46
- ◆自然主義的理論の弱点　48
    - 概念上の問題その1：証明　48 ／ 概念上の問題その2：客観性　49 ／ 自然主義的反応　50 ／ 実際上の問題その1：調査時間　52 ／ 実際上の問題その2：一般化可能性　54
- ◆理論についてはどうか？　55

第4章　自然な状況における現実の人々の研究　58

- ◆エスノグラフィー（民族誌）と人類学的態度　58
    - 調査者とコミュニティの道徳上の関係性　59
- ◆標本調査と実証主義的態度　65
- ◆社会調査における文脈の重要性　69

第5章　研究プロジェクトをデザインする　75

- ◆細部まで理解するプロセス　77
- ◆リサーチ・プロブレムを絞り込む　82
    - なぜ，この問題を選んだのか？　82 ／ 答えであることをどのように識別するのか？　83 ／ プロブレム・ステートメント（問題明瞭記述）　85 ／ 直観ステートメント（直観明瞭記述）　87
- ◆リサーチ・クエスチョンの絞込みの方法　90
    - 良い問いの諸特性　94
- ◆継続的プロセスとしての調査研究デザイン　95

第6章　フィールドの中と外での調査者　97

- ◆参与観察　98
- ◆倫理と価値　99
    - 他の調査スタイルへの倫理　101 ／ 容認できない行動を観察する　102
- ◆役割をとる，うまく自分をはめ込む　104
- ◆身なり，発言，振る舞い　105

- ◆役割の例　106

  学生または学者の役割　106 ／ 友人の役割　108 ／ 指導者, 教師, 専門家の役割　109

- ◆カルチャー・ショック：不可避だが, 高度に貴重な経験　111
- ◆フィールドでの滞在時間が限られているとき　113
- ◆地域社会を超えた調査者　115

第7章　データを収集する　119

- ◆調査を計画する　120

  リサーチ・プロブレム　121 ／ 背景調査　121

- ◆観察する, ノートをつける　125

  観察の一般的原則　125 ／ 観察すべき状況と行動　127 ／ 自然な状況でのデータ収集につとめる　130 ／ ラポールの形成　131

- ◆記録をつける　131

  録音や映像記録のとり方　131 ／ ノートをつける　132 ／ 分析的ディテールを追加する　132

- ◆インタビューをする　133

  データ収集のゆがみを最少にする　134 ／ 構成的インタビュー, 自由回答式インタビュー　135 ／ インタビューを通して真実を知る　138 ／ ラポールを維持する　140 ／ インタビュー記録をつける　142

- ◆非干渉的方法　144
- ◆間接的指示物　145

第8章　データの分析　148

- ◆データ分析は人間の日常的なスキルを用いる　149
- ◆分析：暗黙の理解を明示化する　150
- ◆データの管理　153

  親族関係図　153 ／ 樹形図・組織図　154 ／ ネットワークとフローチャート　155 ／ フェイスシート　156

- ◆データ管理ツールの扱い方　161
- ◆生データの分析：内容のコーディング　161

- ◆統計データを活用する　164
- ◆人類学の研究結果の読み方と聴き方　165
    - 文脈を読む　165 ／ 調査技法について読む，聴く　166
- ◆結果を記述する　168
    - 説得　169 ／ 透明性　169 ／ 用語　170 ／ 有用性　170

第9章　ニーズの理論　173

- ◆地域保健実践（CHP：Community Health Practice）の既存モデル　174
    - 健康の概念　174 ／ コミュニティの概念　175 ／ CHPモデルの目標と限界　176
- ◆より有効なモデル：パターン化された文脈のもとでニーズを満たす人々　178
    - ニーズを充足する　179 ／ パターン化された文脈　180 ／ 文脈，意味づけ，変化　181
- ◆人間の基本的ニーズ　187
- ◆ニーズと健康　189
- ◆ニーズ間の協働，対立，代替　191
    - 協働　191 ／ 対立　191 ／ 代替　193
- ◆ニーズと地域保健調査　193
    - ニーズの文脈で健康を評価する　194 ／ 健康への社会変化の役割　195 ／ 計画された変化が健康に及ぼすインパクト　196
- ◆ニーズ充足戦略の評価方法　197

第10章　コミュニティの変化：希望の理論　199

- ◆アノミーと希望喪失状態　200
    - 充足の代替　203 ／ 意味づけの喪失　204
- ◆自傷するコミュニティ　206
- ◆自己治癒するコミュニティ　209
- ◆コミュニティ・エンパワーメントのプロセス　210
    - 人々が自分自身をより良く理解できるよう援助する　212 ／ コミュニティ変化

の代替理論：ストリート・マルクス主義　213
◆人々が変わるために理論を活用する　214
　希望の理論　214 ／ ストリート・マルクス主義の理論　216

第11章　アクション人類学　220

◆コミュニティ実践としての調査　221
　エンパワーメントのプロセス　222 ／ アクションリサーチは科学に道徳的次元を注入する　223
◆アクションリサーチとコミュニティ・エンパワーメント　225
　コミュニティにおける自己認識を発展させる　226 ／ コミュニティと外部者との連携を創りだす　226 ／ アクション・リサーチャーの限界　227
◆アクション人類学の実践Ⅰ：コミュニティを知る　228
◆アクション人類学の実践Ⅱ：変化を促進させる　230
　集会を組織し，情報を共有する　230 ／ 活動を組織し，事実を収集し，アクションを評価する　232 ／「見る・考える・行動する」モデル（LTA モデル）　233 ／ プロセスを持続させる　235

第12章　保健人類学を教える　240

◆教育と調査の同時一体的進行　240
　伝統的教育方法　241 ／ より良い方法：学生中心教育法　242 ／ 学生中心法の利点とコスト　243
◆学生中心教育の方法　244
　グループ規模　245 ／ 学生の選抜　245 ／ 場所　245 ／ 教室の設備・資源　246 ／ スケジュール化　246 ／ 準備　246
◆教師/ファシリテイターの役割　247
　学生に自信をもたせる教室での戦略　248 ／ 学生数の大きい場合の教室での戦略　253
◆宿題と授業外の課題　255
　文献課題　255 ／ 感想記録　255 ／ フィールドワーク　256
◆問題解決型学習法(PBL：Problem-Based Learning)　258

第13章　自然主義的社会科学における専門主義　265

- ◆自然主義的調査の質　266
- ◆実証主義親和型の自然主義的方法　266
- ◆妥当性としての有用性：より優れた解決　270
  反論その1：価値の問題　270／反論その2：共有された伝統の問題　270
- ◆コミュニティにおける健康に関する諸観念のアセスメント　273

付録：ニーズ充足の評価システム　277

Ⅰ．安全　277／Ⅱ．尊敬　278／Ⅲ．愛　279／Ⅳ．意味づけ　280／Ⅴ．刺激　282

文献　283
訳者あとがき　287
索引　295

※本文中にアンダーラインを付した箇所は，原書のイタリック表記に対応している。

第1章

人類学モデルの必要性

本章へのガイド

　この章では，人類学的思考と研究を特徴づける<u>文化</u>の概念について述べる。文化とは，ある集団の構成員に共有されている思考や行動の複合的で統合されたシステムであり，それを理解することで私たちは彼らが特定の事実や経験をどのように意味づけしているのかを理解することができる。ただ，文化システムは非常に包括的であり，そのほとんどは意識されていないのが通例であるから，人類学的研究ではある特定の問いに対する答えを見出すために人々の行動や状況を広範囲にわたって検討することになる。通常，人はだれであっても自分自身の文化パターンを身につけながら成長するものであるから，私たちは他の文化がどのように機能しているのかを知るために自分がすでに習得しているスキルを活用できる。

　次に，健康や病いを理解するためにこの人類学的な視座を用いることの利点を論じる。健康を理解するモデルとして支配的なのは疾病モデルであり，これは生物学的プロセスと病的変化を直接引き起こす行動とに焦点をあてる。しかしその一方で，健康を増進させる効果的方法は，健康的な行動を促進させることであるという考えも広く支持されている。私たちは，疾病モデル，あるいは，保健医療研究者が用いる他の知識モデルをもってしても，なぜこのことが理解されにくいのかについて考察する。人々がある決まった生活様式をもつのは「なぜ」なのかを理解することにより，人類学者はその地域の人々がより健康的な生活を送れるよう，援助に向けて第一歩を踏み出すことができる。この「なぜ」という問いには，人々の習慣，環境，経済，そしてこれらのことが時間の経過の

中でどのように変化しているかといった多くの要因が含まれる。

文化人類学とは何か――文化の概念

　社会学，心理学，政治学，経済学などの社会科学分野と同様に，人類学も19世紀にヨーロッパや北アメリカで発達した。当時，この地域の研究者たちは人間の生活様式と行動に驚くべき多様性のあることを発見しつつあった。そして，世界中のすべての人々についての知識が急速に増大，蓄積される事態を受けて，記録と保存，そして教育を体系的に行う新しい科学分野の必要性への機運が高まった。一言でいえば，人類学は人類全体をその多様性において研究する学問である。したがって，人類の社会的・身体的進化，遺伝，言語，芸術，その他の多くの下位領域が含まれることになるが，本書では人類学の下位領域の1つで，現代の人間文化を研究する文化人類学についてのみとりあげる。

　文化人類学は，次の基本的な立場に基づく社会科学である。すなわち，共通の歴史をもつ集団はその集団の人々によって共有される高度にパターン化された，ある一定の思考や行動の様式をもっており，その様式は歴史を共有しない他の集団の人々とは共有しないものである。このパターン化された様式が，その集団の文化と呼ばれる。文化人類学はこうした人間の文化を研究目的とする社会科学であり，文化とは，ある社会集団の人々によって学習され共有される，パターン化された思考様式と行動様式の全体として定義される。この定義の重要な要素は以下の6点にまとめられる。

1. 文化は，比較概念である。人間集団の行動についてパターン化された類似性と差異性に関心を向ける。例えば，ある社会(社会A)では病気は微生物が原因であると信じられているが，別の社会(社会B)では病気は妖術によって引き起こされると信じられているとしよう。この2つの社会はそれぞれ，こうした支配的な考えに基づいて病気を治療する方法を

もっているのであり，この違いは<u>文化的相違</u>と呼ばれる．人々の考えや行動が世界中のすべての集団で同じであれば，文化の概念は不要となる．
2. 文化は，集団を構成する人々によって共有されている行動に関係している．どの人間集団であってもその内部では人により，あるいは，家族により考えや行動には大きな違いがみられる．人類学者は集団内の個々人の思考や行動の類似性を観察し，また，それが他の集団の人々にみられる類似性とどのように違うのかを比較しながら，研究対象とする集団の人々に共有されている行動特性を解明する．例えば，イスラム社会においてはイスラム教の教義に関して非常に多様な解釈がみられるが，基本にある善悪の観念に関しての食い違いはほとんどない．同様に，キリスト教社会ではキリスト教の価値観についての考え方は多様であるが，イスラム教の基本的価値観との違いははっきりしている．
3. 文化は，ホリスティック（全体的）な概念である．人類学者は，ある特定の生活様式を，支配的な考えや行動の統合されたパターンとして理解する．そして，このパターンに含まれるディテールは，当該文化の人々にとって了解可能な形でまとめられているものである．文化人類学者の仕事は，ディテールの比較からある集団の文化と他の集団のそれとの違いを明らかにすることではなく，どのようにしてそうしたディテールが集まって整合性のとれた世界観を構成しているのかを示すことにある．先述した病気の原因についての考え方の例を引くと，それぞれの考え方はその文化の思考様式や行動の一般的なパターンの一部になっているということである．社会 A の人々は，微生物がどこからくるのか，どのように発見できるのか，身体にどのような影響を及ぼすのか，予防や引き起こされた症状の治療をどうしたらよいのか，などに関して確たる考えをもっている．そして，バクテリアやウイルスを研究し，対処方法に精通している人々を専門家と認めている．

　一方，社会 B の人々はさまざまな妖術が身体にどのように作用するのか，いかにして防止し対処するかに関して理論をもっている．そして，彼らもまた妖術の結果を診断し治療する秘儀をもつ人々を専門家として認知している．少し広くいえば，病気についての考えは，自然と超自然，

善と悪，権力や政治や経済，運命についてのその社会一般の考え方の枠組みの中で意味をもつものである。

4. このホリスティックな見方に基づけば，どの文化システムも独自の特性を有していると考えられる。1つの村，1つの近隣地域といった小規模のものであっても，どの社会集団もそれ独自の歴史をもっており，個々人のパーソナリティの集積である。また，タイとイギリスについて典型的な地域社会を比較したり，平均的なアメリカ人と平均的な日本人の考え方の相違をみるときには，<u>国民的文化</u>といういい方をする。しかし，これらの国々のある1つの村をとりあげ，その人々の考え方を本当に理解しようとするならば，実際に村の中に入り，人々の経験や習慣をかけがえのない価値をもつ独自のものとして理解する必要がある。

5. 文化的行動は遺伝によって継承されるのではなく，その社会の成員として学習されるものである。遺伝的にはアフリカの子どもが中国人家庭で養育されれば，その子は他の中国人の子どもと同様に中国文化を学習する。学習されるということは，文化とは時間の経過の中で修正可能であり，実際に修正されるものであることを意味する。ただ，ディテールの集積により複雑なパターンが構成されているため，変化は通常ゆっくり進行し，本書で後にみるように急激な変化は深刻な心理的，社会的ストレスを引き起こす。

6. 文化は，それを共有する人々にとってはそれ自体で価値をもつ人間生活の特性である。思考や行動の様式を共有することで人々は安心でき，自分の生き方に意味を見出せ，不安や混乱から自分を守ることができる。共有された伝統は情緒的に中立なものなのではなく，人はそれを大事にし，そのために戦い，どのような形であれ挑発を受ければ苦痛を感じ，ときには暴力的反応を引き起こす。これは文化というものの決定的に重要な特性であり，特に保健医療従事者は銘記しなくてはならない点である。私たちは往々にして，健康を改善するには文化的習慣を変える必要があると考えがちである。しかし，そうした文化的習慣の背景には構造があり，既存の構造は住民の健康を保持するために重要な役割を負っているという関係を理解しなくてはならない。だから，いつも十分な知識

をもって慎重に行動しなくてはならない。

文化人類学者はどのようにデータを収集するのか？

　人間の思考や行動をとりあげ，社会集団間の相違を研究対象とする点では，文化人類学は社会学や心理学などの社会科学分野と重なる部分は少なくない。しかし，他の社会科学分野と比べたときの人類学の特性は，文化システム全体の比較研究である点にある。社会学者は，ある特定の問題に対してさまざまな社会がどのように対処するか，あるいは，特定の経済的・政治的結果がどのようにもたらされるかといったことに関心をもつかもしれない。また，社会組織や宗教などのように文化のある特定の側面をとりあげるかもしれない。心理学者は，文化的に特有の育児様式がいかにして成人の間に一定のパーソナリティ特性をもたらすのか，あるいは，健康に関する観念が人々の健康関連行動にどのような影響を及ぼすのかを知ろうとするかもしれない。だが，文化的思考や行動の全体を特徴づけているパターンを理解しようとするのは人類学者だけである。つまり，彼らは宗教，科学，経済，政治，芸術，健康，テクノロジー，歴史の相互の関係を理解しようとする。

　この相互関係性，すなわち，全体としての生活様式が，どのようにして他と明確に区別される１つのまとまりを形成しているのかに焦点をおくので，文化人類学者は参与観察と呼ばれるちょっと変わった研究の仕方をする。これは，村，町，居住地，原野，森林，職場など研究対象とする人々が実際に暮らし，働いているところに入り込み，できるだけ自分もそこで暮らすことを意味する。期間は１年かそれ以上に及ぶ。そうすることで，日々の事柄，週ごとの様子，季節の変化など全部をみることができるし，誕生，さまざまな通過儀礼，病い，死など人間社会に共通の出来事を観察することができる。人々の普通の日々の生活に参加しながら，彼らが行っていることの意味や，それをどう感じているのかを直接たずねる。自分の身体や感覚を使って，その文化の生活について感じとることができる。

　この研究方法と，文化とは統合されたシステムであるという考えの関係は，明らかであろう。統合システムとは，人体のように個々の部分は全体が

機能するために不可欠であるということである。私たちは身体のすべての部分を理解できないと，人間がどのように生きているのかを知ることはできない。どのようにして栄養素や酸素は臓器によって細胞内にとり込まれていくのか，脳や神経系はこうした活動をどのように制御しているのか，感覚器官，筋肉や骨など，すべては相互に関連して生命システムを維持している。文化の場合も同様で，宗教的・科学的考え，人々が行っている仕事，物理的環境への適応の仕方，技術水準，善悪の観念，権力保有者，そして，人々の経験や信仰を形作ってきた特定の歴史的プロセス，こうした事柄を理解できないと，健康に関連した人々の行動を理解できない。

　本書は保健医療従事者を読者対象としている。彼らが文化人類学の研究方法を理想的な形で用いるのは困難であると思われるので，さまざまな活動状況においてこの研究方法がどのように活用できるかを説明していくことにしよう。

文化人類学者はどのようにデータを分析するのか？

　データの分析方法も，文化人類学では他の社会科学分野と異なり，独自なものである。統計的データや標本（サンプル）調査の結果も活用されるが，最終的には質的分析が行われ，その結果は記述によって報告される。文化とはそれ独自の統合された全体であるという基本テーゼに依拠すれば，事実——測定値，観察内容，言語記録——は，生活様式と思考体系の全体文脈において，それらがどのように機能しているかをみなければ，その関係を理解できないという立場をとる。文化人類学における中心的分析活動は，パターンの発見である。そのために人類学者は測定値を表にまとめ，変数の相関関係を統計的に検討することもあるが，それで十分ではない。仮に測定値からあるパターンが示唆されたとしても，人類学者は他にどんな文化的法則性がそれと関係しているのかを見極めようとして直接観察するであろう。つまり，ある単純な関係が複合的な全体とどのような関係にあるのか，あるいは，相関関係が偶然によるものなのか，重要性が低いものかどうかを確かめる。こうした確認があってはじめて，その分析は人類学的であるといえる。

　この理由により，人類学では分析はデータ収集と並行して進められ，調査

の初日から最後まで続く。観察内容の意味や研究目的との関連性があると思われてもそれらを当然のことと受けとめないで，ていねいに確かめていかなくてはならない。実際，1つの観察から多くの新しい疑問が生まれる。この行動は典型的なのか，それとも例外的なのか。それは行為者にとって何を意味するのか。その行動は，彼らの他の考えや行動とどんな関係にあるのか。この文化ではこの行動以外に他にどのような選択肢があるのか（仮にあるとして）。2つの行動が同じようにみえるとき，それぞれの行為者には同じ意味なのか，行動様式と意味づけは文脈によってどのように変わるのか，など。この本では，測定や観察を通して根底にあるパターンを発見する人類学的手法の多くを述べていく。

　ここまでの説明で，人類学はとてもむずかしい学問のように思われたかもしれないが，実際にはとっつきやすく，楽しいものである。キーポイントは，基本的な考えをしっかり理解すること。人類学者は私たちが日常的に使っているのと同じスキルを使っている。私たちは自分の文化の中で育ってきているから，わざわざ意識することなく自然に生活できている。人が話していることを理解し，芸術作品を鑑賞し，なじみの人や場所を認識し，何を買うかを決め，自分の仕事の間違いに気づき，だれかが自分に好意を寄せていることを感じる……こうしたことは毎日，パターン認識のスキルを使っているからできるのである。人類学はこうしたスキルを意識化し，理解のための手法として完成させていく。そうすることで，人間の行動の理解がより正確にでき，自分の理解に自信を深め，説得的に説明できるようになる。だから，人類学は調査や研究のためだけでなく，自分の私的な日常生活においてもたいへん便利なものになる。

健康科学にとっての人類学の利点

　疾病予防と健康増進が，健康の改善と健康リスクの回避のために費用効率の良い方法であることは現在，公衆衛生において受け入れられている。その中で，社会が近代化し豊かになるにつれて健康リスクは深刻なものとなって

いる。健康増進や疾病予防には，当然，人々の考え方や行動を変えることが含まれている。そのためには，健康に悪影響を及ぼすかもしれない考えや行動の実態をまず理解し，彼らが納得でき，かつ変えることを受け入れやすい介入法が何であるのかを理解することが重要となる。

また，コミュニケーションや人の移動が高速・広域化したことにより，新しい態度や生活の仕方が世界中に広がり，その影響を受けた地域ではそれまでの健康的な実践がおびやかされる可能性も指摘されている。新しいテクノロジー，レジャー，そして，豊かさは同時に危険要因をももたらす。人類学は，どの要因が人々の健康に悪影響を及ぼすのか，また，人々の行動にはたらきかける公衆衛生計画をどのように評価したらよいのかといった問題に対して有効で体系だった方法を提供する。

健康科学領域で今日広く用いられている行動モデルを人類学がどのように改善できるかを理解するために，まず，そうしたモデルを詳しくみておこう。

圧倒的な影響力をもつ疾病モデル

医学や薬学を筆頭に看護学や公衆衛生学などを含む近代健康科学は，疾病モデルと呼ばれる知識モデルに基づいている。このモデルは，身体のはたらきや身体的疾患の変化に関する詳細にして正確な知識を，実験科学と統計学の力に依存している。人間の行動を研究する公衆衛生の方法も，下記で述べるように，疾病の実験科学と同じ前提にたっている。

実験科学の偉大な成功は，次の5段階の方法に由来する。

1. ある問題に関してすべての既知の事実から，因果関係の精密なモデルを複数開発する
2. 個々のモデルについて，変数を細かく分離し，慎重に統制された条件下でそれぞれがどのように動くかを予想する。
3. 同様の条件を用意し，各変数の動きを測定する。
4. 予測できない変化量を説明するために，モデルを精緻化する。
5. 予測される結果が得られるまで，あるいは，得られない理由を既存の理論を用いて説明できるまで，新しいモデルと新しい変数に対してこのプ

ロセスを繰り返す。

　実験科学的研究に基づく疾病モデルを活用して，科学者は病気の潜行性の原因を身体の中に発見すべく，工夫して精巧な方法を構築する。ある特定の病気を引き起こす特定のバクテリア，ウイルス，遺伝子欠損，あるいは，損傷を分離でき，感染やその影響をコントロールし，ダメージを修復する方法を発見する。治療やケア手順は継続的に改善されるので，保健医療従事者は患者の身体に対してより治療効果のあるはたらきかけをしていくことができる。病気のリスクを低減し，長期間にわたる健康的な生活を増進するための暮らし方や働き方を人々に提案できる。したがって，実験や統計に基づく疾病モデルが健康科学領域において極めて重要な役割を果たしている事実は驚くにはあたらない。

　しかし，疾病モデルは健康状態を改善するという点では限界がある。健康に関する重要な問題で，伝統的な実験科学的技術では効果的に研究できないものは少なくないから，それらに対応できる他のモデルと併用される必要がある。健康をめぐるこの種の問題は非常に複雑で不安定で予測の難しいものだが，日常生活のプロセスから生じている。そのため，健康に関連する行動の大部分は，実験科学モデルで研究しようとしてもたいていはうまくいかない。実験で条件設定され測定されたときのようには，人々は実際には行動しないからである。とりわけ，多くの出来事や段階が関係し合っているような場合には，ある行動が病気とどのような関係にあるかを理解するのは至難なことである。

　例えば，瞑想，祈祷，儀式，触手を組み合わせて病気を治療するのは多くの場所でみられる。実験科学モデルを用いてこうした技法が効果的であるかどうかを解明しようとすれば，次の場合に何が起こるかを考えなくてはならない。

1. 所定の手順の各ステップを分離し，それぞれごとに効果があるかどうかをみなくてはならない。ただ，こうすると通常の治療プロセスを完全に変えてしまう。ある段階から次の段階への進行が寸断され，いつもと同

じやり方にはならないからである。
2. 患者の状態は治療の前と後で注意深く測定されなくてはならない。開始時の患者の状態がいつもと大きく違っているときには，結果は妥当性を欠く可能性がある。また，患者の状態を測定するプロセスは治療の儀式にまったく異質の要素をもたらすことになるから，その影響で結果も変わってしまうかもしれない。
3. 治療の結果は患者と治療者との関係の微妙な変化に依存する。見知らぬ人間——つまり，研究者——が治療プロセスに入ってくると，この関係が変わってしまい結果が異なるかもしれない。
4. これら以外のたくさんの歪みが自然なプロセスに持ち込まれるので，実験は人工的にコントロールされた環境で行われる必要がある，など。

　要するに，大部分の人間の行動は，厳密に測定可能な変数には分解できないということである。人々の生き方，考え方，働き方，他者とのかかわり方，そして，健康を維持したり損なったりすることは，社会的・文化的・経済的・環境的・歴史的・政治的プロセスすべてによって影響を受けているからである。こうしたさまざまな問題を全般的に考察するために，健康や保健医療サービスに関する<u>社会的視座</u>からアプローチしていくことにしよう。

▌健康の社会的視座

　疾病モデルに比べて社会的視座は，記述するのが非常にむずかしい。個人や集団の健康は，バクテリアや血中コレステロール値や遺伝特性，あるいは，喫煙や糖分摂取行動といった測定可能な要因の結果として単純にとらえることはできないというのが，基本にある考えである。社会的視座は，人間や集団の環境全体を多くの要因が複雑に相互作用をしているシステムと考え，そこからたくさんの経路を介して健康状態が帰結していると理解する。特定の疾患や行動の出現率など厳密な測定値を利用することも多いが，それはそうした値が測定困難な複雑なプロセスの一端を示しているのではないかと考えるからである。

　先ほど紹介した医術の例では，社会的視座にたつ研究者は個々の医術につ

いて通常行われている様子をありのままに観察し，数多くの事例を蓄積する。その様子や施術後の患者の様子について，詳細な観察ノートをつける。類似した症状をもつ人々が異なった方法や異なった医術師にみてもらう場合を観察し，そこにどのような関連性，共通性があるかを検討する。加えて，研究者は治療の物理的側面だけでなく，患者の生活の他の部分，家族や地域社会での生活にどのような影響があるかにも関心をもつであろう。つまり，ある症状に対する処置方法がさまざまであるとき，それらが地域社会における複雑な生活パターンとどのような整合的関係にあるのかを明らかにしようとする。

　ある社会の人々が他の社会の人々よりもなぜ長寿なのかを理解しようとすることも，社会的視座の好例である。例えば，19世紀後半のイギリスでは平均余命は飛躍的に上昇し，出生率は低下しはじめた。疾病モデルによって多くの疾患が発見される以前のことであり，当然，ワクチンや予防法や治療法が開発されていなかった時代である。当時のイギリス社会の変化を詳しくみていくと，栄養価のある食事が急速に普及し，住宅や衛生環境が改善されはじめ，中でも注目されるのは自分の将来や子どもたちの将来に対して人々は親の世代よりも明るい希望をもつようになりはじめていた。こうした発見は私たちにとっては驚くほどのことではないが，細かなところまで理解すれば，近代社会における健康問題を説明しその改善を意図した行動を提案するための貴重なヒントを読みとることができる。

なぜ社会的視座は，もっと広く活用されないのか？

　さて，ここまで述べてきたことは目新しいことではない。学者たちは150年以上もの間，病気の社会的，経済的原因を知っていたし，疾病モデルが19世紀後半に登場した直後からその限界を医学の学術誌で議論してきた。ではなぜ，何度も繰り返されてきた真実を今もう一度述べなくてはならないのだろうか。なぜ，疾病モデルは社会的視座に対して圧倒的に優位なのだろうか。次の相互に関連した6つの理由があげられる。

　1. 疾病モデルは世界のほとんどで，病気の苦しみの軽減や死の回避に画期

的な成功をもたらしてきた。健康に貢献した栄養や衛生状態の改善と比べ，その成功は劇的であった。社会的視座による健康の改善ではなく，疾病モデルに基づく治療効果の高い医療が病いに対するもっとも重要な進歩を導いたという理解が定着した。

2. 社会的視座は，問題に対して普遍的な解答を出すことはまずない。健康を，多様で複雑な社会的環境の特性として理解しようとする。こうした環境は文化によって，時代によって，さらには，居住している地域社会によって大きく異なる。したがって，社会的視座による知見は通常ある状況に限定されるから，独自性を特徴とする状況は個別に新たに研究されなくてはならない。しかし，だからといって社会的視座が，効果的に反復利用できるモデルや理論を提供できないというわけではない。ある状況から開発されたモデルが他の状況の条件と適合すれば，それは非常に有効な社会的モデルとなる。

3. ある地域社会の問題解決策が他の地域社会にもあてはまるとは限らないし，「すべてに合う方法 one size fits all」などまず無理である。また，1つの地域社会を保健システムとして理解するにはかなりの時間が必要であり，今日のように何事もスピードの時代には，政策や行政の意思決定者は素早い解答を求める。

4. アメリカはもとより多くの国々で，疾病モデルは投資家にはたいへん魅力的な保健医療産業を生み出している。社会的視座では対照的に，そうした展開は希薄である。政府であれ慈善団体であれ，あるいは，個人であれ，人々は病気を治すためなら大金を投じるのにやぶさかではない。だが，病気の予防のために必要となる複雑に込み入った課題に対しては，それに見合った額を使うのに躊躇する。疾病モデルは主に病気の身体的効果に焦点をおいているので，医薬品，医療機器，医療品などの商品開発や，活発な研究結果の報告，そして，測定技術開発を促進し，全体としてみれば市場経済下で営利事業として成立している。

5. 保健医療サービスの社会的視座は，政治のあり方と緊密に関係している。なぜなら，貧困，社会的不平等，危険な労働条件や生活条件，劣悪な環境，健康に害を及ぼす製品・態度・余暇などに関係する商業慣行に注意

を喚起するからである。多くの場合，機能しない政府，汚職，不当利益，少数民族や女性や貧困者への差別に対して関心を向けさせる。当然，そうした社会のありようから利益を得ている層には邪魔になる。
6. すでに述べたように，疾病モデルは実験科学から導かれた知識に基づくモデルであり，この種の知識は都市化した産業諸国における思考や教育のシステムの中核に位置づけられる。これに対して，健康の非生理学的，社会・経済・政治的問題を解決するために必要な知識の理論——これを私は自然主義的理論としての知識と呼ぶのだが——は，実験科学の場合とは根本的に異なるものである。この自然主義的理論は一般の基礎教育では教えられておらず(哲学一般としても教えられていない)，一部の哲学の学生を別にするとほとんどの人にとってなじみのないものである。本書で私は，自然主義的理論としての知識の基礎を伝えるというむずかしい課題に取り組んでいく。

社会的視座の利点

　健康科学領域が疾病モデルに著しく傾斜している理由については，ここではこれ以上詳しく論じない。代替モデルの必要性を説明するためにとりあげるだけで十分である。保健医療従事者がどのように独自の専門職文化を発展させ，この文化が疾病モデルをどのように安定化させ支持しているかについては後述しよう。ここでは，人類学の研究を通して理解された，社会的視座の利点を少し詳しくみておきたい。以下の点について，考えてみよう。

1. 健康や疾病の多くの原因を理解するには，研究対象である人々の社会的，文化的，歴史環境的特性の研究が不可欠である。
2. そうした生活環境は場所によって，時代によって非常に多様である。健康増進と疾病予防は，現実に生起している地域の文脈に合うよう仕立てられなくてはならない。
3. 人類学はこうした幅広い理論的理解にも，小さな地域での実践的理解にも通用するツールを提供する。

どの社会であっても収入，教育，言語，職業，ジェンダー，人種などの社会的要素が罹患率と強い関係にあることはよく知られている。その理由は大方自明であって，清潔な環境，良い住居，安全な仕事がなく，十分な休養や良質な食事がとれず，衣類が十分でなく，薬もなければ，結果として健康問題に苦しむことになろう。病気の現実の理由を知らず，安全ではないのに健康に良いとされる慣習を信じていれば，豊富な知識をもつ人に比べて病気になるリスクは格段に高くなる。日常的に故意の暴力やネグレクト（放置・無関心）の犠牲になっている人は健康問題も深刻になりやすい。これらはいくつかの例示であって，健康に悪影響を及ぼす社会的・文化的・歴史的文脈は非常に多様である。

例 社会的視座から高血圧を理解し対処する

　高血圧は苦痛や死といった大きな打撃をもたらす病気であり，ミドルクラスよりも貧しい人々が影響を受けている。彼らのほうが強いストレスにさらされるが，有効な対処方法はむずかしそうである。その結果，この問題への解決策は見出せないし，この理解自体が正しくはないかもしれない。高血圧のリスクは食事療法，運動，服薬，ストレス軽減法によって減らすことができるが，これらすべては経済的に余裕のある人々には容易であっても，その余裕がなければ意味をもたない。では，公衆衛生局が，財政的に実施可能で，低所得者層の高血圧を抑えるプログラムはいかにして策定できるだろうか。答えは，対象となる人々がどんな地域に暮らし，いかなる文化集団に属しているかによって，そして，すぐに活用できる資源が何であるかによって大きく異なってくる。そのため，答えを出すためには，文化，所得，食事，運動，ストレスの相互関係と，当該の地域社会でそれらがどのように表現されているかについて詳しく理解しなければならない。

　人類学の調査方法を身につけている保健医療従事者は，現地に入り住民の生活状況を観察し，高血圧傾向の住民とそうでない住民の双方の話を聞く時間的余裕があれば，多くの問題に対して答えを出せる。飲食の様子，余暇のすごし方，仕事の仕方などを観察する。食事の好みや楽しみ，仕事への思いなどを知る。住民にとっての代表的なストレスや悩みが何であるのか，それに対してど

のような対処をしているのかを観察によって理解する。雇用主，村の実力者，商店主，村会議員は高血圧の問題をどう考えているのかを聞くこともあろう。こうした調査活動に基づいて，心臓の健康問題の改善に利用できる地域内の資源を把握する。そして，この情報をもつことによって保健医療従事者は，疾病モデルで訓練を受けた人たちよりも，その地域ではどのような地域保健プログラムが有効であるかを説得的に提案できるのである。

4. 人々が自分の健康や病気をどのように理解し対処しているのかは，彼らが必要とする保健医療サービスの種類と深く関係している。人々の健康についての受けとめ方を知るため，人類学はそのツールを提供する。

例 妊娠中のケアへの文化障壁を克服する

他の自治体でも同じだと思うが，私が住んでいる市では低所得のアフリカ系アメリカ人女性の新生児は他の新生児と比較して早産で生まれてくる場合が非常に多く，その結果，健康問題に苦しむことが多い。これは母親の出生前ケアが欠けていることに関係している。母親たちは高水準の出生前ケアサービスを自己負担なしで利用できるのだが，ほとんどの母親はこうしたサービスについて知っているにもかかわらず，利用しない。なぜなのか，また，この状態を改善するにはどうしたらよいのだろうか。その答えは知識がないからでも，アクセスがないからでも，貧困だからでも，あるいは，これらすべての組み合わせでもない。この問題は，この市に住んでいる女性の暮らし方，価値観や望み，そして，それまでの人生でどのような保健医療サービスを受けてきたのかという経験と切り離しては考えられない。彼女らの多くは，自分は良いケアに値しないと感じていたり，妊娠を受け入れきれていなかったり，保健医療システムを信用していなかったり，司法制度や公権力一般をおそれていたりする。彼女たちがこうした障壁を乗り越えるのを援助するケアシステムを考案するためには，アメリカにおける人種差別と貧困との深く入り組んだ関係と，健康や保健医療サービス・システム，地域社会の資源について住民であるアフリカ系アメリカ人労働者階層の受けとめ方を細かいところまで徹底的に知る必要がある。

人類学のスキルとそれを活用する機会があれば，この地域の保健医療従事者

は出生前ケアを必要としているが利用していない女性を特定できる。日々の生活状況，健康や保健医療サービスについての考え，だれを信用しだれを信用していないか，その理由，妊娠や胎児の健康状態の理解の仕方，もっと安心できるようにするための援助などを理解するだろう。こうした情報が出生前ケアサービスを提供している人たちの側にあれば，妊娠中の女性のリスクは大幅に回避・低減できるであろう。

5. 近代テクノロジーはかつてないスピードで社会生活を変化させている。この急激な変化は社会的・文化的システムに極端な負荷をかけており，深刻な健康問題を引き起こしている。人類学は社会変化の影響を理解する方法を提供する。

例 タイ農村部における社会変化と病気

　現在，タイの農村地域ではアンフェタミン（覚醒剤）とアルコールの過剰摂取，交通事故，凶暴犯罪，性感染症が，若者たちの間で蔓延している。なぜこうした事態になっているのか，また，どのように対処したらよいのだろうか。この問題を解決するためには，タイ農村部における伝統的文化，環境，技術水準と，過去10〜20年に生じた突然の急激な変化について広範な知識をもたなくてはならない。一世代前，舗装された道路や自動車はまれであり，人々は徒歩か小さな船で移動していた。現金収入の雇用の機会は非常に少なく，テレビの台数もごくわずか，携帯電話やコンピューターは皆無で，娯楽といえば世代や貧富を超えてみんなが集える祭りや祝賀行事で占められていた。若者たちは何が流行しているか知っていても，彼らには手が届かなかった。こうした状況下では，家族による若者の監督やしつけは比較的ゆるやかで簡単であった。

　それが突然，ここ10〜20年の間に様相は一変した。オートバイの普及，舗装道路の整備により，若者たちは速く，簡単に移動できるようになり，また，多くの住民たちが現金収入のために自宅から離れた職場に通いはじめた。そして，携帯電話や電子メールを使って広い範囲の同年齢の人たちと接触するようになった。子どもたちはポピュラー音楽専門のテレビ放送をみたり，ショッピングモールでふらつくようになった。流行りの衣服，音楽，ゲーム機など新し

いものは何でもそこに行けば溢れている。容易な移動手段，現金，最新のスタイルへの渇望，簡単になったコミュニケーションは，若者たちが反抗的になるのを助長するが，彼らの親たちはその理由を理解できず，どう対処したらよいかもわからなかった（こうした現象は，世界中の「発展途上国」においては多かれ少なかれ，繰り返されている）。

他方，地方での製造業の成長は土地価格の上昇をもたらし，土地所有者や商人，あるいは，雇用主によって搾取される流動的な低賃金労働者を多く発生させた。農地の売却や賃貸で巨額の収入を得，それをさらに新産業に投資していく農民もいれば，農地をわずかな値段で手放さざるをえない農民も出てくる。新たな社会階層の格差が出現し，新興成金は新しい流行やスタイルに夢中になり，対照的に，悪化する貧困と差別に苦しむ人たちが残される。薬物汚染，アルコール過剰摂取，暴力，事故，精神疾患，感染症はこの文脈で理解されなくてはならない。

教育，治安と司法制度，経済政策，保健医療サービスをどのように変えれば，親と子ども，労働者と保健医療従事者がこの問題に注意を向け，解決できるだろうか。この場合も同様に，問題の社会的，歴史的背景と，個々の農村地域における特定の諸条件の<u>両方</u>を理解する必要がある。

文書記録を調べ地元住民の記憶を聞きとることで，人類学のトレーニングを受けた保健医療従事者は，その地域での健康問題に影響を与えている近年の歴史的プロセスと，このプロセスが地域社会自体にどのような悪影響を及ぼしているかを再構築できる。地元の社会生活をおびやかす動向，活動，制度だけでなく，社会生活を推進する要因も明瞭に識別できる。地域社会の健康に対する新しい政策や介入が間接的にどのような影響や効果をもたらすか，より的確に予測できるようになる。

6. 保健医療サービスの専門性はそれ自体が，ユニークな文化システムである。この専門的文化と現地の文化との相互作用でもあるから，自分が属する専門職側の特性を理解しておくことは重要である。

これまで述べてきたように，保健医療従事者の間で疾病モデルの人気が高いために社会的視座の必要性が極めて理解されにくくなっている。保健医療

専門職は，専門的スキルの習得と一緒に特定の考え方も身につけているのだが，その多くは意識されないほど深く浸透している。そのため，相手との関係のとり方，同僚への態度，仕事の仕方といった重要な点が，自明化した考えによって大きな影響を受けているのである。当然，健康状態の帰結とも深く関係することになる。

　おそらく保健医療専門職の文化でもっとも重要な基本前提は，ケア提供者と患者との関係についての考え方である。むろん，保健医療従事者は，同じような状況におかれても患者によって反応が異なることを知っているし，保健医療専門職の間でも患者との良好な関係を上手に作れる人もいれば，そうでない人がいることも理解している。しかし，患者という見方や関係の作り方に関しては，理想的とされる考えを共有している。これは，<u>ケア提供者</u>という言葉で示唆されるモデルで，患者との関係を述べるときによく使われる。このモデルでは，ニュアンスの強弱の違いはあっても両者のこの関係は以下に述べる3つの非常に重要な要因からなる相互了解に基づくとされる。

1. <u>患者</u>(あるいは，その保護者)は，ケア提供者による救済か保護を求めている人である。この場合，患者・保護者は次のように想定される。
   (a) 病気を治してもらいたいか，病気から守ってほしい。
   (b) ケア提供者の優秀な知識と援助の能力を信用している。
   (c) ケア提供者の質問に答えようと努め，助言や指示にできるだけ従おうとする。
   　患者(あるいは，その保護者)は，したがって，以下の役割を交互に変えていく。
   (a) サービスを求めているクライエントあるいは懇願者
   (b) データを提供する実験対象者
   (c) 治療に必要な処置行為を学んでいる生徒
   (d) ケア提供者の指示を実施している介助者
   　患者が本当に病気かどうか，本当に診察してもらいたいと思っているのかについて疑問が生じるのであれば，患者は懇願者の役割を逸脱していることになる。質問に正直に答えないとか，診察や検査を受け入れな

ければ，実験対象者の役割を逸脱している。ケア提供者の助言に耳をかさず，覚えようともしなければ，生徒の役割からも外れている。同様に，提供者の指示に従わなければ，介助者の役割ではない。どれであれ役割からのこうした逸脱は，両者の相互了解自体を疑わしくする。ただ，病気を避けるという点に関しては，患者としての役割はまだ成立している。

2. <u>病んでいる</u>（あるいは，怪我の）状態とは，身体的問題であり，疾患であり，健康の対極である。健康とは，つねに良好で正常な身体の状態で，病気は正常な状態を危うくする悪い外的要因や出来事と考えられる。ケア関係における病気の役割は使用される語彙によって明らかである。患者とケア専門職は，身体の防御作用と医術の武器をよりどころにして患者の身体に侵入または攻撃する病気と闘う。病気の症状には，最初からのときもあるが，患者の感情や精神状態が含まれる。しかし，検査で確認できる身体状態がみられないと，病気は「本当」ではないことになり，患者は精神医学療法にまわされるか，治療関係が打ち切られるかもしれない。

3. <u>ケア提供者</u>は，病気の身体的原因の発見方法と，（手の施しようのない場合や慢性疾患をのぞくと）治療方法を知っているか，知っているべきである。そうでないときには，自分は知らないと告げ，必要な知識と技術をもっている他のケア提供者にみてもらえるよう努力すべきである。ケア提供者ははじめ次の役割を演じる。

  (a) 科学者，裁判官，検査官。できるだけ早く，病気ないしは危険な状態が「本当」かどうか，また，原因と悪化防止法を判断しなくてはならない。病状や治療効果の段階についての判断は後で行う。
  (b) 患者に何をしなくてはならないかを説明する教師。
  (c) 病気に対して積極的に手あてをする治療者。

　患者の役割である懇願者，実験対象者，生徒，介助者は，受動的・従属的であり，他方，裁判官/検査官，教師，治療者の役割は能動的・支配的である点に注意してほしい。この役割関係が逆転することはまずない。

　西洋医学が優勢な文化では，患者にとってもケア提供者にとってもこの関

係モデルが一般になじみやすい。しかし，実情をよく理解している保健医療従事者なら知っているように，現実はこのモデルに合致しないことのほうが多く，予想とは異なった結果がもたらされる。その実例には事欠かないほどである。患者(ここでは女性としよう)はいろいろな症状を訴えるが実際には情緒的支援など他のことを求めているのかもしれない。あるいは，援助を受ける気などなく，ただ単にケア提供者のところに行くことで家族を喜ばせたいのかもしれない。病気についての彼女の考えは保健医療従事者(男性としよう)の考えとは著しく異なっていて，彼の説明でかえって混乱するかもしれない。まったく信用しないかも知れず，指示や助言を守るつもりなどないかもしれない。病気について重要なことを忘れてしまっていることもあるし，自分の健康に影響を与えている生活状況についてはすでに理解してくれていると勝手に思い込んでいるかもしれない。また，費用がかさんだり，他の人に迷惑をかけたり，生活慣習と相容れないときなど，指示を守ることができないであろう。その結果，別の人間からの全然違う助言にしたがおうとするかもしれない。

　保健医療従事者(男性)は患者(女性)の言っていることを理解せず，彼女を信用しないかもしれない。彼女の病気を理解するために必要な知識をもっておらず，誤った質問をするかもしれない。患者の文化や生活様式についての知識が不十分な場合(よくあることだが)，患者が実際にはできないにもかかわらず，理解することができ，かつ，実行できるものと期待してしまう。

　このように，自分自身や患者の思い込みに気づき，その間違いを理解できるケア提供者は，そうでない提供者よりも，誤りを避けやすいのである。人類学はケア提供者に対して，自分がどのような前提をおいているのか理解し，それが当該状況にもあてはまるかどうかをチェックするツールを提供する。

| 要　約 |

　人類学は，保健医療専門職に対して，社会的視座の立場にたって健康や病気を理解するためのひとまとまりのツールを提供する。この立場は，健康と文化，環境，経済，歴史，そして，1人ひとりの考えや行為を総合した影響関係を明らかにするので，とても重要である。社会的視座の有効性は，100年以上にわたり知られてきたにもかかわらず，残念ながら今では活用されることは少なくなった。これは，近代社会では保健医療機関が疾病モデルを偏重しているためである。疾病モデルに基づく健康の理解の仕方は社会的視座のそれとは根本的に異なっている。しかし，両者は相容れないわけではない。

　人類学は，人間の生活やコミュニティを，健康もその1つの構成要素である複雑なシステムとしてどのように考えたらよいかを教えてくれるし，自明となっている考え方，感情，意味づけ，そして，人々が日常生活や健康実践で活用しているコミュニケーションの習慣について理解の仕方を示してくれる。コミュニティを，歴史的変化のプロセスを経た産物としてみることができるようになる。住民とのやりとりに関する自分の受け止め方，また，それがどのような結果をもたらすかを吟味するためのツールを提供する。

　人類学がどのようにして，こうした事柄を実践するかを理解することが重要となる。それには，まず，何が知識を構成するのかという問いに対する人類学の立場は，疾病モデルやそれに関連した諸科学の立場とは異なっていることを理解する必要がある。保健医療専門職は教育課程において，知識とは疾病モデルが立脚している基本的考えに基づくと教えられるから，人類学を有効に活用するためにはそこから距離をとらなくてはならない。次章で，知識をめぐる対照的なこれら2つの理論を比較し，健康の社会的視座には人類学モデルが必要であることを論ずる。

第2章

実証主義：実験科学理論としての知識

本章へのガイド

　この章では，知識，真実，妥当性の概念について，これらが実験科学や，標本調査のように実験科学に基づく社会科学分野において，どのように提示されているかを詳しくみていく。ここで指摘しておかなくてはならないのは，本書で説明する文化人類学を含めたほぼすべての社会科学は，私が実験科学的研究方法と呼んでいるものと，次章で述べる自然主義的方法を混合的に用いるということである。

　一言でいえば，実験科学的方法は厳密なコントロールの下で，あいまいさを最小とする結果の記録を可能とする。1つひとつの手順が詳細に記述され，重要な要因は最少誤差の水準で測定される。

　コントロールと正確な記録は，再現性を担保する。報告された結果が正しいものである（か否か），つまり，結論が真実で妥当かどうかは，他の研究者が同じ方法で研究することによって確認される。

　これは，単純な3つの考えに基づいている。

(1) 世界におけるすべてのものは，物理法則のように基本的な法則に還元でき，それらはつねに，どこでも，そして未来永劫，正しい。
(2) こうした法則は観察における人間による判断誤差を除去することにより発見できる。
(3) この誤差は，観察対象を厳密に測定し記述する単純化した手順に還元することで，除去される。それにより，他の研究者が同じ結果を再現できる。

知識の意味

　<u>知識</u>とは抽象であり，すべての抽象がそうであるようにその現実の意味は人々がそれをどのように活用するかによって生起する。どの文化も知識とは何であるかに関して独自の考え方をもっている。西洋文化では，知識とは非常に複雑な言葉であり，何に言及しているかによって実に多くの異なった意味をもちうるものとなっている。例えば，英語で「あの人を知っている」というとき，その人に会ったことがあるか，あるいは，その人について何がしかの事実を知っているという意味になる。同じことが，ある場所，ある出来事，芸術や文学や音楽のある作品など特定の事柄についての知識にもいえる。この種の知識を<u>経験</u>として語ることができる。その大半は，私たちの頭脳に保存されている記憶や，人々との会話を介して更新や修正された記憶から構成されている。

　何かを知っているというときの2つ目の方法は，他の人々が何かを説明するのを聞いて，だれがそのことを正しく理解しているかについて自分の<u>意見</u>をもつことである。この場合，問題となっている事柄について直接経験がないかもしれないが，自分の意見をもつために合理的な思考を駆使する。人々や物事の価値は，こうした方法で形成されるものである。もちろん，意見を変えることがあるかもしれないが，その場合，当初自分が知っていると思っていたことを実際には「<u>知らなかった</u>」ということを認めなくてはならない。しかし，意見とは私たちが現実に経験できない膨大な世界から得られる唯一の知識とされ，通常私たちはそれがあたかも信頼できる知識であるかのように行動する。

　知ることの第3の方法は，「自転車の乗り方を知っている」あるいは「テニスの試合ができる」，「楽譜が読める」などというときにみられる。こうしたとき，ある技術，スキルを身につけていることを語っているのであり，それを実行している場面の想像を別にすれば，知識は心の中の表象をもたない。この種の知識は，したがって，目や身体の自動的な動きで構成されていることになり，これを<u>熟達</u>と呼んでいる。実際には，誤って実行していたりやり

方を変えることもあるが，だからといって，最初から知識がなかったわけではなく単にそれが間違っていたということである。

次に，純粋に知的な性格をもつ知識があげられる。物事や出来事によってあらわされることもあるが，それらとは独立して知識自体として成立する。真実と虚偽，善と悪，美と醜の違いを説明することは一種の知識であり，感情や見解の個人差がもたらす影響を最少にしようとする。これを，理論あるいは哲学と呼ぶ。真実についての知識は，認識論あるいは知識の理論，善や正義についての知識は倫理学，美についての知識は美学と呼ばれる。

人類学は，知識の形態として疾病モデルの土台をなしている実験科学とは多くの点で異なっている。疾病に関しては2つの異なったアプローチがみられる。例えば，ある一定の症状とある特定の病原菌の有無，あるいは身体症状との統計的関係をみていく病理学者がいれば，他方では，特定の考え方と行動がどのように良好な健康状態を促進したり阻害したりするか，その関係のパターンをみていく人類学者がいる。当然，異なったスキル，技法が求められるわけで，一方は実験室の設備と技術，統計解析，他方は社会状況を解釈する方法と行為者自身が他者とのやりとりをどのように理解しているのかを読み解く方法であろう。この違いについては後述するので，ここでは，知ることについて対照的な2つの方法によってもたらされる知識の理論の異なる特性を詳しくとりあげる。

実証主義：実験科学理論としての知識

私たちの現実の生活では，さまざまな知識の理論を混合させて科学的探究が試みられているのだが，実験科学においては通常ただ1つの理論が支配的である。この理論は実証主義と呼ばれる。実証主義に関しては多くの書物で説明されているが，要点をまとめれば，この理論は以下の事柄を提唱する。

・私たちが住んでいる現実の世界は，私たちの知識からは独立して存在している。

- この世界はランダムなものではなく，外的に定められた法則ないし規則性に従っている。ゆえに，予測可能である。
- こうした法則，規則性を，私たちは五感や推測論理を活用して世界の動きを研究することで，理解することができる。
- 私たちは，真実の知識と虚偽の知識とを区別することができる。
- 真実の知識は，専門的訓練を受けた研究者がそれぞれ独立した立場で，同種の観察を高度な正確さで行うことにより達成される。
- 法則の表明は，その予測がつねに完全に実現することを確認すること(すなわち，正しさの証明)によって検証される。

実証主義理論によれば，実験的方法は真実の知識を得る最良の方法である。この方法の特徴は第１章で述べたように５項目に整理することができる。

- ある問題に関してすべての既知の事実から，因果関係の精密なモデルを複数開発する。
- 個々のモデルについて，変数を細かく分離し，慎重に統制された条件下でそれぞれがどのように動くかを予測する。
- 同様の条件を用意し，各変数の動きを測定する。
- 予測できない変化量を説明するために，モデルを精緻化する。
- 予測される結果が得られるまで，あるいは，得られない理由を既存の理論を用いて説明できるまで，新しいモデルと新しい変数に対してこのプロセスを繰り返す。

妥当性

　実験的方法が非常に便利なのは，自然のプロセスをごく小さく単純な構成要素に分けるからである。そして，それらは厳密に記述，測定されるので，時間や場所の異なるところで他の研究者による再現手順にゆだねられる。手順を経た検証結果はもちろんのこと，手順と結果が正確に記述され測定される。専門的訓練を受けた研究者が独立して行った結果が同じであると専門家

が合意するならば、「実験結果は再現された」ということができる。ただ，注意が必要なのは，実証主義における妥当性の基準は専門家の合意であるということである。統制された実験こそがこの種の合意を獲得するための黄金律で，その理由はもっとも厳密な方法で再現を試みられるからである。さらに注意すべきは，社会科学の大半は質問票の作成，ランダムサンプリングによる標本確保など，実験の再現性を模倣しようと懸命に努力しているということである。

エレガンスと倹約性

　実証主義科学における次のステップは，分析結果の説明である。ここでは，最良の説明のために論理法則のセットが用いられる。主要な基準が2つあり，(1)エレガンス，すなわち，その説明は単に1つの結果ではなく，もっとも多くの分析結果を説明できるということと，(2)倹約性，つまり，関連するすべての結果にあてはまるもっとも単純な説明であり，関連する既存の説明のすべてと整合しているということである。

　例えば，結核は細菌感染によって引き起こされるという理論を考えてみよう。肺に記述可能なある一定の病変がみられるなど特定の症状が観察されるとき，病変組織の顕微鏡検査が行われ，特徴をもった細菌が認められるであろう。この理論にはエレガンスも倹約性もある。なぜなら，(1)これらの特別な病変の原因は症例によって異なるものではないこと，(2)特定の細菌と特定の病変との関係が数多くの観察データの中から見出せること，(3)結核菌に感染することで結核に罹患するという事実を説明でき，(4)結核菌にさらされないようにし，感染に対抗する身体の自然治癒力を強化することでこの病気を予防できるという発見と調和し，最後に，(5)この理論は寄生微生物が人間の身体にどのように感染し，身体が感染とどのように戦うのかに関する広範囲に及ぶ大理論とも符合する，などがいえるからである。

　既述したように，実証主義は知識の理論としては極めて強力であり，病気の治療からグローバルな衛星放送や電話システムの導入にいたるまで実用性のある多くの領域で活用される理論を構築することができる。本書の後半で，実証主義理論としての知識が保健医療研究者の考え方，実践，研究にどのよ

うな影響を及ぼしているか，そして，その結果いかに多くの誤りが繰り返されているかについてさらに詳しく論じる。

例 バンチェン村：実証主義者対自然主義的方法

　看護師たちがタイの地方にあるバンチェンという農村で活動していたことがあった。この村は（高血圧や事故など）行動に関連した健康問題を多くかかえていた。看護師たちは村人に対して彼女たちが問題の元凶と考えていた行動を変えてもらおうとしたが，ずっとうまくいっていなかった。そこで，異なるタイプのプロジェクトをたてようとして社会科学の方法を採用することにした。それまでの公衆衛生モデルは効果的ではなかったからである。なぜなら，村人ではなく役人が何をすべきか決めていたから，住民は公衆衛生の考えを理解しておらず，また，自分たちの暮らし方を変えようとする役人を信用していなかったので，住民の協力を得ることができなかったのである。

　そのためもっともなことではあるが，看護師たちは，住民たちは何が村での深刻な問題であると考えているのかを知ろうとして，彼らを対象に簡単なアンケート調査を行った。その結果，特に2つの問題が指摘された。1つは，商業開発のために村議会が管理している財源をめぐって村人が争い合っていること。もう1つは，大人の目が届かないような所で若者たちが集まって飲酒やセックスにふけったり，殴り合いをしているということであった。

　村人が重要だと答えた問題であるから，看護師たちはこれらをこの村における公衆衛生事業の最優先課題にすべきであると報告した。彼女たちの考えは明快であった。この問題で村人は悩まされ強いストレスを感じ，その根源を除去したがっている。だから，村人は喜んで保健医療従事者に協力するであろうし，この活動は事業としても成功が期待でき，看護師と住民の間に良好な関係が形成されるであろうと考えられた。そうすれば，村人が解決したいと思っている他の問題に対しても一緒に取り組んでいけるであろうと。

　看護師たちの考えは，実験科学の視点にたてば理解できるものである。彼女たちはモデル〔ニーズが満たされると感じれば，人は協力する〕を構築し，鍵となる変数〔ニーズは何であると感じているのか？〕を把握するための方法を立案し，データ〔アンケート〕を収集し，分析〔村人の回答を順位化〕し，自分たちの活動の優先課題の設定に活用した。

研究的で知的な作業ではあったが，この計画はうまくいかなかった。村の住民は依然として看護師たちに協力的ではなかったし，村の問題は深刻なままであった。看護師たちは別の考え方が必要であると気づき，人類学のコースを受講した。そして，社会的変化を，その地域の文化全体を巻き込み，さらに村人と保健医療システムの関係をも包含する，1つのプロセスとして理解することを学んだ。

　人類学の学習を活かして，看護師たちはバンチェン村での最初のプロジェクトの立案過程を再検討し，いくつか問題を見落としていたことに気づいた。第1に，当初のモデルは背景をなす社会的文脈から1つの「変数」〔住民はもっとも深刻な問題は何であると考えているのか？〕だけをとりあげていた。そこで，これらの問題がなぜ深刻に受け止められているのかを理解するために，村の生活に参加する必要性を認識した。日常的な会話や活動にかかわる中で，村の社会的組織や価値と，これらの問題が関係している社会的変化とが根底において密接に連動した動きとなっていることを理解しようとした。それができてはじめて，いつ，どのように介入すべきか，あるいは，介入すべきか否かについて判断できたのである。

　第2に，最初の調査は保健医療専門職である調査者とクライエントとしての住民の関係に関して，その基本的性格と歴史とに無自覚であった。彼女たちは対等な参加者として村の生活に加わったのではなく，必要性が生じたときに自然に自分たちの専門知識を提供できるだろうと考えていた。そのため，外部からの専門家という立場のままで，実際の状況を把握できていないにもかかわらず介入を決定した。不信感と悲観主義という当初から根底にあった問題をとりあげなかったのである。

　新たな調査を立案するために，看護師たちは次の問いを考えた。「もしこれらが住民にとってもっとも深刻な問題でないとすれば，何を聞くべきなのか？　何をみればよいのか？　どのようにすれば本当の問題が何であるのかを見極められるのか？」

　人類学の学習をもとに看護師たちは，こうした問いへの答えは調査の当初の目的から導かれることに気づいた。住民が自分たちの問題について語る内容は看護師たちが期待していることかもしれないし，そうではないかもしれないのである。住民の健康状態を改善するために生活に介入しようとすれば，「データ」

は住民と看護師たちとの長期にわたる，お互いを尊重した会話からもたらされる。それはつまり，何が不足し，それが住民の生活全体とどのように関係しているのか，より良い健康状態を求めて保健医療専門職としての看護師たちの知識が，どのようにして住民の知識に追加されていくのかといったことについての会話である。

村の日々の暮らしをある一定期間観察した後，人類学を学習した看護師は2つのことを理解しはじめた。1つは，借入れをめぐる争いは村における人間関係のシステム全体が新しい経済状態によって緊張を強いられていたことに関係していた。もう1つは，村人はどのような内容であれ争いそのものを嫌悪し，やりきれない思いになっていた。その結果，彼らはいろいろな問題の中で，特に争いを引き起こす問題に敏感になっていたのである。こうした傾向は長期的には健康問題につながるかもしれないが，この村で現在もっとも差し迫った問題であるのかどうか，看護師たちは考えた。また，提案された解決策が村の複雑な人間関係全体に対して長期的にいかなる影響を与えるのかについても考慮した。

人類学的センスを身につけた看護師たちは，若者たちの問題行動はおそらく地域文化の大きな変化と争いに対する強い嫌悪感という同じ組み合わせがもたらす現象ではないかと理解した。だから，村人自身がこうした根深い原因を直視し正面から取り組もうとしない限り，その解決に向けて永続的な前進をすることも，あるいは，これが本当に重要な問題であるかどうかを判断することも困難であろう。村人がそうなるように支援するには，保健医療専門職は村人とのかかわり方を大きく変える必要があった。村の実情をほとんど知らないのに村人に対して批判的な専門家という立場から，村の暮らしへの信頼された参加者へとシフトすることが求められた。

こうして看護師たちが村人と話しはじめると，村人も自分らの問題について徐々にはっきりと考えるようになった。彼らの多くが，家族が引き裂かれ，親から若者が疎外され，近所の助け合いが衰退するなど，新たな経済状況によって村の生活が損なわれている事実のほうが，これらの問題よりも深刻であるかもしれないと気づきはじめた。そこで，解決策を検討するために新しい集まりを組織することにした。

この地方の公衆衛生担当者は人類学の研修は受けていなかったので，人類学

を学習した看護師たちの考えを評価できなかった。彼女らの考えは「科学的」ではないと決めつけた。役人たちは「村人が何を必要としているのか？」という問いに対する「正解」を知りたがった。しかし，看護師たちは次のように反論した。「この問いには正解はありません。村人の多くはこの問いについて真剣に考えたことはなかったようです。じっくり考え，お互い同士で話し合う機会がもてれば彼らの答えは変わるでしょう。本当の答えはこうしたやりとりから導かれるもので，看護師は村人が自分たちで考えをまとめるのを援助するのです」と。

<u>科学</u>とはモデルや仮説を構成し，それを検証する正確なデータを収集することでなりたつという考えは実験科学の思考方法であり，この例にはあてはまらない。最初の調査で看護師たちのかかえていた問題は，教育・養成過程で教えられた実験科学の方法とは異なる，新しい方法によって社会的知識を理解する仕方を知らなかったことである。しかし，人類学の考え方を理解すると，仮説検証のためのデータとしてではなく社会的事実をみるように変わった。つまり，ある状況から客観的事実を抽出し分析するのではなく，<u>自分たちと住民たちとの目的をもったやりとりから生まれるものとして社会的事実</u>を理解しはじめた。こうした考え方を私は自然主義的理論と呼ぶが，次章で説明するようにこれは実証主義と同程度に論理的にしっかりした，科学的なもう1つの知識の理論である。

実証主義の限界

　実証主義はその有用性の高さにより，強力な説得力をもち，科学的に知ることの理論としては最高にして，ときには唯一のものと広く信じられている。しかし，過去数百年の間，社会科学者と哲学者は徐々にではあるが，実証主義には知識の実践理論としては深刻な限界のあることを明らかにしてきた。100年前，新興実証科学としての心理学と社会学は人間の心と社会のはたらきを説明するモデルを開発するであろうと期待された。それらを活用することで，教育システム，精神保健サービス，そして，社会全体をより良い形に

していけると考えられていた。だが，進歩は科学者たちが望んだよりもはるかに遅く，実証主義者が予見できなかった数々の新しい社会問題が出現し，今日にいたるまで解決できないままである。

　なぜであろうか。いうまでもなく，人の心や社会システムといったものは非常に複雑で不安定であるから，実証主義理論を構築するための実験は実際問題として不可能である[1]。人間の住むコミュニティを実験室に入れるわけにはいかないし，仮にできたとしても正常に機能することは期待できない。倫理的にもこのような方法で社会的仮説を検証することはできないし，できるのは観察である。コミュニティでの自然な生活を観察するしかなく，しかも観察が許可されないことも非常に多い。その上，十分訓練された専門家の間でさえ，ある社会的場面で現実に起きていることをめぐって合意するのはまれである。たくさんの事柄が同時に進行しているので，私たちの知覚は何かに注目するためには逆に何かを無視するからである。さらに，原子や細菌の動きとは異なり人間の行動は必ずといってよいほど観察者に対して道徳的拘束力を喚起するが，実証主義科学においてはそうした反応を位置づける場所はない。

　こうした状況下で科学の実証主義に従おうとすれば，いくつかの不幸なことが起きるであろう。

1. 求めるべき厳密さと安定性をもつ測定指標の選択であるが，それが研究の実際の目的とどのような関係にあるかは非常に不透明である。例えば，貧困が健康に及ぼす影響を測定しようとするとき，貧困の程度を税金の還付請求や他の公的書類に記載されている収入でみようとするかもしれない。いくら稼いでいるかを直接たずねるのはあてにならない。しかし，それ以外（不定期の現金収入，贈呈品や好意による援助，自給品など）の生活資源と，それらをどのように利用しているのかについての情報がな

原注1：この問題は実証主義理論の真実性を否定しないという主張もある。必要となる記録とデータ処理が可能となればこうした複雑なものについても有効な一般理論を構築できるという立場である。興味深い議論ではあるが，ここでの私の課題は社会システムを理解するために「今，ここで」有効となる知識の理論の提示であるから，この議論には立ち入らない。

いと，収入という測定値と研究目的との関係を正確にとらえることはできない。調査計画には時間や内容面で制約があるから，調査遂行上実際には重要なことであっても信頼できるデータを収集するのは不可能であるから，調査者は収集が容易なデータで検証できる仮説を用意し，本来解決しようとする問題への有効な答えとは程遠くてもこの検証作業から何らかの知見を得ようとする。バンチェン村の例は，この点を示しているといえる。

2. 解明しようとする問題に関連してはいるが，変動が激しく厳密に把握しがたいとき，あたかも厳密で安定しているかのように想定して測定指標を選択する。上記の例でいえば，ニーズについての自己申告は有効かもしれないが，それが貧困の<u>客観的測定指標</u>とどのような関係であるかはわからない。バンチェン村の例で，村の生活でもっとも深刻な問題は何かと問われたとき，住民たちは，それまでそんなことを考えたことはなく，実際に自分の意見はもっていなくても，なんらかの回答をしようとしたであろう。しかし，彼らの回答は，村の婚姻数や自動車事故による死亡率などのように信頼できる測定値と同等の価値をもつ知識として扱われることになる。

3. 仮説を用いる場合，採用する測定指標はある特定の形で，とりわけ，<u>因果的な</u>形で，相互に関連していると想定する。調査を行う上で必要となるからである。そして，2つの測定値に統計的な関係が発見できれば，因果関係の仮説が検証されたと解釈するかもしれないが，当該状況の複雑さを理解していないとこの推論は全面的に誤ってしまうかもしれない。一例をあげると，貧困と統合失調症の診断率に統計上の相関があることが1950年代に報告された。貧困がこの病気の罹患率を高めるとか，あるいは逆に，統合失調症にかかると貧困のリスクが高くなると考えがちである。ところが，この解釈と同じように説得力をもつ，まったく別の説明もいくつかみられるのである。例えば，問題の調査結果が報告された時期には統合失調症の有効な治療法はなく，低所得の患者はほとんどケアが提供されない公的施設に収容されていた。したがって，開業している精神科医に無一文の人がかかれば，医師は（おそらく無意識に，

であろうが)患者による医療費負担の問題も絡んでいるから，統合失調症と診断しがちであったと考えられる。反対に，経済的に不自由のない人の場合には(これもおそらく無意識に)別の診断となった可能性が高い。なぜなら，その患者の費用負担能力には問題がないからである。加えて，低所得者地域の住民は居住状態が過密であったり，路上にたむろする多くの人たちの目にさらされるので，ミドルクラスの居住地域の住民に比べるとプライバシーは相当に限られていた。警官の巡回もこうした地域では頻繁であった。だから，挙動不審な人間がいれば，警官に保護され精神的な疾患と診断される可能性は，ミドルクラスの地域で同じ行動をとる人に比べて高かったであろう。

こうした問題をふまえると，社会科学が取り組んできた実際上の問題の大半は依然として解決されていない。実証主義的研究をしている多くの社会科学者はこのことを認め，社会科学は1世紀は遅れている，もっと分析技術の精度を改善する必要があると説明する。もちろん，私はこの見方は正しいとは思わない。社会生活を理解するには，知識の実験科学的モデルは根本的に誤ったモデルだと考えているからである。人類学者はもう1つの知識の理論を用いるべきであって，そうすれば科学的有効さを主張しながら現実の問題に対して有効な知見を示すことができる。第3章で人類学は知識をどのように得るのか，すなわち，<u>自然主義的理論としての知識</u>について検討する。

第2章 実証主義：実験科学理論としての知識

> ### 要　約
>
> 　実験科学理論としての知識は，一定の厳密な手順に従えば，万物の動きを支配する普遍的で恒久的な法則を発見できるという考えに基づいている。この手順は，正確な測定のために複雑なプロセスを単純な構成要素に分離することを求める。比較的単純なプロセスを研究するにはこの知識の理論は非常に有効であるが，複雑な現象を研究するときには深刻な問題をかかえる。地域保健に重要な影響を及ぼすプロセスを例にすると，厳密に測定できるようにそのプロセスを個別の要素に分離することはできない。厳密さにとらわれず，現実に有効な結果を導くことができるもう1つの理論が必要であり，これを<u>自然主義的理論としての知識</u>と呼ぶ。ただ，地域の罹患率の測定のように，実験的手法が際だって有効な場合もある。この理由により，社会科学の研究はほぼすべて実験科学的方法と自然主義的方法の組み合わせを採用している。

第3章

人類学：自然主義的理論としての知識

本章へのガイド

この章では，自然主義的理論としての知識を提示する。これは社会科学における基礎的な知識理論として，実証主義よりも有効である。はじめに，自然主義的理論の主要特性を概観し，社会科学の立場として実証主義より優れている理由をいくつか論じる。次に，理論構築や証明などの一般的な科学用語について，自然主義的理論に関係する範囲においてであるが，検討を加える。これ以降，自然主義的理論に基づく調査や研究を<u>自然主義的調査</u>と呼ぶことにする。

自然主義的理論

過去100年ほどを振り返ってみると，何人かの傑出した社会科学者たちが実証主義の論理を社会システムに応用しようとするときの諸問題に取り組み，そうした問題に対処するために知識の諸理論を開発してきた。私は，マックス・ウェーバー(Max Weber, 1962)，ジョン・デューイ(John Dewey, 1984)，ユンゲン・ハーバーマス(Júrgen Habermas, 1978)，C.ライト・ミルズ(C. Wright Mills, 1959)，バーニー・グレーザーとアンセルム・ストラウス(Barney Glazer & Anselm Strauss, 1967)，そして，マーチン・ハマースレイとポール・アトキンソン(Martyn Hammersley & Paul Atkinson,

1995)の著作から非常に多くを学んできた[1]。彼らが社会科学のために開発した知識の諸理論は<u>プラグマティズム</u>と総称されることが多い。プラグマティズムという名称はデューイが自分の方法につけたものである。ただ,私は<u>自然主義的理論</u>と呼びたいと考えている。なぜなら,それらは人々が物事を理解し,日々の生活において問題への解決策を見出している日常的な方法と,酷似しているからである。

知識の理論として,自然主義的理論は以下を提唱する。

1. 客観的な世界が私たちの観察から独立して存在するかもしれないし,しないかもしれない。仮にするとしても,私たちはそれ自体をそのままに知ることはできない。感覚(そして,感覚を高める道具)を通して,知ることができるだけである。
2. 私たちは世界をそのままに知らなくても,物事について実際に役立つ知識をもてるし,目標を達成するために有用な知識をもてる。
3. すべての客観的な知識は,実際のところ,役に立つものである。目的をもった観察者がたてた問いの答えであるからである。つまり,問題への解決策である。
4. 知識は現実の状況に応用され,目的どおりに問題解決ができるか否かによって,または,自分が用いる知識以上に結果を説明できる対抗知識がない場合に,証明される[2]。
5. 人間の知識は決して普遍的ではなく永遠のものでもない。時間的に限定され,偶然的要素も含みながら,さまざまに変貌する現実の状況に根ざしている。

原注1:ハマースレイとアトキンソン(1995)は<u>自然主義</u>という用語の起源を1967年のロフランド(Lofland)に認めており,この用語がブルーマー(Blumer)やデンジン(Denzin),その他によっても用いられていることを指摘している。

原注2:ハマースレイ(2001)は,自然主義的社会科学は世界を私たちの判断からある程度独立したものとして記述すべきであると主張しているが,この点に関して私は見解を異にする。彼は微妙な<u>現実主義</u>を独自に提唱しており,これは,絶対的な真実であるふりをすることなく,また,個人が理解できることに対する絶望的な相対主義を受け入れることもなく,「合理的な自信」のもとに提示する知識とされる。

有用性という考え

　自然主義的理論としての知識への鍵は，有用性という考え，つまり，実用性である。これには少し説明が必要であろう。プラグマティズムを実際に考案したのは偉大な哲学者にして心理学者であったウィリアム・ジェームズ (William James, 1948) だが，彼はこの点を理解しており，私は彼の考えに多くを負っている。通常私たちは，何かをしようとするときに助けとなれば，それは役にたつ，あるいは，実用的であるという。便利な道具は仕事を楽にするし，良い結果が得られる。有用な考えは知的な問題を解くのを助け，実用的な結果につながる。しかし，ジェームズは有用性の概念にさらに幅広い意味を与えた。すべての知識は実用的であると主張し，知りたいという欲求を満足させるものは何であっても役にたつ，実用的であると考えるべきだと主張した。いすや机を作りたければ，そのために必要な技術と材料を知ろうとする。良い子どもに育てたいと願えば，親として賢い子育て術を探すであろう。ある絵画を他の絵画よりも美しいと感じる理由を知りたければ，美学を学ぼうとする。他の人々を助け，公正に接しようとすれば，彼らのニーズや願望を理解しようとし，公正の原則を打ちたてようとするであろう。

　有用性の考えに基づいて知識を定義するのは，いわゆる物理科学と完全に調和するものである。偉大な物理学者たちの多くが発見のプロセスについて著述しており，その大多数は，発見とはジェームズがいうところの精神的落ち着きを得ようとすることに尽きる。つまり，好奇心が満たされたときの確信によってもたらされる快感のことである。

　この本を通して，私は良い研究はつねに知ろうとする欲求を正確に表現するところからはじまることを強調している。何を知ろうとするのかが不明瞭であれば，探求もぎこちなくなるし，結果も不明瞭なものとなるだろう。

知識の自然主義的探索

　自然主義的知識を獲得する方法はたくさんある。どれか1つの方法ではじめるということではない。ある方法は実証主義的研究が用いるものと類似しているが，それはもちろん別の意味において，である。以下で説明するのは，自然主義的探求のプロセスを体系的に明らかにする私自身の立場であり，他にも方法があることを否定するものではない。

直観，あるいは，すでに知っていることを活用する

　科学的方法に関する多くの論者と異なり，私は，科学的方法の選択はその研究の開始以前にその調査者がすでにもっている膨大な知識に依存していると考えている。これは私たちが日常生活で問題解決をしようとするときに拠りどころとする背景知識のタイプで，私はこれを<u>直観</u>と呼ぶ。

　直観とは，調べようとする問題に何らかの関連がある経験，観察，考えのゆるやかなつながりである。通常，最初は漠然としていて明確ではないものである。しかし，注意を集中していくと，目的を達成するためにはさらに何を知らなくてはならないかがわかるようになる。

　日々の生活で何かを決めたり，計画を実行するときに，直観をどのように活用しているかを例で説明しよう。いとこのジョージに誕生日のプレゼントを買う場合を考えてみる。何を買ったらよいかを決める際に，当然ではあるが，自分の目的を確認する必要がある。誕生日のプレゼントの購入はこれまでに何度も経験している一般的な状況であるから，以下のように考える。

1. ジョージに喜ばれるプレゼントをしたい。
2. 誕生日の前後ではなく，その日にプレゼントをしたい。
3. あまり高額をかけたくないし，また，安すぎるものを贈ってケチと思われたくない。

　こうした目的を確認し，ある特定の文脈についてすでに知っていること，

すなわち，いとこはどんな人間か，どこに住んでいるか，最近はどんな様子かなどを考えてみるだろう。

　プレゼントを喜んでもらうにはある一定の水準を満たす必要がある。(a)彼がすでにもっているものではないもの，(b)彼の好みやライフスタイルに合うもの，(c)付属品を買わなくても，すぐに使用できるもの，などである。いとこのジョージについては多少の知識はあるが，彼がもっているものや好みについては詳しく知らない。ただ，すでに知っていることから何を買ったらよいか少しは絞れる。彼はCDプレーヤーをもっていて，クラシック音楽が好きであること，しかし，どんなクラシックのCDをすでにもっているのかはわからない。また，彼の衣服の好みもよくはわからないので，衣服にするという判断もむずかしい。彼が住んでいるシカゴは，冬はとても寒く，いつも同じものというわけにはいかないから，暖かな衣服を何種類かもっている人が多いということは知っている。彼の好みの色や柄はわからないが，男性は淡褐色やグレイなどの中間色を好む人が多いと考える。服のサイズは正確にわからないが，だいたい自分と同じくらいでMサイズだと思われる。こうして，クラシック音楽のCDか，冬に着る暖かい衣服がよさそうだと直観的に思うが，細かい点はまだ絞りきれていない。

　次に，彼の誕生日は11月9日である。シカゴまでの配送は通常3日はかかるから，誕生日に確実に届くようにするにはプレゼントの購入は11月4日には済ます必要がある。

　さて，常識的な線としていとこへのプレゼントには50ドル以下，10ドル以上が適当であるから，この価格帯のものを探す。品物の値段にはそれほど詳しくないが，上質のコートは50ドルでは買えないし，近所にある衣類のディスカウント店では気の利いたセーターが30ドル程度で売られている。音楽のCDはだいたい15〜20ドルくらいである。私はカリフォルニアに住んでいるから，シカゴよりもワインを安く買えると思うが，ワインは郵便では送れないし，それ以前に彼がワインを好きかどうかは知らない。

　こうしたことを総合すると，いくつかに絞ることができる。そこで，ジョージの妻に電話してどんなクラシック音楽のCDをもっているか，また，好みの色は何かをたずねるかもしれないし，あるいは，はずれのない<u>安全な</u>何か

を選ぶかもしれない。結局，電話をして，彼はセーターはいつくももっていること，最近はオペラに興味をもっているがこのジャンルのCDはまだもっていないことを教えてもらう。

　こうして私の直観は洗練されてきたので，もう少し考えてみる。オペラ好きであれば大体みなビゼーのカルメンは好きだということを知っている。どこで購入できるか，CDの郵送は安価であることを知っているから，いとこのジョージはカルメンの曲を気に入るだろうと判断する。費用もさほどではなく，時間的にも彼の誕生日までには十分余裕がある。

　この種のことはだれもが日々行っているが，これは自然主義的方法でどのように調査を行うかをごく単純化して簡単に示したものである。通常，私たちは問題解決のプロセス自体には注意を払わない。答えだけに気が向く。しかし，このプロセスを逐一明らかにすることで，自然主義的研究の基本的なステップを示したことになる。実際の研究では，もっと体系的に，意識的に行うことになる。したがって，問題は，自然主義的研究は日常的な問題解決よりもなぜ，意識的・体系的でなければならないのか，ということになる。

科学は日常的な問題解決とどのように違うのか：説得という問題

　研究が日常的な問題解決と同じであれば，それを説明する書物など不要である。両者の大きな相違点は，調査の目的には当該の問題についての他の人々の考え方を変えること，つまり，私たちが提案する解決策を真剣に検討するように相手を説得することである。いうまでもなく，これは自然主義的方法だけではなく，すべての科学的調査にあてはまる。科学とは科学者にとって何が説得的であり，何が説得的でないのかに関する法則であるといえよう。むろん，科学は近代社会においては多大な威厳と信望を得ているが，科学者がある考えを受け入れることによって，その考えは社会的に説得力のあるものになるのである。

　前の2章で科学的方法について論じた際に指摘したが，科学における説得とは結論がどのように得られたのかを研究者が詳細にわたって説明できるかどうかにかかっている。同じ専門の研究者集団にその結果にいたるために何を行ったかを明示し，彼らが同じことをすれば同じ結論を得られることを説

得しなくてはならない。換言すると，日常生活ではどのようにしてある特定の問題を解決したかを説明する必要は（特に解決策が良いものであれば）まずないのだが，科学においては<u>問題解決のプロセス全体を意識化し記録しなくてはならない</u>。

自然主義的研究のプロセス

次に，自然主義的方法を用いた研究のプロセス全体について以下のようにまとめよう。

1. ある理論やモデルを用意してからはじめるのではなく，現実の問題，すなわち，ある目標に達するために理解しなくてはならない状況からはじめる。解決すべき問題を的確に記述できることが重要であり，その理由は，最終的にどのような解決が求められているかという観点にたって探求を段階的に進めていく必要があるからである。問題を的確に記述するためには，それを明らかにすることにどのような価値があると考えるのか，自分自身の主観的立場を明確にする必要がある（つまり，なぜこの問題を解決したいのか？）。
2. 理解しようとしている社会的状況においては，問題への答えがどんな感じに<u>なりそうか</u>，注意深い<u>あて推量</u>，直観を思い浮かべてみる。
3. 当該の問題，その社会的状況，直観について，もてる知識を総動員して意識的に明確化する。
4. その上で，不足している知識を求めていく。直観を確かめるには何を観察したらよいのか，つまり，解決のために欠けている部分を埋めようとするのだが，欠けていると直観した部分がその通りであったか（有効か）どうかを確かめる。
5. まだみつからない情報を得るために，必要な方法は何でも検討する。科学的であるためには，用いられる方法はすべて説得的でなくてはならない。それをどのように用いるのかが想像でき，理にかなっていると他の

科学者や関心をもつ一般の人々に思わせるものでなくてはならない。もっとも重要な方法は参与観察法で，これは日常的な社会的場面に参加し，実際にその場面がどのようになりたっているのかを知ろうとするものである。
6. この方法で収集する情報はその1つひとつを，最初の直観と照らし合わせて合致するかどうかを見極めていく。これにより，直観は修正され強化されていく。ときには最初の直観は捨て去り，はじめからやり直す。
7. 修正された直観は新たな問いを導くので，調査の時間がなくなるか，答えにおおむね満足できるか，あるいは，答えを得るまでのプロセスを説明できると自身が納得するまで，上記の5と6が繰り返される。

これらの段階については調査方法について扱う後章でさらに詳しく述べる。ここでは自然主義的理論としての知識とその研究方法の利点に触れておきたい。

自然主義的知識の利点

自然主義的知識の特性を理解すると，これが健康科学領域で特に有効であることがわかる。意味づけとパターンの一貫性がこの利点である。

意味づけという問題

衛星による映像地理学や高速コンピューター分析といった画期的な発明により天気などの複雑なプロセスを予報できるまで近年科学は格段に進歩してきた。しかし，確立された物理法則をもとにしても，完璧な天気予報ができるまでには依然として長い道のりがある。人間集団や個々の人間の行動の予測となると，それよりもさらにはるかな道のりがある。その1つの理由は，人間の行動は物理的出来事によって導かれるのではなく，人々がそうした出来事に与える意味づけによって導かれるからである。そして，意味づけのプロセスは機械的な因果関係のパターンとは別のものである。つまり，(a)意

味づけは<u>経験に基づいている</u>。人によって異なるし，集団によっても違う。また，その日，その日でも変わってくる。(b)意味づけは<u>文脈的</u>である。ある物事の意味づけは，物事やそこをとりまくさまざまな意味からなる全体構成の世界と無関係ではありえない。しかも厄介なことには，(c)意味づけは<u>創造的</u>な作業である。展開するにつれて人はそれまでの意味を離れて，物事に新たな意味を作り出すことさえある。

例 イトウ夫人と看護師

　もう何年も前になるが，私は日系アメリカ人の文化における高齢者の地位を研究したことがあった。中でも，満足感の源泉と困難さの源泉を含め，老いるという経験がヨーロッパ系アメリカ文化と日系アメリカ文化でどのように異なるのかを理解したかった。この問いからはじめ，結果的に私は自分の文化において高齢者の幸福を決定する上で親族関係や宗教や価値観といった文化的パターンが果たしている役割を非常に深く理解できるようになった。

　当時，日本からの移住者の大部分は，1924年以前（補：日本移民排斥法により，この年から第2次大戦後まで移住が禁止された）にアメリカに渡ったことがわかった。彼らはかつて3世紀ほども世界の動きからとり残された経験をもつ日本から来たのであり，他の人種や文化に関しては疎かった。アメリカに来るまでアフリカに祖先をもつ人間をみたことはなく，個人的に知っている場合をのぞきアフリカ系アメリカ人には恐怖感をいだいていたようである。この2つの集団は身体的にも，文化的にも際だって異なっていた。日本からの移民はとても礼儀正しく，静かで，うやうやしい社会的雰囲気になじんでいたので，好対照ともいえるアフリカ系アメリカ人の気ままで，感情表現が豊かで旺盛な表現力のあるスタイルにはなじみがなかった。しかも，日本からの移民の多くは英語をあまり解さず，特にアメリカ南部出身者の訛りを理解できなかった。日本でも十分な教育を受けていなかった女性の場合，特にそうであった。

　この調査で，私はイトウさんという80歳代の日本からの移民女性と知り合いになった。彼女は大腿骨頸部を骨折して入院していた。入院自体は高齢者には珍しくない経験であることは知っていたので，私はストレスと満足感の源泉についての自分の直観を確かめるには良い機会であると考えた。つまり，入院という経験が2つの文化でどのような困難さや可能性をもたらすのかを理解で

きそうに思えた。

　病室にイトウさんを見舞ったとき，彼女はベッドの上にポツンと1人座っていて，周囲には無関心であった。テレビはついていたが，みてはいなかった。めがねをなくしていたからである。イトウさんは英語を話さなかったが，少なくとも何かみるものはあってもよさそうだった。（日本食とは程遠い）病院食のトレイは手つかずのままおかれていた。

　私は彼女がとてもさびしい思いで退屈しているに違いないと思い，ちょっと困ったなと感じた。私が病室に入るのとほぼ同時にとても大柄なアフリカ系アメリカ人の看護師が入ってきた。「おかあさん」と大声でいいながら，ベッドのまわりをせかせか動いた。「どうしてあげたらいいんでしょうね。お昼を食べてないですね」半分冗談で，半分叱りつけるような調子のいい方だったが，イトウさんが理解できたかどうかは疑問であった。私はウインクした。家族や友人，そして慣れ親しんだ自分の言語や文化から隔てられ，こわいような人に世話をしてもらうというまったく経験したことのない境遇におかれ，彼女はどんな思いをしているであろうか？

　そのとき，イトウさんは私のほうをみて微笑んだ。そして日本語で，「あの看護師さんは私の子どもたちと同じように，私のことを『おかあさん』て呼ぶんですよ」と語った。それから，満足げにゆっくりと横になった。私は，実は彼女にとってここは居心地のよい，気に入ったところであることに気づいた。

　帰り道，私は，病気になることは日本文化では苦しみや退屈のときではなく，日々の重い責任や負担から自由になれる数少ない機会であり，安静にしていて家族の女性に世話してもらうものだということを思い出した。2つの対照的な意味づけが可能で，イトウさんは，アフリカ系アメリカ人の看護師を図体の大きい大声のこわい見知らぬ人とみることもできたし，あるいは逆に，温かみのある娘のように面倒をみてくれる人という意味づけをすることもできたのである。彼女は後者を選択した。この看護師は日本文化についてはほとんど何も知らないとしても，「おかあさん」というだれでも知っている言葉の意味を知っていた。

　私の場合は，さまざまな肌色の人たちが出入りする家庭環境で育ったから，人種はいつも大きな意味をもつ文化特性であった。だから，イトウさんの病室場面について自分の感覚をもち込みすぎて，過剰に反応してしまったのである。

彼女が人種の違いに意味づけを求めたかどうかはわからない。ただ，この出来事に遭遇する前に，仮に高齢の日系移民女性の担当にアフリカ系アメリカ人の看護師を配置するべきかどうか意見を求められたとしたら，反対したであろう。しかし，この出来事の後でなら，「人種が重要な要因かどうかはわからない」と答えたことであろう。

　仮に，実験科学的研究に近い方法で，人種的態度が高齢移民の健康状態に及ぼす影響を目的とする質問調査を私が受けたら，どのように回答したであろうか。また，日本人の患者はアフリカ系アメリカ人スタッフのケアは受けたがらないという仮説に基づいて私がアンケートを作成したら，どうだっただろうか。この種の方法では，人種よりも他の特性のほうが重要であるかもしれないこと，しかもその理由までを捉えるには，私は幸運を頼りにするか，よほど賢明でなければならないだろう。当然，調査の実施にも大きな影響を与えたであろう。誤ったことを測定することはできても，誤りを発見するのは非常に困難である。

　この例のように主観的な意味づけによって構成されているシステムの理解において，普遍的法則に基づく仮説というものはぎこちない考え方となる。鍵となる人々が重要な出来事にどのような意味づけをするのかを正確に予測することは不可能である。ある特定の範囲内で有効な意味生成のモデルが必要なのであって，そうでなければこれから起こるであろうことをある程度の正確さで予測することもできなければ，起きたことを解釈することもできない。

　例示した調査プロセスから，出くわした場面を理解できる有効な知識を得ることができる。解釈のプロセスに参加することで，ある集団や個人の意味づけの仕方に規則性と多様性とを観察する。イトウ夫人と看護師の例で，日系アメリカ人高齢者についての私の自然主義的調査はこの1つの出来事の理解によって格段に深められた。その後，人種の意味が他の意味にとって代わられる場面や，そうでない場面を観察していった。そして，人種の意味について柔軟な捉え方ができるようになったのである。

　2つの文化について仮説を形成し，他の研究者が再現できるよう厳密な測定によりその検証を行おうとしたならば，結果はずいぶん違ったものになっ

たであろう。あるいは，人種関係を測定しようとは最初から考えなかっただろう。なぜなら，人種関係の意味づけについて再現可能な測定法を開発するのは不可能に近く，仮に開発できたとしてもそれを用いて日系アメリカ人にとっての人種の意味づけの仕方や，また，それが他の意味づけによって簡単にとってかわられることを理解できなかったであろう。意味づけとその文脈については，第4章でもう一度立ち返る。

パターンの一貫性

　（19世紀後半）人類学者たちが人々の生活している現実の社会の中に住み込んで研究しはじめ，体系だった観察をはじめると，彼らはすぐにあることに気づいた。土着的文化はそれを構成するさまざまな部分が緊密に関連し合ってなりたっているということである。経済活動，芸術と伝承，技術，科学と魔術，親族関係，政治と法規則，宗教，そして，性別はすべて相互に結びついて1つのパターンを形成しているようであった。そして，その一部分の変化は簡単に他の部分のバランスを崩し，ときにはその文化全体の統合性をおびやかす変化の連鎖を引き起こす。第1章でタイの農村部における経済的・技術的変化がどのようにして壊滅的なプロセスを引き起こしていたかをみた。

　このことは，例えば保健医療実践といった限定された行動領域において，特定の条件下での新しい知識や技術の導入などのプロセスを予測するのが不可能であることを示している。むしろ，人間の問題を解決するために必要なのは，信仰や活動，環境からなりたっているシステム全体についての幅広い知識である。なぜなら，ターゲットにしている行動はそれを構成する1つの要素だからである。実証主義理論としての知識からすれば，これは社会問題に対して科学的にアプローチできないことを意味する。自分たちの仮説がシステム全体のどこに合致するのかをおおよそであれ他の専門家が合意できる程度に記述しなければ，検証できないからである。ただ，社会システムは非常に複雑であるから，その記述方法に関して研究者たちが合意することはめったにないので，これはまったく現実性がない。自然主義的理論においては研究者の合意は必要ではなく，社会システムの記述がそのときに目的とし

ていることに有効であるかどうかを判断すればよいのである。つまり，説得的であるかどうか，関連する重要な点に関して他の事実的知識と直接矛盾していないかどうかで判断する。

　第2章で述べたバンチェン村の例に戻ろう。看護師たちは村人たちを支配している根強い考え方を，調査者である自分たちの先入観やデータ収集法の不備によるバイアスがかからない形で記述したかった。プレテスト，妥当性と信頼性のチェックなど質問票作成に必要な実証主義的手順を忠実に踏んですすめた。こうした思い込みのために，最初，データが村特有の社会的，歴史的文脈に依存している点を十分に認識できなかった。データを解釈するにはより大きなパターンを理解する必要性に気づき，村の生活を観察するために最終的には多くの時間を割いた。介入の効果を予測するにはモデル構築を創造的に検討しなくてはならなかったのだが，人類学を学ぶ前はこの種の作業は主観的すぎて受け入れられなかった。観察者によって視点のおきどころも，記述の仕方もさまざまに異なると思っていたからである。

　知識の自然主義的理論が別の形で1つの社会システムを記述できるとしても，それは絶望的なまでに主観的であるということだろうか。だれでも自分で勝手に記述し，結果をもたらせばそれが真実であると主張できるのだろうか。答えは，だれでも挑戦することはできる，となるが，その記述が他の人々，とりわけそこでの実際の生活経験をもつ調査対象であった人々を説得できなければ，広く受け入れられることはないだろう。次の2つのことを考えてみよう。

　第1に，人間の社会システムは非常に複雑であるから，その社会について豊富な経験をもつ人に対して自分が十分に理解していることを納得させようとすれば，当該の社会についてまず多くのことを知っていなくてはならない。第2に，実証主義科学の現実の実施方法を学ぶのであれば，そこでも説得がとても大きな役割を果たすことがわかるだろう。

　調査によって結果も異なるのであれば，どの調査がもっとも信頼できるのだろうか。データと矛盾しない複数の結果があるとき，どの解釈を選択するのか。専門的研究者を説得するには，自分が慎重にこの選択をしたことを理解させなくてはならない。これは，通常，自分が採用した方法をどれだけ明

確に説明できるかどうか，そして，データそのものよりもデータの記録方法の厳密さにかかっている。

自然主義的理論の弱点

　以上述べてきた利点はあるが，研究者にとって自然主義的理論には概念的・実践的にいくつかの問題点もある。これらについては，独自の視点から健康科学や自然主義的社会科学における専門主義を議論する第13章で詳しく論じる。ここでは，自然主義的研究結果を評価する際に，実証主義にたつ科学者が提起する反論のうちもっとも重要な種類に絞ってとりあげる。

概念上の問題その1：証明

　自然主義的説明はつねに，一方の側の1人か複数の学者・観察者と，他方の側の被観察者たちとの特色ある関係の産物である。この方法では，(a)人間が自然に行っている出来事を現実の展開に沿って詳細に観察し記録する。そして，(b)観察対象の人々の日常生活に集中的に参加する。その性質上，得られる結果はある特定の調査に特有のものであり，時間と場所が異なれば他の研究者によって，もっといえば同じ研究者によってさえ同じ結果が再現されることはまずないものである。別のいい方をすると，自然主義的研究のデータは，再現実験やその種の実験科学研究のデータの方法では証明できないということである。だから，実験科学の実証主義的手法を用いたとしても，食い違う2つ以上の自然主義的説明の中からどれか1つを選択する明確な方法はない。それでも選ぶとすれば，調査資料をどれだけ深く理解できるか，解釈の正しさについての説得力など研究者の力量に頼るしかない。この問題を私は，証明の問題と呼ぶ。

　例えばよく知られているように，ランダム標本でダブルブラインド法を使って，ある病気に対する特定の薬の効果を検証する方法がある。問題の病気に影響をもつと考えられる一定の特性をもっている人たちを，被験者として確保する。これら「患者」の特性（年齢，性別，健康状態など）を注意深く記

録する。そして，被験者を同数ずつ，治験薬グループ，偽薬グループ，非介入グループの3つに分ける。だれがどのグループに振り分けられたかは研究者にも被験者にも(最初は)わからない方法で行う。介入後に各グループについて結果を測定する。治験薬グループが他の2グループよりも統計的に有意な結果を示せば，薬の効果を確認したと考える。訓練を受けた研究者であれば同じ手順で再現検証をすることができる。そして，再現結果が得られれば研究結果は証明されたと判断するし，そうでなければ2つの検定方法をチェックして，結果の違いを説明できる新しい仮説を作り，今度はそれを検証するだろう。

　それでは，自然主義的科学の例をみよう。住民が食事療法，運動，禁煙で血圧を下げようとするときに(優良村民賞の授与といった)特定のインセンティブに効果があるかどうかを知ろうとするとしよう。ランダム標本はとれても，各々自分の実際の様子は知っているからダブルブラインド法はとれない。また，インセンティブを与えられたグループがそうでないグループよりも良い結果を示したからといって，その理由はわからない。賞がほしかったからか，それとも，調査者の人柄が気に入ったからか，失敗についてひどく気にする地域だからなのか，それ以外の理由なのか，わからない。また，だれかが再現調査をして異なる結果になったとして，2つの標本集団に社会的・心理的な相違があったといえるのか，2つの調査時期の間に住民の社会的態度に変化を促す何かが起きたのか，調査者のパーソナリティの違いが被験者の反応に異なった影響を与えたのか。要するに，調査結果を判断するときに合意とは別の何らかの基準がなくてはならない。

概念上の問題その2：客観性

　2つ目の概念上の問題は，人間のシステムは思考の産物であり思考自体は直接観察できないため，その結果から推論されなくてはならないという事実である。自然主義的社会科学は，そもそも最初は，集団における人間の行動は測定可能な諸事実に対する機械的反応によるものではないという発見に触発され，研究方法として発展してきたものである。人によって異なってみえるものをそれぞれに現実ととらえるのは，それが彼らの思考や判断によるか

らである。行為は解釈のプロセスによってつねに調整される……すなわち，物事に意味や価値を付与する仕方は文化的にパターン化され，意識されることはないが，そのことは行為の帰結を観察することで理解可能となるのである。人は客観的な現実の環境に直接行為するのではない。知覚した環境に対して行動しているのであり，どのように知覚するかはおおむね文化によって規定されている。つまり，人間は自分たちの世界を<u>社会的に構築</u>している(Berger & Luckman, 1967)。この極めて重要な立場は，普遍的な真実という考えとの関係では，観察者を興味深い位置にたたせることになる。社会科学はそれ自体が文化的行動の表現であるから，客観的現実といっても，それを表現している人間の信念以上に，より正確にあらわしているとはいえないからである。哲学的にいえば，社会的構築を原則上の問題として否定するか，自身の自然主義的研究が普遍的現実の証拠ではなく社会的に構築されたものであるという事実を受け入れるか，いずれかとなる(Hammersley, 1995)。後者を選択すれば，自分の自然科学的説明が他の説明，例えば民間伝承に基づく説明と比較していかなる意味でより科学的であるのかを説明しなくてはならないという問題が起きる(Cochran, 2002)。私はこれを<u>客観性の問題</u>と呼ぶ。

　科学的知見はその妥当性が，活用しようとする人々によって広く受け入れられなければ何の役にもたたない。自然主義的方法を用いる保健医療専門職は，この方法が有効な結果をもたらすことを他の保健医療専門職に理解してもらうために，<u>証明</u>と<u>客観性</u>という2つの問題について，そして，自身が提案する解決策とをしっかりと理解しておく必要がある。

自然主義的反応

　自然主義的理論としての知識においては自分のデータの妥当性と信頼性の検証は，それが問題の解決に活用可能か否かの観点からなされるのであって，同じ技法を用いて異なる時期に，異なる研究者の手で，そして，異なる母集団に対して同じ測定値の関係が再現されるか否かではない。実証主義的アプローチの基本的考えは，分析に用いるデータは<u>正し</u>いものが1つだけで他のものはすべて<u>誤り</u>であるとする。したがって，後者を除去するか，少なくと

も最少とする方法が採用される。これに対して，自然主義的アプローチでは，物事をみる「正しい」方法はいろいろあると考える。当該の問題を解決する方法は複数あるからである。この立場は矛盾する調査結果を説明するのに有効であるが，だからといって調査結果自体を無効とするものではない。

　実際上は，妥当性と信頼性に関する実証主義的立場と自然主義的立場の間にはそれほど大きな違いがないものである。私があいまいな問いをたて，その答えを問題の解決に活用できなければ，データは妥当でなく信頼できないと考えるであろう。実証主義者も，あいまいなデータが予測どおりの一貫性のあるパターンをもたらさなければ同じことを述べるだろう。

　妥当性と信頼性を検証する<u>実際の</u>方法は，知識への2種類のアプローチの間でかなりの重なりがある。どちらの立場であっても観察者は同じ現象をとりあげるか，同じ質問をするであろう。両者とも<u>トライアンギュレーション</u>を用いて，さまざまに異なった方法で，異なる種類の被観察者に対して，同じ基本的な質問をするかもしれない。

　妥当性と信頼性に関して人類学の方法は，次の2つの点で擬似実験科学的方法よりも際だった利点をもっている。第1に，調査者はフィールドであるコミュニティに入り込んで研究に集中しているので，それまでの自分の観察内容をつねに新たな観察内容と突き合わせてチェックする。そのため，早い段階で，役にたたない結論に気づいたり，結論を修正できる。第2に，調査者は自然な文脈でさまざまな事柄を観察し，それらの関係について常時考察する。それゆえ，ある観察結果が<u>なぜ</u>役にたたないかを判断でき，必要に応じて調査方法を修正できる。

例 テポストラン，1つなのに2つの村

　1920年代，著名な人類学者のロバート・レッドフィールド（Robert Redfield）は世界のさまざまな地域で農民社会に基本的な類似性があるのかどうかを明らかにしようとした。彼はメキシコのモレロス州に行き，彼がテポストランと呼んだある村に住み込んで調査を実施した。レッドフィールドはそこで大都市部では希薄になっているかすでに消滅した，家族による非常に多様な協力形態を発見した。協力し合う仕事仲間，祝祭や儀礼，政治的な連合，宗教的き

ずななどの多様な種類がみられた。この調査結果と人類学における関連先行研究に基づいて，レッドフィールド(1930)は，農民社会は一般にこうした相互協力構造が豊かであると結論づけたのである。

1940年代に，もう1人の著名な人類学者オスカー・ルイス(Oscar Lewis, 1951)は，都市部，農村部を問わずすべての人間社会において経済的に周縁的位置に追いやられている人々の間での対立と協力の問題に関心をもった。彼はテポストランに行き，自分の目でみてみようと考えた。その結果，レッドフィールドが見た世界とは対照的に，ルイスは喧嘩や確執，侮辱，訴訟，さらには殺人まで，村人の間での争いや対立の証拠をたくさん収集した。彼はそれまでの20年間にこの村が変わったのかと考えたが，訴訟記録や村人の記憶によるとそうではなかった。

さてこの場合，レッドフィールドかルイスのいずれか，あるいは，両方が，テポストラン村での事実把握が不十分だったと結論づけなくてはならないのだろうか。私はそうは思わない。それぞれ，特定の問題で研究をはじめていた。レッドフィールドは，単純な技術水準にある社会で人々はどのようにしてお互い同士仲良くやりとりをしながら生活しているのかに関心があった。一方，ルイスは，他の生活面での特性に関係なく，貧困が人々に何をもたらすかに関心があった。2人はそれぞれに，テポストラン村について真実の一端を発見した。そして，この村についてだけでなく人間行動一般についても私たちの理解を深める貢献をしてくれた。その後，類似する問題関心をもった他の人類学者たちはレッドフィールドやルイスの仕事を参考にすることができたのである(Ingham, 1986を参照)。

要するに，妥当性と信頼性の問題に対して自然主義的理論としての知識——それは本書の立場であるが——は何らかの絶対的な意味で「このデータは正しいか？」を問うのではなく，「このデータはこの文脈でのこの問題の解決にとって説得力があり，有効かどうか？」を問うのである。次に，自然主義的調査プロセスをみていくことにしよう。

実際上の問題その1：調査時間

自然主義的社会科学が広く普及する上で，大きな現実的な障害がある。第1に，この立場は，社会システムは統合された全体であり，ある特定の行動

はそれが1つの構成要素となっている全体的なパターン，システムと切り離しては正しく理解できないという基本認識に基づいている。行為の意味は，社会的場面，行為者，先行事情に応じて変わるものとされる。このため実際には研究課題がどれだけ絞られていて特定化されていたとしても，調査者は広範囲にわたる行動をみていかなくてはならない。研究課題を一部分とする大きなパターンを明確に理解していくには，何か月もかけて関連するたくさんの出来事や行為を観察していかなくてはならない。端的にいえば，十分な自然主義的研究を行うのにてっとり早い，簡単な方法はないのである（May & Pope, 2000, p. 52; Ten Have, 2004, p.12 と比較）。保健行政組織の制約の多いスケジュールで調査をすることになる保健医療領域の研究者にとっては，このことはやっかいな問題となる。説明責任を課せられているからこの種の組織では定期的な報告が求められる。具体的問題への解決策でなくとも，解決に向けてのロードマップは少なくとも要求されるのが一般的である。また，仮に何年もかけて膨大なフィールドノートを記録しても，この要求を満たせないかもしれない。これを私は，調査時間の問題と呼ぶ。

　先にあげた高血圧コントロールの例をもう一度みてみよう。私の提案するインセンティブが有効かどうかを知ろうとすれば，人類学者として調査地に入り，かなりの時間をそこですごすであろう。住民たちがしていることを観察し，それについての考えや気持ちをたずね，家族や近隣の住民に話をし，生活状況を理解しながら彼らが高血圧の問題をどのように受けとめているかを知ろうとするだろう。こうした方法により，住民にとって健康的であることはどんな意味をもつのか，好まれている食材は何か，なぜ好まれているのか，なんらかの賞をもらうことはどんな意味をもつのか，対策プログラムが導入される場合賛否の態度になんらかの経済的な圧力があるのかどうかなど，関連する多くの事柄を考慮に入れて，洗練された説明を提示できるかもしれない。フィールドである村に長く滞在できればできるほど，住民たちや彼らの生活環境について深く知ることができ，自分の下す結論についての自信も深まるであろう。途中のある段階で報告書を作成しなくてはならないとしても，自分の経験が深まれば報告書の内容は確実に改善される。質の高い仕事をするには数週間，あるいは数か月の時間では十分とはいいがたい。

実際上の問題その2：一般化可能性

2つ目の実際上の問題は(1つ目の問題や，証明の概念的問題とも関連するのだが)，自然主義的社会科学が生成する知識はそれが生み出された社会的場の外では，慎重な再調査や修正がなされなければ，広範囲にあてはまらないということである。自然主義的研究が特に有用なのは，(例えば母集団における高血圧率とか，注射針交換プログラムのインパクトなどの)特定の関心事と，住民の思考や行動の様式を一体として規定している文化，経済，環境，政治，歴史の全体的構成との相互関連性を明らかにしているからである。こうした複合的な全体構成はある時代と場所に特有のものであるから，ある研究の結果を他の時代や場所に応用できる可能性は本質的に困難である。だからといって，自然主義的社会科学では進歩が不可能ということではない。研究者の実践的知見は自分が実際に精通しているところに限定される。このルールはすべての社会科学に適用されるべきであるという立場もあろうが，それでこの現実的な問題が解決できることはない。健康科学の現実のありようをみれば(この点はどの科学領域も同じだが)，研究者の能力評価や昇進は広範囲に適用可能で，コンパクトにまとめられた知識を生成する能力に大きく左右される。これを<u>一般化可能性</u>の問題と呼ぼう。

高血圧コントロールの例で，私がフィールドの村で数か月滞在し，人類学的調査をしたとしよう。村で起きていることを説明する説得力のある報告書を書けるだろう。<u>しかし</u>，だれか他の研究者が他の村で同じ論理構成で調査をしたとしても，同じような結果にいたるかどうかは私にはまったく確信がもてない。住民が同じパーソナリティで，同じ行為に同じ意味を付与し，同じ経済的圧力にさらされている村はないからである。実際のところ，ある地域で有効なことが，条件が異なる他の地域でも有効な場合はごくまれであって，その場合にはその理由の解明を目的に新たな調査を実施しなくてはならない。

理論についてはどうか？

　自然主義的理論としての知識と人間社会に関する理論の構築と活用との間には，どのような関係があるのだろうか。すでに述べたように，自然主義的知識モデルは私たちの観察から独立して，世界で作動している外的法則が存在するかどうかという問題には答えない。また，自然主義的理論では真実あるいは妥当性は社会的文脈に依存し，時間的な限定を受けるものと考える。だとすれば，新たな場所や問題にあてはまる一般理論は構築できないということなのだろうか？　できないとすれば，社会科学における<u>進歩</u>という考えは幻想となり，問題を構想するたびに理論化を新規に開始しなくてはならない。

　自然主義的理論としての知識は，人間行動の理論を生成し，かつ，一般理論を活用する。データ収集を導く直観のもとになっているのは実は種々の理論であることが多い（pp.41～42 で概略を示した調査プロセスのステップの2と6と7）。例えば，ある地域が独自の健康増進策を開発しようとしていて，それを援助しようとするとき，地域社会における協力と対立に関する理論，ボランティア活動へと誘引する個人的動機に関する理論，新たな行動様式の習得に関する理論などを参考にするだろう。当該の問題への答えを求めて最初にどこに出向き，何を観察するのかを決めるとき，直観の一部としてこうした理論が参考にされ，調査が進むにつれてさらに洗練されていくだろう。しかし，次の点に注意してほしい。(1) 1つの理論だけで最初の直観が得られるのはまれであり，(2) 直観には通常，当該の問題をめぐる既存の関連理論にはない着想やモデルが含まれ，調査の遂行過程で種々の要素がとり込まれて独自のモデルへと形作られていく。

　だから，自然主義的研究の結果として，最初の直観を部分構成した既存理論は精緻化されたり，破棄されたり，条件つきで検証されたりする。<u>条件つき検証</u>といういい方をするのは，1つの研究，あるいはいくつかの研究によって検証されたからといって，自然主義的研究者はそれをもって検討中の理論が普遍的妥当性を有するとは結論づけないということを指摘するためであ

る。私自身，デュルケームのアノミー理論を既存理論として活用したことがある。詳しくは第10章で論じるが，地域社会の組織化についての観察内容を解釈する際にこの理論はとても参考になった。

　自然主義的研究はまた，社会行動について新しい一般的言説を生成できる。これは社会学者が「<u>中範囲理論</u>」(Glazer & Strauss, 1967)と呼んでいるものにあたる。実際，本書で例示する理論モデル，<u>パターン化文脈における交流ニーズ</u>はそれにあたる。このモデルは，私が自然主義的理論としての知識を用いて長年にわたって実施してきたいくつかの調査プロジェクトに基づくものである。多様な社会的場面に使えるアプローチとしてまとめ，その後，新しい問題に取り組む際に最初の直観の一部として使いはじめた。調査をはじめるときには，質問項目の作成や観察対象の選定にこの種のモデルを活用する。ある意味，これはモデルや理論を<u>検証</u>することでもあるが，それが調査の目的ではない。むしろ，問題の解決への有効性によってモデルは修正されたり，精緻化されたり，破棄されたりするであろう。

要　約

　人類学的調査は，実証主義とは対極に位置し，知識はつねに問題に対して有用な答えであるとする自然主義的理論としての知識に従う。有用性とは，知ろうとする人間の欲求を満たすということである。自然主義的知識は絶対ではなく，調査者から独立してもいない。つねに調査者のニーズと観察が行われる場所と時間に基づいている。

　人類学的調査は，人間の社会システムに関する問いへの答えを得ようとするときに特に有効である。そうしたシステムは際だって複雑であり，つねに変化をしており，場所によって異なっている。そのため，私たちの理解は社会的状況に根づいていなくてはならない。また，人間のシステムは機械的法則に支配されて機能しているのではなく，そのシステムを創造したり利用している人々の理解と行動から有機的に発展している。人類学的方法により，私たちはこの創造的プロセスを実際に生起しているところで観察し，社会状況と結果との関係について理解を深めることができる。

　自然主義的研究プロセスは，私たちが日常生活で普通に行っている問題解決方法をよりいっそうシンプルに洗練したものである。現実的問題への答えは，最初常識的な直観からはじまる。それにより，何を観察し，どのような質問をすればよいかを考えることができる。これを体系的に行うことで，当該の問題を有効に理解できたことを他の人々に説得できる。学問としての人類学を日常的な問題解決から分かつのは，説得の力である。

第4章

自然な状況における現実の人々の研究

本章へのガイド

　本章では主に，人類学的調査の知的枠組みを構成する基本的態度や前提について述べる。人類学では調査者は，ただ単に外部者や専門家の立場からだけでなくむしろ住民自身の視点にたって，研究対象の集団内で共有されている思考や行動を可能な限り全範囲にわたって理解しようとする。次の3点を特徴とする研究のタイプである。(a)調査者は未知の人々の日常生活に深くかかわることになるから，繊細な感受性と責任が求められる。(b)調査者は研究対象のコミュニティについて知識をもたないから，謙虚さと忍耐が求められる。(c)調査者は自分自身の考え方が相手を驚かせ，あるいは，困惑させることに気づかされるので，成熟さと自分に対する信頼が求められる。

　この章ではまた，人々は関係する状況や文脈に応じて物事に異なった意味づけをしていることを論ずる。調査者の態度として重要なのは，現地の人々の考え方について断定的な判断を避けることである。少なくとも，どの状況になれば彼らの考え方が変わるか，見通しがたつまでそうしたほうがよい。

エスノグラフィー（民族誌）と人類学的態度

　自分の研究に対する実践的人類学者の態度は，実証主義研究者とは異なる。後者は自分を，高等教育を受け，社会システムについて抜群の知識を有する

専門家とみがちである。その知識は，研究対象の人々には理解できず，到底共有もできないものである。また，対象者を科学的データ源とみる。住民たちはデータを提供するだけであって，それを理解したり活用することはできないとされる。そして実証主義研究者は，調査の結果は他の研究職とはすぐに共有できるが，調査対象のコミュニティとは仮に可能であったとしても，ごく間接的にしか共有はできないと考えがちである。

対照的に人類学者は，自分は研究対象の人々に学ぶ者であるとする。調査地の人々は彼らの文化に関しては経験豊かな本当の専門家であり，彼らを理解するために必要となる答えをもっていると考える。だから，自分の得た知識が正しく，有用であるならば調査地の人々はそれを理解できるし，(能力に限界はあっても，自分たちについて振り返って考え，変えていくために)活用もできるはずである。

この章では，調査コミュニティに対するこうした対照的な態度の関係と，人類学の他の2つの特性，すなわち，(1)人類学の方法は人間社会を統合された全体として理解し，その内容は研究対象の人々にも理解できないものであること，また，(2)できるだけ自然な役割をとりながら，かなりの長期間にわたってコミュニティの中で生活するという人類学者の調査の仕方についてである。端的にいえば，住民たちが理解しているように理解しようとするのであれば，彼らが経験しているように生活を経験しようとするはずである。そのためには，できるだけ住民たちの邪魔にならず，彼らの日常生活を比較的自由に詳しく観察できることが重要となるが，それは調査者と住民たちとの関係形成次第となる。こうした調査の仕方をすれば，人類学者は自然にパートナーシップあるいは友人関係のような関係を住民たちとの間に築いていく。この点は，<u>外部専門家</u>と<u>研究対象者</u>という実証主義の調査関係とは異なる。

▍調査者とコミュニティの道徳上の関係性

人類学者クリフォード・ギアーツ(Clifford Geertz)は，彼が調査したバリ島の村における闘鶏について次のように話している。興奮が高まった瞬間，警察官たちがこの違法行為の取り締まりのため乗り込んできたので，観客は逃

げ出した。ギアーツ自身も何人かの村人と一緒に路地裏を走って逃げ出したが，壁でふさがれた袋小路に出てしまった(Geertz, 1972)。むろん，警察がアメリカ人の大学教授を逮捕することはなかったであろうが，とっさにとった格好いいとはいえない行動のおかげでその後の調査が非常にしやすくなった。村人たちは，みかけと違いこのアメリカ人も自分たちとそんなに変わらないと感じたからである。この出来事は，人類学者の調査の仕方や，調査に対してなぜ他の研究分野と違う態度をとるのかをわかりやすく示している。

　人間の社会集団は長い年月の間に，知覚，思考，価値判断，行為などについて独自の共有された習慣をもつようになる。ある社会集団に属する人々が他の集団の人々を理解すること，協力し合うことがときに極端なまでに困難となるのは，この理由による。歴史をみればその結果の悲喜劇は枚挙に暇がない。人類学の絶妙な独自性は，人間の行動を日常的表現で説明しようとするところにある。なぜなら，思考や生活の様式の違いをわかりやすく，そして相互に理解できるようにするには日常的表現がもっとも適しているからである。人類学者は1つの文化の考え——通常それは自分自身の文化であるが——を用いて他の文化の考えや感情，習慣をできるだけ正確に記述しようとする。つまり，よく知られていない社会集団の生活や思考の全体様式を，複雑でおおむね統一されているパターンとして提示しようとする。このパターンは当然そこで生活している住民たちにとって意味をなすものである。ただ，人間の生活はそこまで綺麗にまとまっているわけではないから，人類学者はそのパターンと合わない生活要素を個人レベルで個別に把握し，その理由を説明する。

　この作業を成功させるために，人類学者はフィールドに入り込み住民にできるだけ近いところで生活しながら，しかも比較的長期間をかけて調査をする必要性に気づいた。コミュニティ研究を徹底して行うのであれば1年強が標準的期間であり，その後何年もかけて同じフィールドに繰り返し戻る人類学者は少なくない。さまざまな場面での行動を観察し，たくさんの異なる人々と話し，広範多岐にわたる行動を調べることではじめて，調査者はその文化のパターンを理解しはじめるのである。それは生活の全体に言及したものであり，当事者である住民にとって意味をなすものとされる。また，調査活動

が住民の通常の日常生活を阻害しすぎると，彼らの理解や行動の仕方を現実に変えることにもなりかねない。テストを受けたり奇妙な質問に答えることは，住民にはなじみのないことであろう。それよりは，参加，観察，自然な会話を通しての理解に時間を使うほうが効果的である。もう1つのひずみは，未知の人間(調査者)が住民のプライベートな状況に侵入し，外部の人間には知らせることはない類の事柄についてあれこれ質問する場合に起きる。調査で接する人たちとまず親しくなり，彼らのやり方に合わせなくてはならないのであり，そのためには人類学者は住民たちの生活様式にできるだけ自分をあてはめようとすべきである。

この調査方法では，<u>中立的観察者</u>にとどまり続けるのは困難であり，ほとんど不可能である。フィールドであるコミュニティと調査者の個人的な関係が，研究結果に影響を及ぼさないとはいえない。この種の関係は人類学では珍しくないのだが，まず，うまく運んだ調査上の関係の具体例をみることにしよう。

例 近藤夫人：「事実」を映し出す調査上の関係

何年も前になるが私は1年半ほど日本に滞在し，ニュータウンと呼ばれていた新しいスタイルの集合住宅(団地)における生活が，日本人の思考と行動にどのような影響を与えているのかを理解しようとした。ある団地の近くに住み，日々そこに出かけていって居住者たちと話し，さまざまな活動に参加して，夜も含め毎日ほとんどの時間を過ごした。昼間には男性はほとんどいなかったが，女性の何人かと知り合いになった。

その中の1人が重要な情報源になったので，週に何度か彼女を訪ねた。仮に近藤さんと呼ぼう。彼女と夫はともに40歳くらいで子どもが2人いた。団地の小さいアパートでの生活は，たいへん狭苦しいものであった。調査の初期段階で私は近藤さんに，夫妻はなぜここに住むことにしたのかたずねた。他の平均的な居住者よりも少し年齢が上のようで，収入や地位も上のようにみえたからである。近藤さんは，次のように答えた。彼女と夫は2人の子どものことを優先して，質の高い教育，音楽のレッスン，旅行などできる限りのことをしてあげようと決めていた。ここよりももっと高級なところに住むこともできるが，

そうすると子どもたちに十分なことをできないから，ということであった。

　数週間が経過しいろいろなことについて話したのだが，現在の生活スタイルと彼女の年齢，経済的地位，背景のミスマッチの印象がぬぐえなかった。調査をはじめて数か月たった頃，彼女は義母とは口も利かない関係であるという，私には恥ずべきと思われることを打ち明けた。現在のニュータウンに引っ越してくる前は，夫の両親の家に同居していた。しかし，義母との折り合いがうまくいかず彼女いわく「靴も履かずに」家を飛び出してしまい，もう家には戻らないと夫に電話をした。他の場所ならどんなところでも，ここのような狭いアパートであってもましだったと語った。

　それから数週間普通に会話を続け，近藤さんと私は互いに打ち解けた感じになった。私たちは込み入ったことについても話せる関係になり，彼女はキー・インフォーマントというよりも，友人に近い存在となった。彼女は不安や失望について，隣近所への苦情やその内輪の様子，自分自身の過去の経験などについて，率直に語るようになった。ある日，いつもの会話の流れの中でごく自然に，夫婦関係がうまくいっていないと述べた。以前から会話で，夫の勤務が遅くまで続くこと，時間があっても夫は同僚男性とマージャンをしていつも帰宅が夜遅くになることなどを語っていた。そして，自分よりも低い社会階層の人たちと一緒のニュータウンの生活は屈辱的であり，ここに住むことになったのは義母とうまくやれない自分に対する夫のあてつけではないかと感じていた。

　近藤さんとのこうした会話を通して，ニュータウンでの生活についての私の理解はずいぶん深まった。団地の住居は基本的に同じ造りになっているので，居住者たちは社会階層を示すものに敏感になっていることを理解しはじめた。これは新しい形態の住宅のせいだけでなく，人間関係における権力の行使に利用される社会的苦痛の新しい形でもあると思えた。そして，日本におけるミドルクラスの既婚家族における力関係のダイナミズムの理解へと進んでいった。

　近藤さんは私に対して援助者と教師（私の日本語の先生でもあったが）の役割を果たしてくれ，私は彼女の話に共感的に耳を傾けたり，日本のマナーが身についていないのでぎこちない振る舞いやたどたどしい日本語で雰囲気を和ませたり，近くまで車に乗せたりといったことで応えた。親しい信頼関係ができたことで，彼女は徐々に悩み事を打ち明けるようになり，私は彼女の生活について詳しく理解できた。したがって，ここで述べた洞察は調査におけるこうした

関係性によって深めることができたのである。

　人々が自分の生活をどのように理解しているのかを記述しようとする試みは，いくつかの点で，人類学者を，調査とその対象となる人々との双方に対して特別な関係におくことになる。第1に，人類学者は調査の場で信頼されなければならないが，信頼は獲得されなくてはならない。敬意を表し，現地のルールに従い，知りえたことを口外せず，どちらか一方の側に味方せず，えこひいきをせず，約束したことは守り，自分に期待されていることを行うといった努力によって得られる。第2には，人類学者はフィールドにいるすべての人たちに比べ，自分の知識と能力がはるかに劣っている中で調査をしている。こうした状況では，自分の理解が混乱したり，振る舞いがぎこちなかったり不適切であったり，子どもじみた質問をすることになる。ここでは人類学者は初学生の役割をとり，自分のまわりの人々を，仮に子どもやのけ者にされている人々であっても，自分の教師と位置づける。

　人類学者に求められるこうした態度は，一種の深遠な好奇心である。あるいは，問いの答えを得ようとする欲求がバツの悪さを回避したり，他人に影響を与えたり，好意を得ようとする欲求に勝る心のありようである。好奇心とは自分のもっている価値や前提を，少なくとも一時的に棚上げし，そうすることで調査において出くわすさまざまな事柄の中に価値と意味を発見するダイナミズムに寄与する。

　いうまでもなく，これらは良いフィールドワークのための合理的方策であるが，単なる方策に過ぎないことを銘記すべきである。研究を成功させるためには，人間と人間社会についての深い問題意識が調査者の側には求められる。生活様式の基礎にある論理体系やパターンを理解しはじめると，その込み入った複雑さ，起源の古さ，住民のニーズ充足への有効性，そして，個々の住民に許されている創造性と個別性など，本当に感心させられるものである。一方，研究中の文化には調査者には道徳的，美的に受け入れられない部分がどんな場合にもある。その上，人類学者は，どのような文化パターンもいくつかの重要な点においてはそれぞれにユニークであると考える。ある村，部族，あるいは，自治体を何年もかけて研究したとしても，その中の新しい

場に入るときはまだ理解していないたくさんの大事なことが残されているということに気づかされる。一生かけても理解しきれないし，知れば知るほど感心し，疑問も深まっていく。

　調査者は完璧な行為者ではないから，だれかを気に入り，だれかを尊敬することなしに，ある集団の人々と長期間快適に暮らすことはできない。それには，住民たちの思考と行動の様式に何か良い点をみつけることである。

　経験豊かな人類学者は自分を高度な知識の保有者としてではなく，人々の生活を学ぼうとする外部からの学習者と位置づける。判断基準ではなく好奇心をもってフィールドに入り，彼らとの共有経験から個人的にも深い愛着をもつものである。彼らの人間についての見方や世界観が自分にとってなじみ深いものとなってくると，知的な理解が進むだけでなく共感が芽生えるのは自然なことである。良き科学者と同様に，人類学者も学術的な意味で真実への責任を感じるが，多くの他の科学者たちと異なり人類学者は調査している人々に対する強い道徳的責任感ももつ。これは抽象的な意味ではなく，人であれば友人や知人に対してだれもが抱く責任感と同じ意味でのものである。人々を詳しく理解し，また，信頼されると，私たちは良心の重荷を負うことになる。私たちが彼らの<u>ために</u>直接何かをする必要はないかもしれないが，彼らに<u>ついて</u>気にかける責任はある。彼らに対する判断と行為は，事実の集積によってではなく，私たち自身の公正と尊厳の考えに基づいて考慮されるべきである。

　こうした研究姿勢にたつので，人類学者は調査者の役割が，中立的観察者あるいはよそよそしい専門的研究者の一員としてではなく，助言者，参加者，コラボレーターとして規定される研究プロジェクトのほうがやりやすいと感じる。この意味で，住民たちが研究課題を設定し，問いをたて，結果の応用の仕方を決めるよう促し，自分は調査者として観察し，記録し，情報のフィードバックを行う。

標本調査と実証主義的態度

　実証主義の立場にたつ社会科学者のほうが一般的であるので，対比的にその役割と態度をみてみよう。人類学的態度が研究者の間や学術論文において論じられることは時々あるが，普通はとりあげられることはない。そのため，社会科学者の多くは，人類学者の研究に内在する道徳や人間関係の側面についてはよく理解していない。実証主義理論としての知識を無意識に選択することで，彼らは調査研究におけるもっとも重要な目標は客観性であると信じている。「現実にあるように」物事を知覚，記述，分析できるという考えである。だから，研究対象の人々との密接な関係は客観性をそこなうと考える。研究中のシステムに不必要な変化を引き起こし，その結果特異性を帯びてしまい事例として使えなくなってしまうことを恐れる。また，もう1つのバイアス源である調査者の感情によって，観察や分析が変わるかもしれないと考える。確かに，道徳や感情面でのつながりを認めれば，自分の研究結果が他の研究者によって真剣にみてもらえなくなるかもしれない。リサーチ・クエスチョン（研究上の問い）と研究方法の選択は，調査対象の人々によってではなく，科学者仲間によって行われるべきであると実証主義者は確信しているのである。つまり，これらは自分の研究分野の動向と伝統に従って決めるべきで，研究対象となる人々はそうした専門的なことは何も理解できないと考える。

　さて，こうした態度であると，伝統的な実証主義研究者は調査の場でどのように振る舞うのであろうか。調査者にもパーソナリティがあるし，みながみな同じ仕方でアプローチするわけではない。ただ，全体としてみれば実証主義的研究姿勢は人類学的態度とは異なった，ある一定の思考様式と調査方法に適合的である。

　第1に，伝統的社会調査者は自分を人間行動の問題に関するエキスパートという役割で考える。したがって，調査者は研究対象の人々とは比較にならないほど人間の行動について多くの知識をもっていることになる。行動を説明する専門的知識（多くの科学的理論）も豊富にもっている。そして，社会的

測定のための専門的なツールを駆使して人々の行動について何かをみつけようとする。人類学的態度では住民たちが先生で調査者は生徒という役割関係になるが、専門家アイデンティティとそれに基づく役割は調査者を特権的な立場におくので、住民との間に社会的な距離を生み出す。そうした社会的差異が表だって語られることはまずないが、彼らのすべての関係でそれとなく示されるものである。

　伝統的実証主義研究者には、この差異は自然であり価値があるものである。日常的知識に対する科学的知識の真の優越性を示しているにすぎないからであるが、結局のところ自分にとって一番重要で継続する社会的つながりは他の専門的研究者との間であって、調査対象者たちとではない。自分の研究結果が調査対象であるコミュニティに役立つものであることを期待するとしても、それは二次的であって、科学の進歩への貢献と、いうまでもないが自身の研究者としての経歴の向上がそれ以上の関心事となる。こうした場合、出版された研究結果を調査地の人々が読んだり活用することを期待したりはしない。科学的ノウハウがなければ、活用云々以前に重要な内容であっても咀嚼、吸収する力がないだろう。しかも、内容を理解できれば彼らの行動は影響を受け、その結果、調査した現象が変わってしまい、研究の実験科学的性格が台無しになってしまうかもしれないと考える。

　これと関連するが、実証主義研究者の客観性へのこだわりのため、彼らと住民の間の情緒的かかわり合いは信用できないものとされる。無論、研究者は礼儀正しく振る舞うのだが、深くかかわろうとはしない。相互依存関係は最小にとどめおかれる。だから、最初の傾向、すなわち両者の社会的距離はそのまま固定される。実証主義研究の傾向は個々の調査対象者を、複雑なパターン化された生活を営む人格全体としてではなく、事例、すなわち理論的に重要な変数(年齢、性別、健康状態、収入、食習慣、態度など)に分解でき、測定可能な1つの社会的単位と位置づける。事例とみる側の情緒的態度は、現実を生きる人間とみる側の態度とは非常に異なっているであろう。

　第3に、研究に対する実証主義的アプローチと人類学的アプローチの決定的な相違点は、時間と密度に関してである。妥当性と信頼性を獲得すべく、実証主義研究者は他の研究者による結果の再現が可能となるような測定法を

開発しようとする。したがって，データはそれ自体で十分でなくてはならない。データの収集と分析を切り離して行うことができるだけでなく，この形が理想的な研究の進め方であり，推奨されるべきだと考えるのである。そして，調査道具として完成されたものになれば，人々の邪魔をせず，会話も必要なく，淡々と事務的な流れで応用され，人々や状況を超えてデータが標準化されれば，分析はよりいっそう洗練されたものになる。だから，調査の場やプロセスにおける変動が大きすぎると，分析者は頭をかかえてしまう。実証主義研究の実施の仕方として好まれるのは，専門的研究者のチームを作り，標準化された方法で手際よくデータを収集し，早々に研究室に戻って分析をする流れである。多少うがった見方になるが，結果を早く得たほうが研究委託先や学部長は喜ぶだろうし，自分の昇進も早くなるかもしれない。

この研究スタイルと，これまで述べてきた人類学的アプローチのゆっくりとしたペースと密度とを比べてみよう。人類学者にとって，個人の受け止め方や調査の場の多様性は決定的に重要である。なぜなら，そのおかげで，理解しつつあるパターンが妥当かどうかを確かめることができ，徐々に洗練させていけるからである。時間と労力に制約がある中で，探求が深くなり段々複雑でユニークなイメージが浮かんでくれば，それは望ましいことである。本章の冒頭で紹介した闘鶏場の例で，警官の突入はギアーツにとっては幸運そのものであり，彼は出来事の理解を深めることができた。

短期間で密度の低い形での社会調査では，実証主義研究者が収集できるデータの種類を著しく制限する。対象とする人々と信頼を形成するのは困難であるから，思考や行動に関する部分は調査から除外せざるをえなくなるかもしれない。質問や観察を標準化しようとしても，場（どこで，だれが，いつ，何の活動を，前兆は，そして，その後は）と行為者（地位と権限，役割，年齢，性別，パーソナリティ）の条件構成が，受けとめ方や行動にどのような形で影響を与えるのかを感知するのはむずかしい。徐々に展開している状況を観察したとしてもその全体の流れをおさえた上でなければ，どんな調査者であっても解釈には限界がある。実証主義研究者の研究姿勢とは，2時間の映画の20分だけを見て脚本構成を理解しようとするようなものである。

近藤さんと私との関係の例に戻ると，もしある日私が質問票をもって彼女

の玄関先に行き，1時間程度をかけて定められた質問項目についてたずね，お礼をいって帰ったとしよう。はたして私はニュータウンにおける社会的地位の微妙なニュアンスや，彼女の場合のその意味についてヒントを得られたであろうか。

表4.1は，調査研究に対する人類学的アプローチと実証主義的アプローチの相違点を対比的に示したものである。

表4.1　人類学者の役割と実証主義者の役割

	人類学	実証主義
知識の理論	自然主義的：知識は，関心をもつ観察者と観察される人々との相互作用の有用な産物である。	実証主義的：知識は，真の世界の現実の近似であり，独立した観察者によって証明されるものである。
主要な調査戦略	余計な影響を与えない形でできるだけ多くの自然な場面で調査対象の人々を観察し，彼らの考え方を文脈をふまえて理解する。	母集団から抽出した変数と，正確にして客観的な測定値との関係を仮定するために，理論や仮説を用いる。
目標	人々が感じている現実的問題を理解し，その解決に貢献する。	客観的知識の増進に貢献し，有効に活用されることを望む。
自己と役割	学習者。調査対象の人々は自分たちの文化に関しては調査者よりも優れた知識をもっているので，彼らから学ぶために集団に参加する。	自身の科学分野の蓄積された知識に精通した専門家，客観的外部者。
時間と集中度	長期にわたり調査地に完全に没頭する。理想的には，最低1年間。	選択的で短期間。理想的には，専門家チームで数週間か数か月をかけて，短時間，決まった形でかかわりをもつ。
感情	尊敬，責務，共感を伝えることで信頼を獲得する。	調査状況のコントロールと，感情交流の最小限化により客観性を強調する。
分析	最初から最後までデータの収集と並行して分析し，分析内容をさらなるデータ収集へとフィードバックする。	データ収集ごとに分析を行う。

社会調査における文脈の重要性

　第3章で，人間社会における意味と文脈の問題に取り組む際に，自然主義的理論としての知識が重要な力となることを論じた。本章では人類学的態度の意義について述べたが，それにより私たちは自然主義的な観察の仕方，解釈の仕方ができるのである。日常生活の自然な場面や文脈にできるだけ近いところで住民たちの普通の行動を観察できる。調査者は機会あるごとに彼らに対して敬意を払い，彼らから学ぶというオープンな姿勢を示し，彼らの日常の会話や行動が調査者にとって理解できるものであり価値があることを伝え，情報を隠す必要もないし，実際よりも良くみせようとして変えたりしなくてもよいことを住民たちに理解してもらう。こうした方法で行動を観察するのが，なぜ非常に重要なのかを次に説明しよう。

　第3章で説明したように，人間生活において文脈が重要なのは，人々の行動は客観的な出来事によってではなく，そうした出来事に人々が付与する意味づけによって導かれるからである。出来事の意味づけは，逆に，出来事の客観的特性によってではなく，慣習化された解釈の規則に従って決定される。ただ，その規則は状況によって変わるものであり，通常あいまいなものである。そのため，ある状況に対して人によって異なる規則をあてはめることが起きる。しかし，解釈の規則は一般に，次のような問いを含む。

1. 身近な状況にはさまざまな種類があるが，そのレパートリーの中でこれはどの種類なのか(仕事，スポーツ，儀礼，演劇，ユーモア，葛藤，性，犯罪，学習など)？
2. この場合，だれが中心的な行為者か(年齢，性別，社会的地位，技能，名声など)？
3. 彼らはここでは，社会的にどのような関係にあるのか(親族，近隣者，よそ者，競争相手，商取引相手，チームメイト，上司/部下，敵など)？
4. 何がこの状況を引き起こしたのか(めったにないことか，慣習的か，偶然かなど)？　また，この先，何が起きそうか(出来事の目的，行為者の

動機など)？

　解釈規則の応用の良い例は，人々の言葉の使い方である。例えば，私が身近な言葉である，love(愛)といえば，あなたはそれが何を意味するかはそれなりにわかるだろう。それなりにというのは，多様な文脈でのたくさんの意味づけをひとまとめにとらえるからである。だが，この言語の意味づけは1つの文脈から別の文脈に変わると劇的に変わる。John and Mary are in love(ジョンとメアリーは愛し合っている)という表現はMary loves her country(メアリーは自国を愛している)とは違った意味合いであるし，My dog loves to chase sticks(私の犬は棒拾いが好きである)とは大違いになり，Is this love bird a male or a female?(このボタンインコ*1はオスですか，メスですか？)やThe tennis game stands at thirty/love〔テニスの試合は今30対ラブ(ゼロ)〕となればさらに離れた意味になる。もう1点注意が必要なのは，loveの意味づけはこの言葉自体の固有特性ではなく，用いられる文章に依存するということである。したがって，この言葉に新しい意味をつけ加えることも不可能ではない。例えば私が，ある和音の関係をloveと呼ぶことを提案し，この語法に同意する人が多くなれば新しい意味を獲得する。この種のことは，ほとんどの日常用語にあてはまる。例示からわかるように，言語は，文脈中の言葉に対し解釈規則の適用を必然的にともなうのである。

　人間のすべての社会的行動もほとんどこれと同様である。単純な例だが，だれかがあなたの顔を直視して片目を閉じるとしよう。アメリカ文化ではこれは次のような意味になりうる。(a)今私がいったこと，したことは冗談かうそである，(b)あなたはセクシーだ，(c)今私たちが考えていることを明かしたらいけない，(d)あなたのいっていることは疑わしい，あるいは，(e)不随意に顔が引きつるとか，単にジェスチャーの練習とか，要するに社会的な意味はないかもしれない。ウィンクの適切な解釈はそれが行われた文脈に見出されなくてはならない。むろん，言語の場合と同様に，ときには解釈を間違え，その結果大きな混乱を起こすこともありえる。もう少し別の例をみ

---

*訳注1：小鳥の名称．雌雄ほとんど離れることがないため，love birdと呼ばれる．

てみよう。

- 人に触れることは，(a)安心や愛情，(b)脅しや侮辱，(c)医療的または他の手助け，(d)性的欲求，(e)情報伝達，(f)注意喚起，(g)偶然，不器用，(h)無害な好奇心として解釈されるだろう。
- 食事を振る舞うのは，(a)義務や儀礼上の役割の遂行，(b)同情や友情の表示，(c)敵意をそらすこと，(d)対等価値の交換，(e)頼みごとをするため，(f)尊敬や敬意の表示の意味となろう。
- 見知らぬもの同士では侮辱となる軽蔑語や呼び方〔boy(小僧，召使，ボーイ)，girl(女中，召使)，buddy(おい，若いの)，fats(デブ)〕は，友人間では親しさの意味で使われることが多い。

意味づけが文脈と不可分であることの重要性は，ほとんどの場合，人は自分が従っている解釈規則を自覚していないので，それを説明できないということである。質問されて文脈間の相違を明確に説明できる人はごくまれである。文脈と意味づけの関係を具体的に理解していると<u>信じている</u>人々に会っても，問題の行動が彼らの解釈に合致しないことに気づくという経験は珍しくない。だから，文脈における意味づけは行動を観察し，そこから推論するしかない。また，研究目的のために問題となる文脈を人為的に創ろうとするのは危険である。その文脈のどの特性が意味づけの選択と関係しているのかを厳密に理解できないからである。

第3章で紹介したイトウさんの例を振り返ってみよう。彼女が病室の状況を意味づけをしたとき，自分の解釈が<u>人種間接触</u>と呼ばれる状況群からは離れ，<u>病気のときに看病してもらう</u>という別の状況群で行われていることに気づいてはいなかったであろう。さらに，もし私が<u>病気のときに看病してもらう</u>という文脈を模擬的に創り，それが人種間相互作用にどのような影響を及ぼすのかをみようとしたとしても，それでは私が観察できたようなイトウさんの自然な振る舞いはみられなかったと思われる。

もう少し複雑な例であるバンチェン村(第2章)をみると，地域の健康問題を住民たちがどのように感じているのかを知ろうとして看護師たちが質問票

を配布したとき，彼女たちはこの問題を考えるための新しい文脈を創ったことになる。そして，この新しい文脈は明確な行為者，関係性，動機，期待を独自にもつことになった。新しい状況を構成するこうした諸特性は村人が慣れ親しんでいる自然な状況特性とは相当に異なったものであろう。質問票への回答が新文脈の諸特性によってどのように影響を受けたかはわからないが，文脈と意味づけに関係がないと想定するのは危険である。さらに重要なことは，第2章で指摘したが，質問票を配布するという文脈は，村にとっても看護師たちにとっても有用な意味づけを引き出しにくい特性をもっていた。そこでは，看護師たちは援助者ではあるがかけ離れた権威者で，何を考えているのかよくわからない存在となり，村人は受身的な情報源で健康状態の悪い生活の犠牲者として位置づけられる。これは，共通の目標に向かって保健医療従事者と村人とが楽観的で積極的な協力を導く考え方とは正反対である。

では，人類学を学んだ看護師たちは，どんな別の方法を採用したのであろうか。記述したように村での何か月にも及ぶ人類学の実践は次にあげる問いを引き出し，その結果，彼女たちの現実の問題に適した情報をもたらした（調査テーマのたて方は第5章で詳述する）。

1. 村人が知恵や技能，善意，協力的態度といった特性を自分自身や近隣住民に示す文脈が村の中で自然に起きているだろうか？　起きているとすると，具体的にどのような文脈がいくつあるのか？
2. 起きていなければ，そうした文脈の創出につながりそうな自然なプロセスがないか？
3. 村での他の協力的あるいは競争的な活動例から，協力や競争を促す要因として何がわかるか。過去に成功した協力的プロジェクトがあるかどうか，あれば，それらはなぜ成功したのか？
4. 村での協力的プロジェクトに取り組んだが失敗した試みはあるか？　あれば，なぜ失敗したのか？
5. 村人たちは通常，相互の対立をどのように解決し，合意形成しているのか？

6. 村人たちの日常的行動から，彼らが看護師たちをどのようにみているのかを知ることができるか？　必要であれば，これをどのようにしたら変えられるか？
7. 住民たちは，村のだれをもっとも信頼しているか，その逆はだれか，そして，それぞれの理由は何か？
8. 健康についての村人の考えは何か？
9. 社会的地位，快適さ，家族の重要性などの価値と比べて，健康にはどの程度のプライオリティをおいているのか？
10. さまざまな価値あるものの中で，どのような葛藤を感じているのか？
11. 村の健康状態の改善を目指し，そのための計画作成と実行の是非と方法について，村人が打ちとけて話し合える場をもてるか？
12. この村における意味づけと文脈について理解したことをふまえると，この文脈の主な特性(参加者，時間，場所，活動のタイプなど)は何か？

> ## 要　約
>
> 　第5章，第6章で人類学的問いのたて方の妙味と秘訣についてさらに考察するので，ここで，本章の主要な点についてまとめておこう。
> 　人類学者は人間社会を統合された全体として研究する。それには，住民の行動の多様な側面をできるだけ近くで観察する必要がある。その目的の1つは，彼らが自分の行動や環境に付与する意味を理解することである。人間は自分の状況に対して直接反応することはまれで，通常は文化的に学習した解釈規則を使ってさまざまな状況に意味づけを行い，それを自分の反応の仕方に活用する。<u>意味づけの規則は，文化によって異なり，また，同一文化内でも慣習的に規定された状況に応じて異なる。</u>
> 　この見解は，社会問題の解決に寄与しようとする研究者にとっては非常に重要である。そうした研究者は調査対象の人々にとって物事がどのような意味をもっているのか，また，なぜ意味づけが行われるのかをある程度にせよ発見しなくてはならない。住民たちを数多くの自然な生活場面において観察する人類学の方法は，場面と意味づけと行為の関係を理解できるので，この課題の達成に大きく寄与する。人類学を，社会的場面や文脈の学問と呼んでもよいだろう。この研究方法を用いる人類学者は，調査するコミュニティでは住民の生活を尊重する学習者の役割をとり，彼らの生活に対してオープンで自然な態度をとる。これは実証主義研究者が通常とる役割とは対照的である。実証主義者はデータ収集をできるだけコントロールし，感情的な要素を最少とすることで客観性を求める。

第5章

研究プロジェクトを
デザインする

本章へのガイド

　この章では，人類学での研究プロジェクトの計画立案をステップごとに説明する。もとよりここで述べるものが人類学における唯一の研究方法ではなく，研究上の問題をすべて解決できる完璧なガイドでもない。そのかわり私は，問題をどのように選択するのか，その答えに向けていかに調査を進めていくのかについて，基本のステップをまとめて提示する。これらのステップは人類学で行われる実践的な研究のどの種類にもあてはまり，その活用により調査者は何を，どのように調査するのかを的確に判断しやすくなる。人類学の視点を活用しようとする保健医療従事者が犯しがちな多くの共通した間違いを回避できるようになる。

　以下が本章の主要なポイントである。

1. 自然主義的理論としての知識に従うことで，すべての人類学的研究は問題に対して役立つ答えを求めようと試みる(<u>有用性</u>の定義は第3章を参照のこと)。
2. 研究のプロセスはまず，最終的に知りたいと考える事柄に関する断片的で不完全な理解と，なぜそれを知りたいかという研究の目的の明確化からはじまる。この部分的な理解と研究目的の2つを合わせたものを<u>直観</u>と呼ぶ(第3章を参照のこと)。
3. 研究プロジェクトは次の3ステップを経ることで，この直観を，よりいっそう明確で完全で役立つものにしていく。3つのステップは1回だけではなく何度も繰り返され，また，決まった順序ではなく，次に何をすべきかを判断しながら絶えず行きつ戻りつする。3つの

ステップとは以下である。
　i　直観の各部分をできるだけ明確にする。
　ii　直観を構成する部分，部分をよくあらわしている事例を観察する。そうすることで，当該部分と全体の関係がかみ合っているかどうかをみる。
　iii　少しずつ修正しながら直観全体の完成度を上げていく。そうすることで，より完全で有用なものになり，観察する現実の状況をよりよく説明できるものになる。
4. ある特定の問題に対する有用な答えを求めるのであって，普遍的な真実の発見を目指すのではないから，調査での問いを明確にすることが極めて重要である。なぜ，そして，どのようにそうした問いをたてるのか。良い問いとは以下である。
　i　研究者として私たちがもつ価値観との関係を明確にしつつ，現実的な問題に答えが導けるものである。
　ii　身近にある資源（スキル，時間，資金）を活用して研究を遂行できるものである。
　iii　研究の有用性を他の人々（地域住民，専門的研究者，行政関係者）に説得できるものである。

　この方法についてまず指摘したい点は，一方向の単線的なものではないということである。AからB，そしてCへと順に進める擬似実験科学的研究の方法とは異なる。むしろ，これは円環的プロセスであり，調査者は初期のステップに繰り返し戻り，修正していく。この点を理解するには，完成の絵柄がどんなものか知らずに，ジグソーパズルをしているときを想像するとよいだろう。それぞれのピースがどこにはまるのか考え，何度も試しながら，ようやく正しい場所をみつけるだろう。また，完成の絵柄について理論を作るかもしれないし，徐々にピースの関係が判明してくるとそれまでの理論を修正しなくてはならなくなるかもしれない。もっとも，ジグソーパズルと違い，実際の調査では正しい絵は1つ以上あるだろう。

細部まで理解するプロセス

　約 2,500 年前，ギリシャの哲学者プラトンは，ある興味深い観察をした。何かについて正確に，細かな点まで理解しようとするならば，完全な無知識からはじめることはできない。端的にいえば，これから研究しようとすることについて，すでにかなり知っていなくてはならないということである。そうでなければ，どこからはじめるべきか判断できないからである。例えば，<u>健康</u>の厳密な定義を知りたいとしよう。どこからはじめたらよいだろうか。<u>健康的な</u>人々とそうでない人々を比較して，類似性と差異性を理解しようとするかもしれない。しかし，健康とは何であるかを知らなければ，だれが健康的で，だれがそうでないのかをどのように識別できるだろうか。自分で健康を定義し，だれがそれに合致し，だれがそうでないかをみようとするかもしれないが，これではパズルは解けない。定義との合致の有無を想像できなければ，その定義にどういう意味があるというのだろうか。実際のところ，問いをたてるためには，健康の定義と現実のその表現形の両方について何かを知っていなくてはならない。

　これは，細部まで理解する試みすべてにあてはまる。何かを明確に，徹底的に知る（すべての科学的知識を含め）基本的なプロセスは次のようである。

1. 細部まで理解するプロセスには 3 つの部分がある。
    a. 全体についての直観
    b. 全体を構成する部分の特定化
    c. 具体例の比較
2. これらの 3 部分は相互に関連し合っている。どれも他の 2 つがないと進められない。スツール（1 人がけいす）の 3 本の脚のようなもので，1 つでも欠けると倒れてしまう。
3. 最初は，全体についての<u>直観</u>からはじめなくてはならない。この直観によって理解すべき事柄の構成部分とそれら相互の関係とを特定化する。ただし，特定化といってもまだ細部まで明らかではない。何が事例を構

成するのか，その構成部分は何かを，この直観から考える。
4. この直観をもとに調査者は事例を具体的に選定したり，あるいは，そのためにさらに構成部分の特定化を進める。前者は演繹的方法，後者は帰納的方法と呼ばれる。
5. 事例の発見や構成部分の確定のために<u>直観</u>を用いながら，1つのプロセスから他のプロセスへと何度も行きつ戻りつしながら進める。ここでいう<u>事例</u>とは洗練途上にある直観の妥当性を確かめるためのものであり，<u>構成部分</u>とはさらに多くの事例を発見したり，除外したり，あるいは詳細に検討するためのものであり，調査者の当初の直観を細部までふまえた完成度の高い理解へと発展させていく。
6. このプロセスには理想的な終了状態というものはない。調査研究の時間がなくなるか，自分の理解が細部まで十分及んだと判断するまで継続する。

このプロセスをあらわしたものが，次の**図 5.1** である。

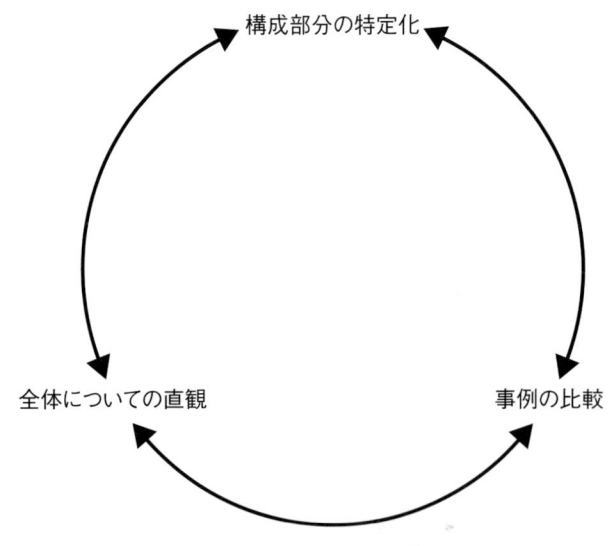

図 5.1 細部まで理解するプロセス

例 細部まで理解するプロセス：あなたの地域では「アルコール依存症」は何を意味するか？

　細部まで理解するプロセスを例示により説明するが，理解しやすいように複雑な例は避けることにする。保健医療従事者には関心があっても，込み入った現象はとりあげない。そこで，ごく単純な定義の問題を考えてみよう。あなたが地域の保健医療従事者で，住民の多くがアルコール依存症に懸念をいだいているとしよう。だが，あなたは，彼らが何を伝えようとしているのか理解しきれていないような感じがしている。

　アルコール依存症は健康に関係する深刻な問題であるという直観から，あなたは住民たちが何を心配しているのかをもっと知るべきだと考える。ビールやウイスキーやワインなどの飲酒により問題を起こす人々を通常，アルコール依存者と呼んでいる。この問題とは，過度のアルコール摂取により引き起こされる判断力の低下や問題行動と関係している。

　あなたはまず，自分の直観の構成部分を特定化しはじめる。飲酒，それもかなりの量を飲んでも自分や他人に対してトラブルを起こさなければ，アルコール依存者とは呼ばれないかもしれない。酔っ払っているように行動すれば隠れて飲酒しているのではないかと疑われるが，実は薬物使用か，精神的な病気など他の問題のせいかもしれない。アルコール依存者の家族は，酩酊状態を恥ずべきものと受けとめている。モラルの欠如と関係しているかもしれないと考えているからである。周囲をこわがらせ，自傷や他人に危害を加えたり，本来家族の健康や幸福のために使われるべき資源を浪費させているのかもしれない。これが，アルコール依存症についてのあなたの直観に関する構成部分のリストのはじまりで，ここからさらに自分の考えを追加していくことができる。

　構成部分のリストから，アルコール依存症とは何かについてどういう質問をしたらよいのかをリスト化する。アルコール依存者はどんなことをすると住民たちは思っているのか？　いつ，どこで？　当人以外にだれが関係しているか？　どんな飲み方で酔っ払っているのか？　彼らの行動に反対するのはだれか，その理由は何か？　「節度ある」飲酒がありえるとすれば，それはどのような飲み方なのか？　「許容できる」アルコール依存者，あるいは，「悪い」アルコール依存者がいるのか？　いるとして，その違いは何か？　こうして問いをリスト化し，直観の構成部分の1つひとつを詳しく検討していく。

問いをたてる作業をしながら，あなたは事例を収集しはじめるだろう。だれがアルコール依存者であるかをたずね，その人たちはどんな感じの人たちなのか特徴をあげてもらい，依存者であるとみている理由を話してもらう。また，飲酒をしていても依存者でない人はだれか，飲酒をしないのに問題を起こしているのはだれかについてもたずねる。こうしてあなたは，アルコール依存症についてさまざまな意見，見方があることに気づく。そして，とりあげられた人々を観察して，住民の語っていたことが観察で確認できるか，できないかを判断していく。

　事例を通して，自分の直観の構成部分をさらに絞り込み，直観自体を洗練させていく。例えば，酔っ払ってハメをはずしても祭礼の間であればアルコール依存者とはみなされないが，自宅や厳粛な儀式などそれ以外の時間や場所での酩酊行動にはその見方はされないということを発見したとしよう。また，危険な道具を使っての仕事，水泳，車の運転など飲酒により危険度が増す行動はアルコール依存症によるものとは考えられないが，喧嘩や妻を殴るなどの行為がともなえば依存症とみなされる。

　他に確かな証拠がなくても，妻を殴り喧嘩をする住民は過度の飲酒をしていると疑われていることに気づいたとしよう。また，一般の住民とは異なり，有力者である住民は酔っ払って騒々しい行動をしてもアルコール依存者とはみなされていない。女性は男性よりも飲酒量が多いと，依存者のラベルを張られる可能性が高い。おそらくこのコミュニティでは飲酒自体はその人の健康に特に危険だとは考えられていない。ある宗教集団の人たちは飲酒をしないと思われているが，統計的な裏打ちはない。

　このコミュニティでは警察の取り締まりにもかかわらず，アルコールの違法入手は簡単にできるとしよう。アルコール依存者とみなされていない人も，みなされている人と同様に違法と知りつつ購入している。ということは，多くの住民がアルコールを貴重なものと考えていると推測できるから，地域での消費量を減らすことはむずかしいかもしれない。アルコールを販売している人々やその家族，友人たちは，飲酒がコミュニティの深刻な問題であることを否定しがちである。

　コミュニティでのインタビューや観察に加えて，事例やその構成部分について理解を深めるための他の資源も活用できる。近くの大学図書館に行って，次

の事柄について文献や資料を読むことができるだろう．(1) この地域一帯におけるアルコールと関係する歴史，伝承，習慣について，(2) アルコール摂取に関する現地の法令について，(3) 一般的な場合とこの地域に限定したときの健康，病気，医療，アルコール摂取に関して，(4) 広告，映画，テレビ，ポピュラー音楽におけるアルコールの描かれ方について，である．

　こうして，あなたはアルコール依存症が何を意味するのかについて自分の直観を洗練していくことができる．この地域ではこの名称はある特定の種類の反社会的行動につけられるラベルであって，それにはアルコール摂取を現実に含む場合もあれば，そうでない場合もあることがわかったとしよう．あなたが有害と考えた行動の大半は，アルコール依存症とは定義されないのである．このラベルづけはジェンダーと社会階層のバイアスがかかわっていて，女性や貧しい住民はその対象にされやすい．そこであなたは，社会的態度，個人的な利得，アルコール依存症についての考えが密接に関係していることを，自分の直観に追加するであろう．この地域ではアルコールの販売方法もかなり巧妙になっており，以前に比べ若者の多くが過度の飲酒に走るようになっていた．

　このようにして，住民たちがアルコール依存症に対して苦情を述べるとき，彼らが何を意味していたかを当初に比べればはるかに詳しく正確に理解できる．そのために，住民の知識は非常に有効である．このコミュニティがこの問題に取り組むのを援助しようとするのであれば，住民たちがまだ理解していない飲酒がもたらす諸問題を説明するとよいだろう．あるいは，いかなる理由であれ住民間の暴力の問題が彼らの本当の関心事であるのなら，そのことに彼らの注意を集中させるように援助するとよいだろう．

　あなたも暴力の問題に本当に関心があれば，個人的背景や経験が飲酒や非飲酒とどのような関係にあるのか，酔っ払いの中でなぜある人たちだけが乱暴な行動をとるのか，この地域の文脈においてはどんな方法がアルコール依存症を防止するのに有効かなど，自分の直観を洗練し続けることができる．最終的に，この地域に優れてあてはまるだけでなく，同様の他の地域にも適用できる，既存の理論よりも有効な独自のアルコール依存症の理論を生成できるかもしれない．

リサーチ・プロブレムを絞り込む

健康に関する人類学的調査をする上でもっとも重要で，かつ，困難な作業は，リサーチ・プロブレム（研究すべき問題）を的確に絞り込むことである。何を知りたいと考えるかによって，調査地域における見方すべては影響を受ける。正しい問いをたてているかどうかという問題に対して，つねにオープンでいるよう努力しなくてはならない。正しい問いは，最終的に有用な答えをもたらすからである。この関連で，2点はっきりと決めなくてはならないことがある。(1)なぜ，この問題を選んだのか？　と(2)その問題への答えであることをどのように識別するのか？　である。

なぜ，この問題を選んだのか？

この問いは，研究を着想したときの最初の直観の主要な構成部分に対応し，それ自体複合的であって，少なくとも以下に述べる複雑な下位の問いをともなう。

1. この調査を行うにあたり倫理上の優先順位は何か？　道徳的な意味で何に一番気を配るのか？　大多数の住民の生活状態が快適となるように改善するのか？　病気の人の苦しみを除去するのか？　社会資源へのアクセスの不平等を是正するのか？　集団の自治と自尊心を改善することで人間の尊厳を強化するのか？　それ以外の他の価値のためか？　優先順位にはこれらすべての要素が含まれるとすれば，それらの間での対立も起こりうるが，その場合，どれが一番重要なのか？　調査者の価値観と研究対象となる人々の価値観との衝突は，達成しようとする目的をそこなわせるかもしれないが，彼らとうまく調和していけるか？
2. これらの優先順位と関係している，健康と社会的行動の理論あるいはモデルは何か？　いいかえると，調査者の価値観の方向に研究を進めるためには，行動や状況のどの側面について理解する必要があるのか？　それはなぜか？　例えば，人々の健康や健全な状態，彼らの文化的健康観

念，社会資源へのアクセス，あるいは，自尊心にもっとも影響を及ぼしているのは何か？　こうした領域の1つでもよいから，永続的な変化を確実に導くのはどのようなプロセスなのか？　本書の第9章と第10章で，私は<u>健康行動</u>と<u>コミュニティ・エンパワーメント</u>のモデルを提案する。これは，(a)平等と尊厳などの価値観，(b)健康，そして，(c)研究方法の具体的な関係についてのモデルである。

3. 問題の現実の表現形態を知るために選択した<u>この調査地についてすでにわかっている</u>ことは何か？　この場所の人々のニーズと優先順位は何か？　どのデータ源がもっとも正確で収集しやすいのか？　この地域についての自分の知識を前提にすると，調査すべき問題は適切な設定であるのか？　地域の住民たちは問題解決のための行動に参加することができるだろうか？

4. 倫理的優先順位に合致し，同時に，効果的な答えを導く最良の<u>研究方法</u>は何か？　研究対象の人々の尊厳と平等に寄与し，同時に，自分たちの生活の仕方に対して批判的に振り返るよう促すことのできる方法をみつけることができるか？　この研究プロセスを通して調査者と調査対象の人たちとの関係を強化することで，私たちの価値観を高めることができるか？　倫理的に高水準な研究法を用いることで，効果的にアプローチできる問題群があるのか，逆に，アプローチできない問題群があるのか？

答えであることをどのように識別するのか？

　これは一見単純な問いにみえるが，研究の出発点となった直観と密接に関係していなくてはならず，ここにあらゆる科学的研究の存在価値への鍵がある。この問題，つまり，答えの識別方法の検討が，研究プロジェクトの立案段階で注意深く検討されない例は頻繁にみられる。そのため，結果が得られても主要な研究問題の解決に役立たない単なる情報のかたまりとなる。第2章でみたバンチェン村の例を思い出してみよう。調査者たちは保健医療システムを強化することで村のニーズに応えようとした。彼女たちは，村人は何を問題と思っているのかを知り，そのニーズの充足に向けた介入策を検討す

ることで，この目的が達成できると考えた。当初，村の問題に関するアンケートへの答えが彼女たちのリサーチ・クエスチョン（研究上の問い）の答えを導くと考えていた。彼女たちは客観的事実を求めていたのであるが，それは自分たちと村人たちの関係，村人相互の関係とはほとんど関係ないものであった。要するに，

- 彼女たちは，村人（受動的，助けを必要としている，無知）と自分たち保健医療従事者（活動的，力量のある，専門家）の社会的距離を強調する方法を用いた。
- 実際の問題解決に向けてアンケート調査の結果をどのように利用するかを考えていなかった。
- アンケートの結果と当初の意図をつなぐ有効な理論もモデルももっていなかった。モデルがあれば，少なくとも次のことを明確にしようとしたであろう。(1)住民たちは問題をどのように受けとめ，また，変えていくことができるか，(2)問題の受けとめ方と，自分たちで対応策を取れるという力量感の関係，(3)村の保健医療システムや他の利害関係者（例えば，役人）は，村人の受けとめ方にどのような影響を与えているのか。

　問題に対する答えがどのようなものになるのかを調査者たちは慎重に考え，別の角度からアプローチすることにした。外部からの専門家としてではなく，村の生活の参加者となり，村人たちが生活を改善するための方策を自分たちで考えるように支援しはじめた。そして，村人たちが自力で変えることができると思える解決策を具体的に練り上げていけるように手助けした。その結果，村人の中に問題についての考え方の微妙な変化がみられ，最終的に「村人の健康状態を改善するために彼らとどのように協働できるのか？」という問いに対して極めて有用な答えとなったのである。
　調査でとりあげる問題が何であれ，その解決を目指すためには調査者は当初の目的に照らしてすべての結果の重要性をつねに吟味し，収集中のデータを解釈しながら別の結果を得ようとしたり，あるいは，新しい領域の探求に向けて研究プロジェクトを修正する用意が肝要である。場合によっては，最

初の問いが調査者の価値観とうまく合わなくて，問い自体が無効になることもある。この種の研究では多くの場合，初期の直観には誤りやあてずっぽうの方向性などが含まれているので，それに気がついたら修正を躊躇してはならない。<u>目的について確固たる明確さがあってはじめて，ある特定の観察結果が本当に答えにつながるものであるのかどうかが判断でき，そうでなければ必要な修正をすることができるのである。</u>

この点を今理解するのはむずかしいかもしれないが，次のステップ，問いの形成とデータの分析について述べていくので追々明らかになろう。

プロブレム・ステートメント（問題明瞭記述）

プロブレム・ステートメント（問題明瞭記述）は，地域についての抽象的知識によって最初から設定されることもある。例えば，糖尿病と心臓病の高い発生率を示すデータがあり，どのような文化的・環境的要因がこの特定の集団における高発生率に影響しているのかを知りたい場合とか，あるいは，多くの住民が伝統的な民間治療者を利用していることがわかったとき，なぜそうした行動がみられるのか，それが住民の健康全体に対してどのような効果をもたらしているのかを知ろうとすることもあろう。

一方，ときには，プロブレム・ステートメントは，地域社会での生活の様子についての日常的観察から自然に着想される。例えば，健康について住民たちと話していて，彼らが困っていると語ることに関して，最初何であるのかわからず，ほとんど知識がないとしよう。そして，他のいろいろな観察をしていく中で，この新しい問題を理解するためのプロブレム・ステートメントを明確化しはじめる。

私はカリフォルニア州アラメダ郡で低所得者居住地域における健康についての調査を実施したことがあるが，そのときに次のことに気がついた。第1に，10代の女性は同年齢の男性や年上の人たち一般と比べても楽しそうではなかった。第2に，彼女たちはセックスするように圧力を感じていると話すことが多かった。そこで私は調査項目のリストに，「セックスへの態度や行動が彼女たちのストレスとどのように関係しているのか，その結果は何か？」という問いを追加した。

最初のきっかけが抽象的な統計情報にせよ，地域社会での日常的経験にせよ，研究すべき問題の設定にはこれまで述べてきたすべての要素を盛り込んだ，系統だったプロブレム・ステートメントが有効である。すなわち，スタート時点におけるこの調査の目的（価値観，必要性の度合い，望まれる結果），問題に対する理論的な考え，調査の場所についての知識，答えを得るために活用できる調査方法が含まれる。

　セクシュアル・ハラスメントとストレスについての上記の例を続けると，この問題は以下のように体系だった組みたてができる。

- <u>意義と目的</u>：私は所得水準や出身背景にかかわらず，健康と健全な状態への機会は平等であるべきと考えている。人々の生活環境がこの機会を制限しているのであれば，この状況を変えるために貢献したい。私はまた，研究とは他の社会的活動と同様に人間の平等，自由，尊厳といった価値を支持するものであるから，研究対象とする人々と自分は対等であると考え，そのように振る舞う。彼らの文化，信仰，意見を，自分の場合と同価値であると考える。
- <u>結果</u>：私はこの地域社会の住民に，彼らの健康と安寧に影響を及ぼしている諸条件と，それらを改善するために彼らがとりうる行動についてよく理解してもらいたいと思っている。どんな種類のコミュニティであっても，そこの住民は自身の問題を理解し，その解決方法を考え出す能力を有している。
- <u>背景の知識</u>：これから調査しようとしている問題について，私の知識はごく限られている。青年期女性のストレスとその原因に関する自分のデータが正しいかどうかわからない。ただ，この地域の大人たちは若者たちに影響を及ぼしているストレスや，薬物使用，アルコール摂取，セックスなどの行動について心配している。私は，この地域と類似性をもつ低所得層地域社会のエスノグラフィーを数多く読んでいる。この中のいくつかは，低所得家族，男性，子ども，女性のストレス源について論じている。私は，住宅事情，雇用，移住，民族性に関してこの地域の最近の歴史を調べた。また，住民が参加する健康問題についての月例ミーティ

ングにも参加している。
- 理論とモデル：知識の理論として，私は自然主義的理論に従う。理論モデルとしては，5 ニーズ・モデル（第 9 章を参照）と希望の理論（第 10 章を参照）が有効と考えている。
- 方法：自然主義的理論としての知識とこの調査の意義に基づき，私は参与観察法と対面的なインフォーマルなインタビュー法を採用する。調査者が仲間として，調査期間中，観察内容を住民たちと自由に共有すれば最良の結果が得られると信じている。

直観ステートメント（直観明瞭記述）

厳密な知識は最初の直観を磨き上げることで可能となるから，調査の開始時点でこの直観をできるだけ明確にし，その記録をとっておくことが重要である。それにより，直観をどのように変えたか，その改善のためにどのデータを使用したかが，後で確かめられるからである。調査の初期段階で，直観ステートメント（直観明瞭記述）を行う。この記述内容は調査期間を通して保持し，定期的に振り返ってみる。新しく書き直すときはなぜそうしたのかをデータとの関係でわかるように記録しておく。直観ステートメントはどれであっても，以下にあげる問いへの答えを含む必要がある。

- 調査すべき問題に関して，これまでの観察や報告や関連する経験すべてからどのような示唆が得られるか？
- その問題を理解するには，どのような理論やモデルが有効か？
- 自分の直観で欠けているのはどんな知識か，不足知識はどのように探したらよいのか？

注意してほしいのは，調査の目的は自分の直観が正しいかどうかを「証明」することではないということである。目的は，研究問題とデータとをより密接に適合させることで直観の精度を上げ，それまで以上に豊かで，複雑で，実践的なものにしていくことである。

> **例** 直観ステートメントの作成方法：「アルコール依存症はこの地域では何を意味するのか？」
>
> 1. アルコール依存症という言葉は，通常どのような意味で使われるのか？　この言葉は，ワイン，ビール，ウイスキー，そして，コーラや果物ジュースとのカクテルを含め，ただ単にアルコール飲料をとっている人々をさすのではないようだ。地域の人々や家族から「問題」とみられる行動をとっている人たちに対して使われているようで，それは飲酒によって引き起こされる。
> 2. アルコール依存症に異なる種類があるとすれば，それらは何か？　飲み続ける人もいれば，しらふと酩酊が交互の人もいる。飲酒によってごくわずかな障害が生じる人もいれば，意識の喪失や重度の疾患になる人もいる。年齢や性別によって依存症の特徴は違ってくるかもしれない。男性と女性とで違うように，10代，若い成人，高齢者で違ってみられるであろう。
> 3. アルコール依存症ではどのような種類の問題行動が起きるのか？　通常は次のような種類に分けられる。(a)依存者は過度に感情的(悲しんだり，饒舌になったり，怒ったり)になり，その結果，ときには暴力を含めてまわりの人々に対して問題を引き起こす。(b)自分がするのを忘れると他の人に迷惑がかかる，重要なことを忘れる。(c)働くことができず，家族や地域社会にとって負担になり，恥になる。(d)愚かでマナーの悪い振る舞いのため，まわりの人々が困惑する。(e)アルコール飲料の購入や酔っ払ったときの無駄遣いで，お金を使いすぎる。(f)酔っ払ってしまい，偶然自分や他人を傷つけてしまう。
> 4. 飲酒行動のうちアルコール依存症ではないのは，どの種類か？　飲酒だけでは普通「アルコール依存症」とは呼ばれない。(a)儀式の一部であったり，パーティや記念式典のように通常飲酒が含まれたり，メンズ・クラブのようにある一定の場所であれば，どうか。(b)酒は飲んでも行動がとりたてて乱れないという意味で「酔っ払ってない」場合は，どうか。(c)例えば，病気の正体をつきとめるためにシャーマンがアルコールを飲むときのように社会的役割の一部であれば，どうか。(d)怪我や感情的トラウマなど，身体的・精神的苦痛を一時的に軽減するためだけであれば，どうか。(e)酔っ払っても習慣的ではなく，ごくたまにであれば，どうか。
> 5. アルコール依存症は他の人々にどのような影響を与えるのか，また，なぜ人々

は依存症に懸念をいだくのか。依存者と何らかの特別な関係にある人が，心配をするのかもしれない。家族であれば世間体が悪いし，危険でもあり，家族全体にとっての健康や精神的安定を阻害し，経済的なダメージを受けるかもしれない。近所の住民は，依存者が地域社会の困り者となり，乱暴な行動に不快な思いをさせられ，暴れられて被害を受ける危険を心配するであろう。
6. アルコール依存症の道徳的次元は何か？ 依存者本人あるいはその家族の堕落なのか，自然的あるいは超自然的なものか，精神的あるいは身体的な病気なのか？ 病気自体は道徳的には中立的かもしれないし，本人自身あるいは他のだれかの悪い習慣がもたらしたものかもしれない。
7. アルコール依存者やその家族に対しては，どのような行動が適切なのか？ 本人の特性（地位，役割，年齢，性別，飲酒行動）やその行動の説明によって，本人や家族は，人目を避けたり，専門家の治療を受けたり，無視されたり，罰せられたり，侮蔑されたり，特別な地位を与えられたりするであろう。
8. 問題を練り上げるのに，重要な社会的要因は他に何があるだろうか。(a)権力関係が重要な要因の1つであると考えてよさそうである。依存者AがBに対して上位であれば，BはAの行動に多くの関心を払うであろう。(b)飲酒一般，特にアルコール依存症の文化的説明も重要な役割となろう。なぜ，人々は飲酒をするのか？ アルコールは飲酒者にどのような影響を与えるのか？ 人によって上手な飲み方ができたり，できなかったりするのか，また，それはなぜか？ (c)外部者への態度も重要かもしれない。特に保健医療従事者，教師，政府の役人，宗教者など，意見が地域社会で重視される人々の態度である。(d)アルコールに関係した問題を治療するシャーマンのような専門家がいるかもしれないし，彼らは問題の本質，原因，治療法について独自の解釈世界をもっている。

　ここで例示した直観ステートメントについて，次の事項に注意してもらいたい。

1. <u>不完全</u>である。その地域のアルコール依存症の定義について知るべきすべてを説明しようとするものではない。スタートラインにたつためのものに過ぎない。

2. アルコール依存症についてすでに知っていることに基づいている。調査をはじめる前にみたり，聞いたりしたことがもとになっている。一連の未検証の仮定であって，調査によって検証し修正していくものである。
3. 直観には普遍的な公式もなければアウトラインもない。それまでの自分の知識をもとに重要と思われる事柄を，論理的な方法で系統だって記述する。
4. 何(事例やその構成部分)を観察したらよいのかの判断の助けとなる。例えば，アルコール依存症の中でも飲酒者の地位や権力が多様な事例を探す必要があるとしよう。この場合，飲酒者の親族や非親族の両方の人たちと話す必要がある。男性，女性，若者，高齢者の飲酒者について観察し質問をする。素人と専門家の両方にインタビューする(事例)。飲酒行動の何が問題なのか，その理由は何か，なぜ過度に飲酒する人としない人がいるのか，飲んでも「アルコール依存者」ではない人はだれかなど(構成部分)。
5. 徹底して実践的である。アルコール依存症について観察が可能で，質問ができる次元に焦点をおいている。この問題の現実的次元，つまり，人々の健全な状態に与えるインパクトを扱うのであって，アルコール依存症が本当に「病気」や「罪」かどうかという抽象的問題は避ける。
6. 問題についてデータを収集する中で，このステートメントに何度も立ち返り，次の2つの課題をこなしていく。1つは，理解が深まるにつれてこれを修正し精緻化する。もう1つは，まだ答えがみつからない問いを探し，そこから次の調査ステップに進む。

では，リサーチ・クエスチョンの絞込みの方法を説明しよう。

リサーチ・クエスチョンの絞込みの方法

人類学的調査においてはリサーチ・クエスチョンへの答えを求めていく作業は調査内容の位置づけを変えていくので，当初思い描いた結果の通りとな

ることはまずないと考えてよい。プラトンの発見を思い出してみよう。何かを正確に知るためには，一般的な方法でそれを知ることからはじめざるをえない。研究すべき問題の定式化は，最初にまず，状況の一般的知識からはじめる。この知識を<u>直観</u>と呼ぶのだが，これには不確かさや欠落部分が多々混在している。そして，プロブレム・ステートメントに注意を払い続けながら，次の2つの誘導原則の観点から，この記述内容が妥当であるかどうかをチェックしていく。(1)みえはじめてきた答えの有用性(第3章を参照)と，(2)明らかになりつつある結果，である。調査を進めていくと，問いによっては役立つ情報をもたらさないことに気づき，他の問いを考えなくてはならなくなる。これは頻繁に起きる傾向であり，当初望ましい結果と考えたものが不可能になったり，それとは別の結果のほうが現実にはそれ以上に望ましいものであったりする。

例 タイの調査対象者は，リサーチ・クエスチョンに関心を示さなかった

　私の友人が，さまざまな文化における老いの迎え方を研究していた。彼は特に人生後期に人々はどのような種類の社会関係をもつのか，そして，それが健康や幸福感に及ぼす影響に関心があった。東南アジアの文化について数多くの文献を読み，アメリカと好対照をなすのはタイだろうと直観した。タイ語を学び，現地へと旅立った。高齢のタイ人に暮らしぶりについてインタビューをしていったが，彼はどんどんイライラが増していった。高齢者の大部分には親しい友人や家族がいたが，彼のテーマである社会関係にはだれも関心を示さなかった。彼が執拗にたずねても，老人たちは話題を変えるだけであった。彼らが話したかったのは，死と死後についてであった。何週間かのインタビューで苦戦を続けた後，彼は突然思いついた。タイにおける老いを理解するのであれば，完全に誤った質問をしていたのである。高齢者の健康や幸福感は社会的相互作用の具体的内容ではなく，仏教への信仰の深さと精神的な安心感に深くかかわっていた。最終的に，彼は死の受けとめ方と対処方法に関してタイとアメリカとではどのような違いがあるのかに焦点をおくことにした。この情報を前面に出すことで，社会関係における重要な違いや精神的健康に社会関係が与える影響が明らかになった。

要するに，自分の価値観，理論傾向，研究方法，そして，答えを得ることの必要性を考慮に入れ，プロブレム・ステートメントが的確に記述できるようにベストを尽くすのである。ついで，問題についてすでにもっている知識を吟味し，「検討中の調査方法と調査フィールドの現実的事情を考慮すると，問題に対して有効な答えを見出すとすれば，まだ欠けているものは何か？」と考える。ここから，「すでに知られていることの中で簡単にアクセスできるのは何か？」と「簡単に入手できる情報のうち，明らかな食い違いは何か？」と問うことで，次のステップ，すなわち問題の明確化へと進む。

この段階で，理論やモデルがたいへん役立つ。<u>理論</u>とは，ある社会現象を説明するために多くの学者が使用する，完成度が高く優れて体系だった考えをさす。上記の例を引けば，私の友人は「離脱理論*1」と呼ばれる理論の応用に関心があった。この理論は簡単にいえば，高齢になるにつれて人は社会関係へのエネルギーも関心も失い，徐々に日常的なかかわり合いの世界から離脱していくというものである。

<u>モデル</u>とは，事柄の関連性に関して完成度も体系性も理論の水準には達していない段階のものである。例えば，ちょっとしたことで健康状態を改善できるのに住民たちが保健当局者に協力しないとすれば，<u>地元の関心モデル</u>が参考になろう。つまり，住民たちは他のことに関心をもっているので，協力してもらうにはまずそちらのほうに対応しなくてはならないということである。第3章で述べたように，理論やモデルはさまざまな事実関係を特定するので，潜在的に有効と思われる理論やモデルを自分のリサーチ・クエスチョンに応用することで，まだ欠けている事実が何であるのかをはっきりと理解できるようになる。同時に，すでに収集した事実を検討することで，どの理論が有効であるのか判断しはじめることができる。**図5.2**は，理論とデータのこの関係をダイアグラムにしたものである。

重要なことは，ここで述べている問いの設定プロセスをできるだけ徹底す

＊訳注1：社会老年学の初期における代表的理論。社会学者パーソンズ(Parsons)の機能主義理論に基づき，老年期には社会的関係から離脱することが個人にとっても社会にとっても望ましいとする。詳細はCumming & Henry(1961) *Growing Old: the process of disengagement* を参照。

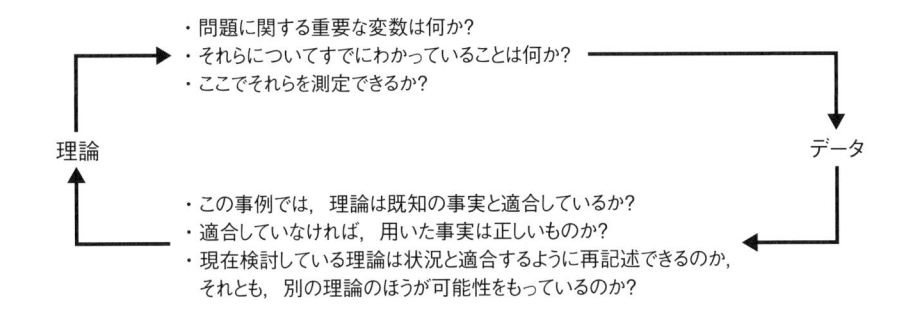

```
        ┌─────→ ・問題に関する重要な変数は何か？
        │       ・それらについてすでにわかっていることは何か？ ────┐
        │       ・ここでそれらを測定できるか？                    │
        │                                                        ↓
理論                                                            データ
        ↑
        │       ・この事例では，理論は既知の事実と適合しているか？
        │       ・適合していなければ，用いた事実は正しいものか？  ←─┘
        └────── ・現在検討している理論は状況と適合するように再記述できるのか，
                 それとも，別の理論のほうが可能性をもっているのか？
```

図 5.2　理論とデータの関係

ること，そして，入手可能な知識と整合し有効な解決策をもたらしてくれそうなモデルを幅広く，くまなく検討することである。そのためには，自分が関心をもっている行動領域に関係した多様な理論やモデルを学習しておくとよい。なぜなら，リサーチ・クエスチョンの設定の仕方を数多く考えられるし，問題の解決に寄与するかもしれない観察を多岐にわたってできるからである。バンチェン村の例でいえば，看護師たちは主に社会変化の「地元の関心モデル」で考えていた。これに加えて，彼女たちは次にあげる理論やモデルを検討できたであろう。

- <u>文化緊張</u>。社会問題は急激な技術革新の変化によって引き起こされ，そうなると慣習化された解決策は社会問題に対して機能しなくなるという考えである。
- <u>ニーズのヒエラルキー（第9章を参照）</u>。人間の問題に対する解決策は人間の基本的なニーズを満たさなくてはならないという考えである。
- <u>社会的期待への順応</u>。研究者に質問されたときに，そのことを考えたことがなく答えにも関心がなくても，その場で質問者が期待している答えをしようとする傾向である。

良い問いの諸特性

　目的をはっきりさせ，求めるべき事柄についてベストの直観を得て，そして，調査対象の人々について関連する理論や背景知識を身につけたとして，さて次に，有効な問いの設定へと導いてくれる原則は何であろうか。

　設定する問いが，リサーチ・プロブレムの解決に<u>役立つ答えをもたらすであろう</u>と信じるに足る理由をもたなくてはならない。得られる答えがその問題に関して気まぐれなものでも，いい加減なものでもないことに，それなりに自信をもっていなくてはならない。この自信とは，自然主義的アプローチにおける関連性，妥当性，信頼性のことである。だからこそ，問題の構成部分が何であるのかについて直観からはじめなくてはならないのである。

　すべてではないにしても良い問いとは，いくつかの<u>異なった種類のデータ</u>から答えが得られるものである。仮に1つの種類のデータが誤った方向を示していても，他のデータとの比較でそれに気づくことができる。例えば，「アルコール依存症」がどのような意味で理解されているかを知ろうとするとき，質問したり，行動を観察したり，日常会話に耳を傾けたり，文献やドラマを資料にしたり，といったいろいろな方法を駆使する。

　良い問いは，種々の制約があっても現実の調査状況で<u>研究可能なもの</u>である。「この地域の苦しみの主要な原因は何か？」といった問いには答えられないかもしれない。なぜなら，不幸の源が，私的な事情に深くかかわっていたり，非常に特異であったり，記述も説明もむずかしすぎたりするからである。関連の臨床テストをすることで，臨床的抑うつ状態について質問することはできるだろう。しかし，その場合，得られるデータが<u>自分の研究問題の答えに対して現実に意味がある</u>であろうと確信できなくてはならない。自分の関心が臨床的診断ではなく主観的な不幸感にあるのならば，臨床的データはそれ自体では助けにならないだろう。

　良い問いは，重要な情報を見逃すことのないよう，網羅性をかねそなえている。例えば，私の地域では10代の女性にとってセクシュアル・ハラスメントが主なストレス源ではないかと考えると，セクシュアル・ハラスメントだけについて質問するのではなく，他のストレス源やストレスを軽減するも

のについて，また，性的経験をストレスと感じさせる人や場所の特性，逆に，感じさせない人や場所の特性についてもたずねるであろう。

　良い問いは，研究問題の答えの相互の関連性を検討できる程度に絞られたものである。セクシュアル・ハラスメントとストレスの例でいえば，地域の人々が「ストレス」や「セクシュアル・ハラスメント」をどのような意味で理解しているのかできるだけ幅広く知ろうとするし，それが自分の直観と合致するかどうかを考える。

　良い問いは，直観に基づきつつも多様な比較検討に焦点をおく。直観から，ストレスと年齢と性別が重要な要因（ここでも，性的圧力が好例であるが）であるとすれば，年齢と性別が異なる，他の類似状況と比較するだろう。最初に，性的圧力で極端なストレスを感じている少女たちとそうではない少女たちを比較して，ほかにどのような要因が関係しているのかを知ろうとするだろう。次に，高齢女性や若い男性の間でのストレス源をみることで，彼らのストレス源と対処方法とを理解しようとする。

継続的プロセスとしての調査研究デザイン

　ここまでの説明で，研究すべき問題，すなわちリサーチ・プロブレムの設定と問いの形成が，研究プロセスの初期段階のステップであることが明らかになったであろう。しかし，これらのステップは研究が完了するまでは決して終わるものではない。研究すべき問題は全体についての直観に基づき，どのような問いをたてるべきか——構成部分の特定化——を示唆する，そしてそれによって，どの方法を採用し，だれと何を観察すべきか，すなわち，事例の比較が検討できるようになる。次の2つの章で実際のデータ収集のプロセスをとりあげるが，注意してほしいのは本書で述べてきた研究デザインのプロセスは研究プロセス全体を通して継続するということである。新たな観察や分析がなされていくにつれて，調査者は基本にある問題，その背景にある直観，当初の問いを絶えず修正し再設定していく。これは，いうまでもなく，人間の行う作業にとっては当然の方法なのである。

第5章 研究プロジェクトをデザインする

> ### 要　約
>
> 　人類学的研究プロジェクトを立案するステップは，単線的順序に従わない。調査者が何度も何度も立ち返り，明確化と説得力を増す方向で継続的に修正を加えていくプロセスである。このステップはつねに下記の事柄を含む。
>
> - 研究すべき問題を定義する。なぜこの問題を選んだのか，どのように調べるつもりなのかに関して自分の考えをはっきりさせておく必要がある。pp.85～87で示したように，この作業は，<u>プロブレム・ステートメント(問題明瞭記述)</u>と呼ぶ形式で実際に文章化する。
> - その問題についての自分の直観を明確にする。そのことについてすでに知っていることは何か，まだ知識がなく今後知るべき内容は何かについて，<u>直観ステートメント(直観明瞭記述)</u>と呼ぶ形式で文章化する。この作業は調査プロセスの初期段階で行い，調査の全プロセスにわたってその修正内容と修正理由を記録にとどめていく。
> - 自分の直観に合致する具体的表現事例を選択する。
> - 選択した事例のデータと直観とを比較し，細部の要素を特定化することで直観をさらに明確にする。
>
> 　優れた研究問題の基準と，問題を明らかにしていくために問うべき良い問いの基準を論じた。

第6章

フィールドの中と外での調査者

本章へのガイド

　この章では，人類学者とフィールドである地域の関係について詳しく考察する。保健人類学者が必ず学習すべき重要なスキルは，地域の人々の強い信頼と協力を確実にすることである。信頼も協力もなければ調査の価値も疑わしいし，調査結果を住民たちの生活改善に活用する能力にも疑問が生じる。

　<u>外部専門家</u>，<u>中立的観察者</u>といった伝統的な社会科学者の役割は自然主義的社会科学の実践においては必要でもないし，望ましくもないことをすでに論じてきた。むしろ，人類学者は調査フィールドであるコミュニティの中に入り，住民たちの日常的な付き合い方にしたがって自然に彼らを受け入れ，彼らによって受け入れられることを目指す。ここで問題となるのは，次のようなことである。

1. 自然主義的社会科学者が取り組む課題には，どのような種類があるのか？　また，そうした課題に取り組む上での行動のタイプとは何か？
2. 自然主義的社会科学にもっとも適した真実と公正の概念は何か？　また，そうした概念は調査者の行動とどのように関係するのか？
3. この調査プロセスは，(a)他の研究者たちや，(b)社会一般との関係で調査者にどのような影響を及ぼすのか？

参与観察

　第2章から第5章で自然主義的社会科学者が，現地の人々の日常的な生活様式の文脈にそってどのようにしてコミュニティを理解したらよいかを論じた。現地の状況から住民たちの行動を抽出し，<u>変数</u>として扱い，行動の抽象的モデルを検証するのは避けるべきであると指摘した。調査によって把握したいのは，健康，仕事，遊び，お金，宗教，学習，モラル，セックス，家族生活，芸術，歴史といった多様な事柄の相互関係なのである。私は学生たちに「<u>人類学は文脈の研究である</u>」ということがある。第3章で文脈がどのようにして意味づけに，そして，意味づけが行動に影響を与えるかを論じた。自然な状況で住民たちの行動を調査できれば，そうしたダイナミズムの理解が可能となる。これについては第11章で，<u>アクション人類学</u>の文脈で調査者の役割を再度考える。

　ここで，第3章で述べた<u>参与観察</u>のプロセスを再度紹介しよう。文脈に合った関係を保持するもっとも良い方法は，さまざまな事柄が住民たちの日常生活様式においてどのように関連し合っているのかを実際に（可能な限り直接）観察することである。調査は種々の現実的な条件下で進めざるをえないから参与観察を理想的な形で行うことは往々にしてむずかしいのだが，理想的にいえば調査者は以下のようにする。

- 調査対象の人々の中で，できるだけ彼らと同じ生活様式（住居，食事，衣服など）で数か月ないしは数年間暮らす。
- 自分の存在が不自然にならないように，住民の言語や習慣を身につけ実践する。
- 共同作業，娯楽，儀礼，祭典，集会など住民が集合的に行う活動に対等の立場で参加し，「ブラブラ」動きまわる。
- 習慣にしたがって，自分のもつ資源（食料，移動手段，技術，助言など）を地域と共有する。

こうした調査方法は，適切に行えれば，次のような大きな利点をもたらしてくれる。

1. 調査者は徐々に，地域の人々の好奇心やわずらわしさの対象でなくなる。そこでの自然な生活の流れに入ることができるので，観察の妥当性が高まる。
2. 住民たちが最初疑い深い目でみるのは自然なことだが，参与観察者と直接接していく中で警戒心はなくなっていく。信頼が増すと，本当のことを語ってくれるようになり，通常よそ者にはむろんのこと，近所の人たちにもいわないことも話してくれる（第4章の近藤さんの例を参照）。
3. フィールドである地域社会に昼夜一日中，毎週毎月，四季を通していることになるから，仕事，レジャー，儀礼，季節の活動など，通常の生活を構成している循環的変化の多くを観察する。また，誕生，成人式，結婚，定年退職，死などの重要な人生上の出来事を観察できる。
4. 住民のパーソナリティと彼ら相互の関係が詳しくわかってくると，調査の遂行を円滑にするため対立を避け，連帯を組むことができるようになる。
5. 保健の知識などのように調査者が地域の生活に寄与できる特別な知識をもっている場合，参与観察者は自分の知識を地域と共有し，活用する機会を工夫する。

倫理と価値

しかしながら，参与観察のメリットには代償が求められる。このタイプの調査を行う際の効果的な役割や態度の実践的な話題に進む前に，倫理的負担について述べておく必要がある。人々の生活に参加するのであるから，いくつかの理由から道徳的に注意を要する。第1に，調査者は住民たちよりも高学歴で社会的地位も高く，高所得であろう。これは力関係の不均衡をもたらし，知識，安全，機会の点で調査者を優位におくことになる。こうした状況

では往々にして，調査者は住民たちを利用したり，彼らのニーズに鈍感になったりする。

　調査者は生活の細部について話すよう住民にはたらきかけるが，自分自身の生活について同じように彼らに話すわけではない。これも力関係のギャップを引き起こす。調査者は住民たちの安心，プライバシー，尊厳を，居住している地域社会だけでなく社会一般においても守るよう多くの注意を払う必要がある。しかも，調査者はそこでの一時的滞在者である。時期が来れば立ち去るから，他の人々と違いそこで進行中の問題に対処しなくてもよい。自分が理解したことや，特に自分のとった行為の長期的な影響まで気にとめておくことは，困難ではあるが重要なことである。

　調査者は最終的に社会一般に対して，自分が調査した地域社会の姿を提示するが，それは住民にとっては利益になることもあれば不利益になることもある。したがって，自分の報告がどのように利用されうるかについて自覚的でなくてはならない。

　こうした理由により，たとえ法律や規則遵守の契約などがなくても，調査者は参与観察の倫理に関する厳格なルールを守ることが礼儀となる。最低限のルールは以下のようにまとめられる。

1. <u>自分についてのオープンさと正直さ。</u>調査者は調査対象の人々に対して自分のアイデンティティや調査の目的を隠さない。それだけでなく，自分が何者であり，なぜここに来たのか，だれがこの調査を援助しているのか，調査結果をその後どうするつもりでいるのかといった点について住民たちが確実に理解できるよう努力しなくてはならない。このことを制約できるのは第2のルール，守秘義務によってだけである。調査方法や研究目的の変更は，住民たちに説明しなくてはならない。調査者の能力や知識や資源に限界があることも，彼らに理解してもらうよう配慮が必要である。
2. <u>守秘義務。</u>調査者はつねに，プライベートに得られた情報はプライベートのままに，また，話してくれた住民の氏名やアイデンティティは可能な限り秘密にするよう行動しなくてはならない。唯一の例外は，参加者

によって情報の共有が明確に許可されている場合である。地域社会の公的な場所で起きたことについては，その地域社会の中では話さないほうがよい。話してもよいと判断できる場合は別としても，一般にはだれにどのような影響が生じるかわからないからである。このルールは，会話や観察のノートだけでなく，報告書，写真，地図，その他の記録類からのデータについても適用する。
3. 信仰，価値，感情の尊重。フィールドである地域社会に入り，住民の暮らしぶりや考え方について学ぶ機会を認められることは，たいへん恵まれたことであり名誉なことである。しかし，調査者と調査対象者の間に文化的，社会階層的違いが大きいほど，後者のすべてについて敬意を感じ，表現することは困難の度合いを増す。敬意の表明は極めて重要で，なぜなら，それにより彼らにどのようにかかわり，彼らが与えてくれる情報をどう扱うのかを最終的に決定する基本的態度を形成するからである。相手への尊敬は，良好な人間関係に不可欠の要素であり，その欠如は対立と苦しみをもたらす。だからといって，暴力，明らかな無責任，盗みといった住民たちも許容していない行動を，調査者だから許容しなくてはならないということではない。また，彼らがすることすべての知恵や正義に同意しなくてはならないということでもない。

他の調査スタイルへの倫理

　参与観察は，人類学者が地域社会を研究するときにつねに用いる調査方法の1つである。フィールドに長期間住み込んで人々の生活全体に積極的に関与するのは理想であっても，現実にはその通りにはできないものである。また，人類学者のフィールドも郊外住宅地域の居住者や工場労働者，診療所の患者，あるいは，可視性が低く決まった場所での観察が困難な専門家集団など多様化している。同時に複数の地域社会を研究するとか，面接者のチームを指導するとか，調査方法に質問票調査も含めてほしいといった要請を受けるかもしれない。こうした場合，どのような倫理的原則を適用すればよいのだろうか？　私は，これまで述べてきた基本的ルールはどのような方法論を

用いる人類学の調査にも適用されるべきだと考えている。

　こうした最低限のルールに加えて，調査者の直観は当該機関の倫理委員会などの公式な承認手続きを経る必要があろう。調査対象の人々の権利と安全を守るためである。手続きの詳細はそれぞれに異なる面もあるので，本書では深くはとりあげない。

容認できない行動を観察する

　他の人々が世界をどのようにみているのかを理解しようとする活動は，彼らの生活様式や思考様式への共感を導くものである。だが，ときには人類学者は自分にとっての正誤の考えとは大きくかけ離れた事柄を観察し，ショックを受けたり憤慨したりする。西洋の研究者は，中東の宗教的実践である女性の性器切除や，夫の火葬に未亡人を強制的に参加させるヒンドゥー教の慣習にはショックを受ける。新生児のへそに牛馬のフンなど不衛生なものを塗るなど，非常に危険な土着の施術は保健医療従事者をおどろかせる。薬物取引，詐欺，政治的汚職，窃盗など，フィールド調査者は重大な違法行為を目撃するかもしれない。

　観察した行動が論外なもので許容できないとき，調査者はどうすべきなのだろうか？

　中止するよう関係している人間たちを説得すべきか？　治安機関や現地の権力構造にはたらきかけるのか？　自分の気持ちを無視して許容してしまうのか？　荷造りして調査プロジェクトを放棄するか？　そうした出来事を非難する論文を発表するか？

　人類学者はこのジレンマを文化的相対主義の問題と呼ぶ。人類学者は，調査対象の集団が認めているすべての行動に対して道徳的に容認できるかどうかを判断すべきなのか，それとも，普遍的な道徳律を主張して，それへの違反は自然にそむく行為であると断定すべきなのか？　文化的相対主義の問題に対しては，広く受け入れられている解決法はない。

　私の見解になるが，道徳的判断を迫られる問題への対応は，観察した事実やそれに対して自分のとるであろう行動の結果を予想して，自分の良心に従うことである。とりうる行為は複数あるからそれらを比較検討し，自分の良

心にもっともよく合致するものを選ばなければならない。この判断プロセスにおいて，いくつかの可能性を考慮に入れる必要がある。

- <u>変化への抵抗</u>：長く実践してきた行動を変えてもらうのは，通常，極めて困難である。習慣行為の<u>是正努力</u>は多くの時間，資源，善意を費やしても，それでも最終的には何ももたらさないことがある（調査者への尊敬から表向きは要求に同意しても，影では問題となった習慣を続けることは珍しくはない）。
- <u>習慣の相互関連性</u>：習慣化された行動はほとんどすべて，習慣や信仰の統合システムの構成要素である。このシステムはその文化の全体をカバーし，各要素は緊密に関係づけられている。それにより，住民の重要なニーズが充足されている。したがって，その1つの要素を変えることは，思いもよらぬ不必要な結果を引き起こしかねない。例えば，女性の性器切除の風習は中東文化においては高齢者，特に高齢女性の権威の重要な表現方法であるから，その撤廃は権威を保健医療従事者と若い女性の側に移行させる結果となり，伝統的文化の全体構造を著しく弱体化させかねない。この風習に反対する際には，得られる結果がこのリスクに見合うものかどうかを熟慮しなくてはならない。
- <u>アイデンティティの喪失</u>：今日の世界では，世界規模での商取引やコミュニケーションの拡大により，また，国内資本や国際資本による人々や生活環境へのコントロールが強化されるにつれ，多くの地域で伝統や習慣が失われている。多くの場所で，若者は生まれ育った身近な地域の伝統よりも，支配的な産業力をもつ国々の文化やテクノロジーにさらされるようになっている。その結果，たくさんの困った問題が生じ，中でも民族的プライドの喪失，自分たちの過去を価値のないものとする見方，将来への混乱と目標の喪失があげられる。この傾向に対して抵抗する伝統地域も少なくなく，そこでは習慣やプライドの回復が試みられている。特定地域の習慣を問題としてとりあげる際には，これらの事実を考慮に入れなくてはならない。

役割をとる，うまく自分をはめ込む

　ここまで，すべての人類学的フィールドワークに適用される基本的な倫理水準についてみてきた。次に，フィールドで人間関係をどのようにとりもったらよいのか，少し詳しく論じていく。通常，調査対象の人々は人類学者のすることや考えていることについて，少なくとも最初はなじみがない。調査者に対して好奇心の目をむけ，信頼できる相手かどうか警戒し，面前でどう振る舞うか迷うかもしれない。彼らは，調査者が彼らとその生活を理解しようとするのと同じように，調査者についても知りたがる。自分たちから何を得ようとしているのか？　彼らをどう考えたらよいのか？　彼らはどの程度の値打ちをもっているのか？　彼らの友人はだれか？　彼らにどのような援助，支持，助言，友情を提供したらよいのか？　どのくらいの期間ここにいるのか？　ここでの調査は彼らにどのような影響をもたらすだろうか？

　フィールドの人々と信頼関係を築き，彼らが見知らぬ人間と接するときに感じる戸惑いを最小限にするために，調査者の行動は彼らの予想の範囲内で理解できるものでなくてはならない。彼らの基準からみて，「つつしみのある人間」か「身近にいても気にならない人間」と思われる程度に現地の価値観に沿ったものであり，そして，言動に一貫性があり，住民たちが少なくともある程度は予測できるものでなくてはならない。いいかえると，調査者はできるだけ早い段階で，住民たちに受け入れられ，一定の敬意を受けられる役割が何であるのかを学ぶべきである。

　これはごく簡単にできるときもあれば，そうでないときもある。調査者自身あるいは調査依頼機関が当該の地域社会と長期間に及ぶ友好な関係をもっていれば，これから行う新調査プロジェクトの概要やその実施予定を住民たちに説明し，彼らのコメントや提案を聞くだけで十分かもしれない。極端な対照例としては，地域社会において深刻な対立抗争，外部者との不幸な関係の歴史，調査助成機関への不信があれば，あるいは，調査の目的が強い感情的反応を引き起こす場合には，役割の選択プロセスは複雑でむずかしくなるだろう。まずはじめに，利点と欠点の両面から多様な種類の役割について説

明し，ついで，特に困難な調査状況への対処方法についてとりあげることにしよう。

身なり，発言，振る舞い

　調査の目的からすれば，フィールドの普通の人々とできるだけ同じような身なり，発言，振る舞いがベストである。社会階層や民族的背景，専門的職業，宗教，あるいは，平均的住民とは違った暮らし方を示す衣服類は，調査者と地域社会との社会的距離を拡大させるので，避けるべきである。これは一般論としてだけでなく，特に調査者が職業上の公式なユニフォームを着用するときにあてはまる。住民たちは調査者が彼らの習慣に従おうと努力していれば，名誉に感じ調査者を身近に感じるものである。何らかの理由で現地の衣服を着用できなければ，最低限，住民たちに下品で不適切で愚かにみられない身なりをすべきである。熱帯の南アメリカでは短パンやサンダルは快適ではあるが，私は自分と同年齢の男性と同じように長ズボンと靴を履いた。

　同様に，現地の言語をある程度のレベルで話せないと，人類学的調査を成功させるのは非常にむずかしい。調査者が同じ言語の方言を話せれば，発音はともかく少なくとも語彙を増やせる（ただ，言葉によっては危険な二重の意味があったり，頻繁に耳にしている言葉でも失礼な意味であったりするので注意が必要である）。

　いうまでもなく，同じことが振る舞いについてもあてはまる。起立・着席のタイミング，挨拶や別れの仕方，感謝や敬意の表し方，土産の種類や渡すタイミング，あるいは，住民をいらだたせ，おどろかせる行動は何かなど，早い時期からこうしたルールを学ぶようベストを尽くすべきである。また，住民の習慣が自分の規範に反しているときでもショックや不快感をあらわすのは避けなくてはならない。できるところまででよいが，飲食や寝起きを彼らと同じようにし，遊びや余暇などにも参加する。

役割の例

　こうした一般的なルールの範囲内で，フィールドにおける自己呈示にはたくさんの方法が可能である。住民たちに認められる明確な役割は何であろうか？　行政の役人，労働者，治療者，芸人，牧師，教師，主婦，商店主，農夫など，さまざまな役割がある。調査内容からして，住民たちがもっとも受け入れやすい調査者の役割は何であろうか？

学生または学者の役割

　人類学的調査者がフィールドでとれる最良の役割は，通常，学生または学者の役割である。僻地の住民は例外かもしれないが，ほとんどの人々にとってこの役割はなじみ深い。科学的研究のために情報収集することの意味はごく一般的にせよ理解されている。学者は情報収集について十分な訓練を受けており，おおむね信頼できる人間であると思われている。この役割の利点は，以下にまとめられる。

1. これは自分の提示の仕方としては一番正直な方法である。結局のところ，調査者は住民たちの文化や地域社会を学ぶ学生であり，専門的研究者であることが多い。
2. (例外がなくはないが)学者は一般に受け入れられ，尊敬され，信頼される。
3. 学者の仕事には観察や学習が含まれるから，いろいろなことに参加し，観察し，質問をするのは住民たちには十分理解できることである。反面，外部者に知られると困る現地の習慣に関しては，住民たちは調査者が参加や質問をしないように工夫している。
4. 地域社会の対立に対して一方に加担することもしなければ，特定派閥と結託する理由のない外部者として，住民によっては調査者を信頼し，通常であれば近隣者にも伝えない情報を提供してくれることもある。
5. 学者という外部者身分のおかげで，住民は調査者との関係で一定の感情的な距離を維持しやすい。つまり，後に調査者との距離が近くなっていっ

たとしても，対立や失望が生じるのを避けるよう調整できるからである。ただ，この距離感は，調査者はすべての感情を抑制すべきであるとする実証主義科学における誇張された<u>感情的客観性</u>とは異なる。
6. とりわけ学者として調査対象の地域社会に対して謙虚さ，忍耐，敬意をあらわすのが自然である。調査者のこうした態度は，より良いラポールの形成につながる。人間の本性といってもよいが，自分たちの考え方や知識，技術に関心を示し，それらを学ぼうとする人に教えるのは喜びである。

学者役割の欠点は，利点と表裏になるが，高い社会的地位，中立的外部者としてのイメージによるもので，以下にまとめられる。

1. 住民によっては，学者の高い地位や高等学歴に敏感に反応し，恥ずかしいと感じている生活面を隠そうとするかもしれない。特に，自分たちの貧困や無教育を示すと思っている事柄に関しては，その傾向が強いであろう。そのため，いつもと違って調査者のいるところでは礼儀正しく振る舞う。
2. 同様に，学者役割には危険な要素がある。調査者は地域の有力者たちと同一視されることである。地域社会でも社会的地位の高い人たちと低い人たちの間にはたいてい長年にわたる意思疎通の障壁が存在するから，これは深刻な問題となりやすい。この同一視が強くなると，調査者は事実の理解がむずかしくなり，自由な観察がしにくくなる。ここまでの2つの問題(1と2)は，謙虚さが調査者役割においてなぜ非常に重要であるのかを雄弁に物語っている。
3. 文化によっては，贈り物や儀式で学者への敬意を払う習慣がある。これはモラルハザードをまねきかねない。自分の生活が苦しくても，住民は調査者をもてなそうとしてかなりの無理をすることになるからである。調査者は彼らの習慣を尊重すること，そして，研究者としての自分の専門領域では決まりとして正当な支払いをせずにものを受け取れないことを，住民たちに対して注意深く説明する必要がある。

友人の役割

　人類学的フィールドワークを進めるうちに，地域社会の一部の人たち，特にキー・インフォーマントと親しい関係になるのは極めて自然なことである（第7章を参照）。友情とは，身近なところで一緒に生活し働いている人間の間で育まれる普遍的な人間のきずなである。私たちはお互いの考え，ニーズ，スキル，感情を認め合い，尊重しようと努める。これが自然である状況においては，私はそれを避けようとするのは誤りであると考えている。しかし，一定の状況下では，友情は人類学的調査に深刻な障害となるので，その場合について十分考慮する必要がある。

　友人役割の利点は歴然としている。友人とは信頼の厚い人間であり，幅広い話題について安心して話すことができ，他の人には語らない自分の生活やパーソナリティについても明かす相手である。それ以上に，一緒にいて楽しい相手であり，忙しいときでも一緒の時間を捻出するのを負担に感じない。この関係が調査にもたらす意義は非常に大きいが，重要な欠点が2つある。

　まず最初に，友情は相互の責務をともない，ときには相当に重い責務となる。私がだれかの友人として行動すると，助けを求めて私を頼りにしてもよい間柄であることを伝えることになる。援助の程度や種類は文化によって異なるが，友人はお金を貸したりあげたり，個人的な所有物（自動車，自転車，馬，コンピューター，道具，食料，電話，家庭菜園の収穫，など）を分かち合ったり，いい合いのときには味方をし，娯楽やレジャーを一緒にし，仕事を手伝い，昼夜いつでも呼ばれれば出かけるつもりでいるといったことが，多くの文化では期待される。それが習慣であれば，守らなければ友情の終わりを意味する。

　第2に，「敵の友は敵」という格言を考えてみよう。調査地の中で深刻な対立やコミュニケーションの障害があると，ある人や集団に対して友人の役割をとることは，他方の信頼の喪失を意味するかもしれない。

　例えば，ある人類学者がスコットランドの農村部で土地相続を研究しようとした。彼女は近くの住民や友人たちがお互い同士どのような振る舞い方をしているのか，つまり，夕食にまねいたり，贈り物を持参したりといった行

動を観察した。彼女はこの役割を，村のどの家族に対してもとりはじめた。数か月後彼女は，所有土地面積と取得方法についてインタビューした村人の大部分が，彼女にうその情報を伝えていたことに気づいた。スコットランドのこの地方ではこうしたことは近所には明かさないのが習慣であることがわかったのだ。どの家族も彼女が近所の他の家族の友人であるとわかったので，彼女は調査に必要な情報を収集できず，最終的に調査を放棄せざるをえなかった。

　一般に調査者は，友情はゆっくりと，自然に発展するようにし，地域内での多様な派閥や集団力学がわかるまでは親友を作るのは控えたほうがよい。これが，友人関係を支配するルールである。味方を選んだり，相互責務関係に深くコミットしなくても，一般的な方法で親しくしたり，できる手助けをすることは可能である。

　恋人の役割は友人の特別なカテゴリーと考えられる。友人の場合と同様の利点もいくつかあるが，大きな欠点も覚悟すべきであろう。この点については，補足説明は不要であろう。

指導者，教師，専門家の役割

　人類学者は調査地域の平均的な人々に比べれば，高学歴であり社会的地位も高い。調査者の年齢，性別，肩書きにもよるが，両者の地位の差がごくわずかな場合もあれば，かなり開いていることもある。どちらであっても，住民が調査者に対してときには指導や援助を求めることは珍しいことではない。こうしたとき，指導者，教師，専門家の役割をとらないようにするのは非常にむずかしい。人類学者は自分が調査している人々を落胆させたくないし，また，尊敬されたり感謝されるのは快感である。

　保健医療従事者は，伝統的社会では高く尊敬されている職業でもあるので，指導者の役割をとることは二重の意味で魅力的に感じる。そうした役割を実践するように訓練されているし，保健領域で非専門職と一緒に活動することは通常の行動の一部になるからである。肩書き，ユニフォーム，機器類，職場環境，保健医療従事者の給与から，住民の目にはごく自然に指導者とみなされる。

参与観察者と指導者の役割を結びつけるアクション人類学の特別なケースについては，第11章で論じる。ここまでの議論から明らかなように，通常のエスノグラフィックな調査では，この役割をとるべきでないと警告してもおどろかないであろう。仮にそうせざるをえないとしても，できるだけ腰を低くしたほうがよい。住民たちに自分らの知識や能力を理解し認識してもらい，問題解決とそのための指導力を自分たちの力で発揮できるように段取りをするのが，最良の戦略である。外部者であればこれはむずかしくはない。しかし，例えば保健医療従事者や教師としてすでに知られた存在になっている場合には，調査者として有効な役割を作り出すためには，その前に<u>住民がリーダーシップをとれるように</u>時間をかけて理解してもらう必要があるだろう。

　指導者・教師の役割の利点は2つある。1つは，問題解決に成功すれば，地域のある部分の人々からの感謝と賞賛を得られる（しかし，他の人々とは疎遠になるかもしれないが）。もう1つは，認知された指導者という強い地位のおかげで，自由に人に会え，行きたいところに行け，普通では入手できない情報を得られる（しかし，逆に他の情報源へのアクセスはできないかもしれないが）。

　その反面，この役割には数多くの欠点がまとわりついている。指導者としての役割を受け入れれば入れるほど，調査者に対する住民たちの期待は大きくなるだろう。その役割で首尾よくいかなければ（その可能性は想像以上に大きいのだが），地域社会での尊敬，地位，好意を失うであろう。また，地域内に派閥抗争や意見対立があれば（ほとんどの場合，あるものだが），指導者はいずれかの側に加担するよう圧力にさらされる。指導者をとり込むことで，双方が，リーダーシップの要件である威厳や権力を自分たちの主張の正当性のために利用しようとするからである。当然であるが，支持の表明は，重要な情報や接触の機会を封じることになるから，科学者としての調査者の有効性をそこないかねない。

　先に，効果的な自然主義的調査における謙虚さの重要性と学習者の役割を強調した。指導的役割をとりつつ謙虚であることは不可能ではないが，フィールドの他の人々にとっては，指導者と学習者を同等にみるのはさらに困難で

ある。指導者には敬意を表し，自分を印象づけようとし，指導者が知りたがっていることを自分は知っていると思い込みやすいものである。

競争心は，よくみられる人間の特性である。どの地域社会であっても，他の人々への影響力を誇示する人間はいるし，自分こそが指導者であると夢想する人間もいる。この種の人間は，実際に影響力のある人間に対しては批判し妨害したがる。

高等教育を受けた外部者という役割をうまく扱う実践的な助言を次にあげる。

1. <u>地位や権力のシンボルとの連想は避ける。</u>ユニフォームの着用，技術機器類の所持，高級な移動手段・住居・食料・宝飾品・衣服の使用，技術用語や概念の使用，そして，教師や指導者としての振る舞いや話しぶりには注意する。
2. <u>権力者との親しいつきあいは避ける。</u>政治家，高位聖職者，高級官僚，地元有名人，裕福な資産家などに注意する。
3. <u>リーダーシップを提供し，その実践能力を他の人々にアピールする機会を創出する。</u>人々が調査者にこうした機会を与えようとするときは，自分ではなく住民にその機会をまわす。その地域ですでに名声を博している人たちには特に細かい配慮をする。
4. <u>自分の無知をさらけ出し，援助を求めるのを恐れない。</u>そうすることで，他の人々の自尊心を支える。

カルチャー・ショック：
不可避だが，高度に貴重な経験

私はタイの看護大学で講義をしたことがあるが，学期の終わりに学生と教員が協同して，食事と飲み物と音楽とで大きなパーティを開いてくれた。私は自分の席に静かに座って演奏を楽しもうとしていた。はじまって間もなく

であったが，学生たちの思惑は違っていることがわかった。私はみんなの前で歌わなくてはならないことになっていた。すでに，西洋の曲なら何百曲でも演奏できるオーケストラをよんでいて，歌唱力をみせるには申し分のない状況になっていた。65歳になるまで，会場いっぱいの人々の前で壇上に上がり，歌を歌うことなど自分の人生では一度もなかった。私は凍りついてしまった。しかし，逃げ出す方法もなく，バンドの知っている曲をわからず，結局最後には，アメイジング・グレースをアカペラで歌う羽目になった。もちろん，顔からは汗が流れ，声は震えていた。

　この私の経験は，程度は軽いほうだがカルチャー・ショックであった。指導的立場にあるタイ人はどんな行事が行われていても積極的な役割をとることに慣れている。そうしないことは，考えられないのである。この経験から，私は2つのことを考えた。次に訪問するときには，十分に歌の練習をしておこうということ。もう1つは，尊敬と社会的地位の考えはタイとアメリカでは大きく異なっているということである。アメリカでは，芸術の表現力や訓練を受けた専門領域での実績に基づいて一定の評価が与えられるのに対して，タイでは高い社会的地位にある人々は，どのような能力をもっているかだけでなく，その地位ゆえに尊敬されている。だから，自分の専門的な訓練が何であるかにかかわらず，あらゆる種類の活動においてリーダーシップをとるのである。また，そうであるから，いろいろな状況で求められるスキルをマスターしようとするのである。

　見知らぬ地域における観察者の役割について考えるにはカルチャー・ショックへの言及が不可欠である。これは，フィールドワークで予期せぬ出来事や混乱させられる出来事に積極的に関与していくときに生じるさまざまな感情に関係する。カルチャー・ショックは，どんな人類学者でも，そして，研究者の長い経歴の中で何度も経験している。たいていは非常に不快であるが，極めて貴重な経験でもある。いろいろなことを一度に学習できる機会となるからである。人類学的調査をする際にはカルチャー・ショックの経験を予想しておくべきである。これを避ける方法は実際のところない。重要な点は次の2点である。

　1つは，調査している文化の前提やルールをまだ詳しく理解していないか

ら，文化的な誤りを犯したり，状況の予測に失敗することに注意すること。

もう1つは，カルチャー・ショックを経験したときには，そこに含まれている重要な教訓を探すことである。なぜ自分はどぎまぎしたのか，なぜ出来事を予想できなかったのか，自分の想定と自分の周りの人々の想定とがどのように，なぜ，異なったのかを自問する。

フィールドでの滞在時間が限られているとき

　自然主義的人類学調査を行おうとしても理想的な条件を整えることは，現実にはむずかしいかもしれない。自分の職場や家族は調査中のフィールドから遠く離れていたり，同時に複数の地域社会を研究するよう要請されていたり，調査プロジェクトの準備，実施，分析をわずか数か月間でやりとげなくてはならないかもしれない。調査の責任者はほとんどフィールドにおらず，実際に調査を担当する1人か2人の助手にただ指示を出すだけかもしれない。

　こうした場合，調査者はここで提示した理想的な役割を可能な限り繰り返すことである。フィールド内に住み込んでの調査ができないときの一般的な助言を以下にまとめる。

1. <u>データ収集の前に調査対象地域を知る方法をみつける。</u>どういう理由であれフィールド内に生活できないとはいえ，そこになじむためにできることがある。実際に訪問し，場の物理的な面を観察する。さまざまに異なる，多様な住民をインタビューする。当該地域や人々の歴史について図書館で文献調査をする。人口・健康・経済状況・環境・土地利用の公的記録類も非常に役立つ。
2. <u>できるだけ多くの情報源を活用する。</u>地域社会に暮らし，働いている人々を観察したり会話したりするとき，対象を指導者(教師，政治家・地元有力者，役人，保健医療従事者，聖職者，大地主)に限定しない。高齢者や若者，子どもたちとも話す。職業の違う人々や民族背景の違う人々とも話す。季節移動の労働者がいれば，彼らとも話す。多様な人々

から聞いた内容を，行政や診療所の記録などのデータ源と照らし合わせる。地域内にいくつかの組織や団体が存在すれば，それぞれについてその設立目的と活動内容を把握する。

3. <u>ここで説明した参与観察の原則に従って調査助手を事前に訓練する。</u>助手を雇うにせよ学生を使用するにせよ，こうした原則に従って十分訓練する前に調査のフィールドに行かせてはならない。教科書をただ読んだだけでは不十分で，観察の実習が必要である。

4. <u>キー・インフォーマントを最大限活用する。</u>キー・インフォーマントとなる人々に関しての説明は次章で行う。フィールドに居住しない調査者も地域の中で数名のキー・インフォーマントと親しい関係を形成し，彼らとの緊密な接触を維持する。これは調査の初期段階では非常に重要で，問題を特定化し，必要な修正ができる。ときにはキー・インフォーマントとして住民の数名を確保し謝礼を払うのが賢明な場合もある。ただ，そうした人の選抜には相当な慎重さが求められる（第7章を参照）。

5. <u>データの収集と分析を同時に行う。</u>自然主義的方法の強みは，新しい情報が1つ加わるごとに研究すべき問題が明確になり，意味のある深い問いがたてられる点にある。非居住調査者は，本当の参与観察者のように，問題への深まりつつある理解を確かめていけるよう，継続してデータ収集を調整していく。

6. <u>地域社会での自分自身と調査助手の評判や受け入れられ具合に細心の注意を払う。</u>あまり多くの時間をかけるわけにはいかないが，自分と助手の評判がよくなる方法をみつける。地域社会でのボランティア活動，社会的イベントへの参加，住民と一緒の遊びやレジャーへの参加，教会や寺院の行事への出席，地域内での買い物など，こうしたことはすべて有効である。

7. <u>協力を強いるために自分の地位や権威を利用しないよう注意する。</u>教育者あるいは保健医療サービスの提供者として，自分の地位や権威を利用するだけで，簡単に住民の協力を確保できることに魅力を感じるかもしれない。これは調査者が犯しやすい非常に深刻な誤りの1つである。本当の信頼や受容がないのに協力したとしても，それで得られる情報の価

値は疑わしいだろう。また，時間の経過につれ搾取されているという感情が強まると，協力の度合いは急激に低下する。その結果，地域社会の一部からのはたらきかけにより，協力を控え，極端な場合には調査プロジェクトをあからさまに妨害するような圧力が行使されるかもしれない。
8. 調査後も地域社会との関係を活き活きと保つ。ラポールを形成しデータ収集が終わると，将来同じ地域社会で調査をする上で，非常に効率的な立場にたてる。その地域との関係を活発に維持することで，実施した調査に関係して新しい事柄がわかったり，調査の完成度を高められる。この1つの好例が，自分が理解した問題に関してコンサルタントとして地域社会にサービスを提供することである（そういう希望があった場合）。

以上述べた方法は慎重な準備，深い思考，持続的努力，そして，何よりも時間を必要とするものであることは私も熟知している。残念ながら，優れた人類学の調査を要領よく，短時間に行う方法はない。

地域社会を超えた調査者

学者はその定義からして，学者集団の構成員である。物理学，文学，音楽，生物学，看護学，あるいは，人類学など専門分野が何であれ，自分の仕事は同じ技法を習得し同じ書物を読んだ人間たちによってもっとも適切に評価されるべきである。単独で研究している人であっても同領域の他の研究者たちに自分の研究課題に関心をもってもらおうとして，論文を執筆したり学会で発表したりする。専門分野での成功は他の専門職からの賞賛で決まる。

だからといって，社会科学者は自分の調査結果が研究した地域社会に及ぼしかねないインパクトに無関心でいるわけではない。この点に関する研究者の道徳的義務を論じた書籍は数多い。しかし，学者は相互の評価に強く依存するので，私たち社会科学者は自分の調査結果の学問的利用にかなりの重きをおく傾向にある。他にどのような価値があっても，同僚たちの関心を引きつけ，自分のキャリアを上昇させることにつながる講義や出版可能な報告書

の作成をめざす。授業で活用できる教材を作ろうとする。だが，調査結果はフィールドとなった地域社会のその後に実際に影響を及ぼすことが多いので，私たちは無自覚のうちに道徳的あやまちを犯す危険がある。

　自分の活動は社会に寄与するものであり，私たちの個人的な目標が少なくとも他の人々に害を及ぼすことはなく，実際に人々を支援することになると信じるのは人間の本性である。だから，自分の仕事の有益な面に目を向けようとしがちで，逆の面については無自覚のままでいる。

　例えば，応用生物学の研究者は有効な新薬の開発を喜ぶ。自分の仕事が人類に疑問の余地なき恩恵をもたらすと感じるからである。だから，その発明が非常にまれな病気にしか役立たないこと，非常に高価で貧しい人々には行き届かないこと，開発に投下された費用を安全な水や食料など基本的な必要物が欠乏している人々のために使えば膨大な人々の命が救われたであろうこと……こうしたことをいわれると，実際にはそのような失礼なことをいう人間などいないだろうが，開発にあたった研究者は侮辱されたと感じるであろう。

　同様に，社会科学者も自分の技術や精力を傾けた仕事について同じプライドを感じている。生徒の学力テストの高得点が学校の条件よりも家庭環境と密接に関係していることを研究者集団に示す場合などである。これにより保護者をより良い教育へと導き，家庭での子どもの学習を支援するようになると期待する。その一方で，公立学校への補助額の増加に反対する人たちを後押しすることになるかもしれない。

　人類学者だからといって，自分の研究結果を専門領域の研究者に対して提示すること以上の重きを，フィールドであった地域社会のその後の状況におくべきであると主張するには無理があると，私自身も考えている。こうした要求をすれば，人類学を学び実践する人はいなくなるだろう。しかしながら，私はいくつかの理由から，研究者は自分の仕事の価値を両方の人々に対してバランスよく配分すべきだと考えている。第1に，調査目的である地域に入ること自体がその地域に何がしかの貢献をしようとするコミットメントになっている。これは常識に類することで，日常生活上の倫理である。第2に，調査者は教育歴，地位，外部機関や学者とのつながりによって，地域住民に

はない知識や影響力をもっている。こうした資源を活用できる状況で活用しないということは，私見では，自己本位のあらわれである。研究者はこの点について考えるべきであり，調査した地域社会の外で自分の得た知見をそこに資する方法で活用する可能性を検討すべきである。第3には，地域社会に役立つ可能性を重視すれば，長期的には，調査者との間の信頼関係が醸成されていく。そうすれば同じフィールドで将来調査しやすくなるだろうし，他の研究者の調査を結果として支援することになろう。

調査対象地域へのこの責任の果たし方は，以下のように考えられる。

1. 自分の調査結果を当該地域の人々と共有する。コメントしてもらい，活用してもらう(その際，特定派閥や利益団体に利益が偏ることのないように注意する。調査結果が乱用される可能性があれば，このステップはとらない)。
2. 調査報告書を執筆するときに，だれが，どのような目的で，その情報を利用しうるかを考える。地域社会への影響が想定される場合には，それが最少となるように配慮する。このステップは，実証主義的社会科学の立場とは相容れないが，自然主義的理論としての知識と調和するものである。フィールドの住民も当然報告書を目にすることを忘れてはならない。彼らはどのような反応を示すだろうか？　仮に反応が否定的であれば(正確に予測するのはむずかしいので)，調査結果がもたらすプラスとマイナスの可能性を判断しなくてはならない。
3. 当該地域社会が外部集団によって搾取される可能性が現実的にあるかどうかを考える。それに対抗するために自分の知識をどのように用いることができるだろうか？
4. 調査した地域社会やそれと類似した地域の改善を目的とする組織団体に参加するか，自分で設立する。自分の知識やスキルをそうした取り組みに役立てる。

要　約

　第11章でアクション人類学について論じる際に，調査フィールドの中と外での調査者の役割に再度戻ることになる。本章の主要な点を以下にまとめる。

- 自然主義的調査者の目的は，自然な生活場面における行動と相互の関係を理解することである。
- そのようなものとして，目的はできるだけ邪魔することなく，そうした場面や関係に参加し観察することである。
- これをもっとも自然に行うには，できるだけ早い段階でどの行動が地域の住民にとって理解でき受容できるものかどうかを把握し，データ収集においてもっとも効果的な方法でそれを活用することである。
- 地域の住民として行動することは，住民たちの間における通常の期待と感情からなる関係に参加することを意味し，また，調査者がそれを真剣に受けとめているという期待を住民の間に生じさせる。調査者の社会的地位や自由にできる資源が平均的住民の場合よりも際だって大きいときには，その責務をできるだけ守るべきである。
- 実証主義が理想とする厳格な客観性とはかけ離れるが，これらの考えは自然主義的理論としての知識と高度に整合する。

第7章

データを収集する

```
───── 本章へのガイド ─────
```

　この章では，私が長年にわたって学生を指導する中で有効だった考え方や助言を伝えながら，これからフィールド調査に臨む人たちが人類学的データの収集と分析の方法を理解することを目的とする。

　このテーマに関してはすでに多くの書物が出版されており，その大部分は自然主義的調査方法に適したたくさんの助言を提示している。また，人類学的フィールドワーカーはそれぞれに個性があり，習得した調査スキルをもち，好みとする調査の仕方があるものである。唯一，最良の方法があるわけではない。調査者はだれであっても，経験を通じて自分にもっとも適した方法を発見していく必要がある。

　第5章で，調査のデザインとリサーチ・プロブレム（研究すべき問題）を適切に選定する重要性を論じた。ここでは，問題として設定した問いに答えるために必要となる知識を特定化していくプロセスについて，さらに考察を続ける。

　注意してほしいのは，データ収集のプロセスの進行につれて問題のとらえ方は発展し，深まり，変わっていくということである。観察を当初の直観に無理に合致させようとしてはならない。むしろ，自分の直観がデータで支持されるかどうかをチェックし続け，データからみると当初の理解では有効な結論が得られそうもないとわかれば，データの示唆する方向に柔軟に修正していく。また，データ収集が終わるまで待つのではなく，リサーチ・プロブレム，アプローチ，直観，調査のデザインに疑問が生じたら，そのときに対応していくようにする。

　データ収集プロセスには，以下の項目が含まれる。

- 予定している研究の歴史的，地理的，経済的，政治的文脈についての背景調査をする。これにより，観察内容の解釈がしやすくなり，それらが相互にどのような関係にあるか，また，それを変更するにはどのようなはたらきかけが必要かを判断しやすくなる。
- 地形，建築物，資源などフィールドである地域社会の物理的特性と，年齢，性別，人種と文化，職業，そして，身体的・精神的健康状態など住民集団について調べる。
- 地域社会における社会組織と住民たちの役割を調べる。それにより，権力関係，友人関係，協力，競い合い，対立などの関係の実態や，調査している問題についてだれが個人的に関心をもっているのか，それはどのような関心であるのかを把握しやすくなる。

　本章では，この他に，観察を行う状況や場面の選び方，インタビュー対象者の選定方法，質問の仕方や自由面接法についても説明する。また，データの記録方法もとりあげる。

　そして，次の重要な点を論じる。すなわち，インタビューとは被面接者の心の中にすでに存在している事実や意見や信仰を聞き出すのではないということである。そうではなく，インタビューは，それぞれの参加者が，そのとき，その場所で，その相手たちとの間で意味のある語りを生み出す創造的なプロセスである。そして，語りに中に固定された真実を探すのではなく，入手できるすべてのデータを用いて，なぜある人が特定の語りを構築したのかを理解することが調査者の仕事となる。

調査を計画する

　人類学的プロジェクトに着手するには，リサーチ・プロブレムを提案し背景調査を行わなくてはならない。

リサーチ・プロブレム

　いうまでもないが，人類学的調査を計画するもっとも重要なステップはリサーチ・プロブレムを選定し練り上げることである。第3～5章で，問題の選定プロセスは調査者（や調査法の教員）が思っているよりも複雑でむずかしいことを示した。多くの調査プロジェクトが失敗するのは，問題が十分練り上げられていなかったり，採用された調査方法が答えを得るには不適切だったりするからである。

　ここではその議論は繰り返さないが，調査地域についての知識とリサーチ・プロブレムのしっくり感は通常一緒に発展することに留意しておこう。なぜなら，両者は，完結することのない継続中のプロセスの部分だからである。問題の選定は，家を購入するような1回だけの大決断ではなく，直観を練り上げ，発展させていくプロセスである。

　人類学者はまれに，調査の場所や問題を指定され，背景知識をほとんどもたずにフィールドワークを開始しなくてはならないことがある。その場合，背景知識の調査とデータ収集が同時にはじまる。ただ，こうしたことはめったにないので，実際にフィールドでの調査の前に，調査地域についてその背景をできるだけ調べておくとよい。こうしたはじめ方はそれほど不自然ではなく，例えば化学者や生物学者は研究助成に応募する前に，研究する予定の特定のテーマについてかなり調べている。ただ，自然主義的調査は対象とする地域社会を独自のパターンとして理解しようとするのであり，人間の社会や，あるいは調査対象の人々の国民文化，社会階層，職業，民族背景について知るだけでは十分ではない。これが，人類学的調査を十分に行うには長期間かかるという基本特性のゆえんである。

背景調査

　集中したフィールドワークをはじめる前に，調査対象地域についてたくさんの有益な事柄を学ぶことができる。フィールドの訪問，居住者や以前の居住者へのインタビュー，その地域を担当する行政関係者へのインタビュー，公的記録類の検討は，どれも非常に役にたつ。調査で収集できるデータは場

所によって当然変わってくるが，背景調査に関して一般的なトピックとしては以下があげられる。

■ 当該地域の歴史と文化

　地域社会は突然，今の形になったわけではない。どの集団も地域も独自の歴史をもっており，現在のそこでの人々の生活のダイナミズムを理解しようとするのであれば，調査者は彼らの歴史を理解しなくてはならない。人々の行動様式は，ある程度は，自分たちや地域社会や物事の流れといったことについての基本的な考え方から形成される。なぜある家族は貧しいのに一目おかれているのか？　はっきりした理由がないのに，なぜある集団と他の集団の関係は修復不能なまでに敵対的なのか？　現地の生活習慣の中で特に重視されるものと軽視されるものとを分かつのは何か？　この地域での有力な職業は何か，その理由は？　過去数年間でもっとも重大な社会変化は何であったか，また，それにより住民の生活はどのような影響を受けたのか？

例 **隣接する居住地域：異なった歴史，異なった問題**

　私が以前調査した地域では，2つの低所得者居住地域が交通量の多い大きな通り（仮にヒルストリートと呼ぼう）をはさんで隣り合っていた。だいたい同じ規模で，両方とも何年も前からここにあった。ヒルストリートの東側地域では，道路区画ごとに結束の強い組織があり，共同の活動や政治的立場で1つにまとまっていた。この地域は治安もよく保たれており，道路はきれいに維持されていた。住民にも訪問者にも，評判の良い地域であった。

　対照的に，ヒルストリートの西側地域は地域内の組織が数の上でも結束の点でも脆弱で，多くの社会問題をかかえていた。市当局は西側地域に多数の小規模賃貸住宅の建設を認可していたが，住民の転入転出の移動は激しく定住者は少なかった。薬物使用や犯罪をめぐる深刻な問題が起きていた。

　この不可解とも思える違いは，どう説明したらよいのだろうか？　この地域の歴史を調べると，東地区は約1世紀前に単一の強い労働組合のメンバーの居住からはじまったことがすぐにわかった。安定した収入があり，自分たちの仕事を誇りに感じ，お互い同士強い連帯感で結ばれた人々であった。住民たちは，

この地域にアパート群を建設しようとする市当局と長年にわたり戦ってきた。地域内の状態について住民たちも目を配り，トラブルが発生すると警察によるパトロールの強化を要求した。住民たちは相互に，自宅周辺の雰囲気を良好な状態に保持する責任を共有していた。

　ヒルストリートの西側地域はずっと遅れて，鉄道の駅を中心に開発され，近くの都市への通勤者が多かった。所得水準は東地域の住民とほぼ同じであったが，仕事内容は異なり不安定な傾向が強かった。西側地域は当初から住民の移動は激しく，近隣同士のつながりも希薄であった。

　現在では，こうした歴史的詳細を覚えている住民はほとんどいない。東側地域の労働組合は消えてすでに久しく，どちらの地域の住民も似通った仕事に就いている。ただ，東側地域の特徴であった地域へのプライドと連帯感は今も残っている。住宅，公園，街路樹，きれいな道路といった物理的，道徳的景観や，地域に誇りを感じ自発的に関心をもつ協力的な住民の中に，その伝統は埋め込まれている。忘れられていた歴史がわかれば，東側地域と西側地域の違いはより深く，明確に理解できるようになる。

■物理的な地域社会と居住人口

　物理的な特性や居住人口を調べることで，地域社会について多くを学ぶことができる。住宅，水道，道路，公共建築物，商業地，学校，教会や寺院，遊び場と公園，森や林，野原，交通網，医療機関，その他調査と関連するかもしれない箇所といった物理的特性を地図にまとめる。健康に関する研究をするのであれば，疾患，衛生問題，他の健康阻害要因を地図にするとよいだろう。通常，地方自治体は年齢，性別，世帯構成，職業，土地所有などに関する住民情報をまとめている。その地域の犯罪や事故の記録は警察署に行けばわかる。

　地域内をブラブラと観察するだけでも，建物の状態，近隣地区の違い，住民の年齢傾向や貧富の状態，民族的背景（食事，衣服，言語），地元の産業，動物，人気のある製品や商店，交通手段，屋外での娯楽などについて情報が得られる。また，粗暴な破壊行為の跡，窓の鉄柵や玄関のカギ，落書き，酔っ払い，路上たむろ者，ごみ，空きビル・空き家は——あるいは，これらがみ

られない場合もあろうが——地域社会を理解する重要な素材となる。

■**社会組織**
　地域社会の社会組織とは，人々がお互い同士を関連づける系統だった方法と相互作用のガイドラインとして用いるカテゴリーや考えをさす。社会組織の広いカテゴリーは，親族関係，居住パターン，社会的地位，年齢と性別の分布，自発的団体，社会的ネットワーク，徒党や派閥，民族的・宗教的集団，社会階層関係，そして，リーダーシップである。
　ほとんどの地域社会においてこれらは一体となって，巨大にして複合的な関係性やルールの世界を作り上げているのであり，その全体をくまなく調べるには何か月も要する。しかし，正式にフィールド調査をはじめる前に，社会組織の一般的特性を知っておくのは有効である。事前に次の問いを用意しておくと，非常に役にたつ。

1. 当該地域における現実の（公的でなくても）リーダーシップ構造は何か？　集団的決定はだれが下すのか，また，何についての場合か？　オピニオン・リーダーはだれか，彼らは何を重視しているか？　どの行動についてだれの承認が必要か？　だれがどの資源をコントロールしているか？
2. 家族や世帯の構成はどうなっているか？
3. 自発的団体や協力ネットワークは何か？　どんな人々がそれらには参加しているのか？　彼らの地域社会での役割は何か？　彼らが気にしている事柄や重視している考えは何か？
4. どのような民族的，宗教的分離が地域の中にあるのか？　それらの関係はどのようなものか？

　このように用意した問いに対する答えをもとに，調査者はさまざまな情報を得るにはどこに行けばよいのか，自分の調査プロジェクトを受け入れてもらうには地域のだれにアプローチすべきか（また，そのためにはだれを避けるべきか），そして，その地域の健康問題が何であるのかについて，計画をたてはじめることになる。

観察する，ノートをつける

　参与観察という表現からもうかがえるように，人類学的フィールドワークは現地の生活に参加しつつ体系だってそこを観察することで構成される。「観察」にはむろん必要に応じて，話を聞いたり質問をしたり，映像・ビデオ・録音による記録なども含まれる。また，後の分析用に測定値や資料の標本をもって帰るときもある。

　第11章で地域社会のある状態を実際に変えることを調査目的の1つとするアクション人類学という調査スタイルについて論じるが，ここでは観察による通常のデータ収集について述べる。この場合，以下の4点が主たる目的である。

- リサーチ・プロブレムとの関連で，文化的行動，文脈，意味づけの代表例を幅広く記録する。
- 住民の日常的行動が観察によってゆがめられないように細心の注意を払う。
- 見たり，聞いたりした内容を正確に記録する。
- 観察者と地域住民とのラポールを維持する。

観察の一般的原則

　第6章で，観察をできるだけ無理なく正確に行うために人類学者がとりうる役割について述べた。いうまでもなく，どの地域においても生活の公的側面は観察しやすいもので，特に援助者役割の場合はそうである。しかし，行動や場面がプライベートになればなるほど，上記の4つの目的は相互に対立しやすくなる。個人的な場面を観察しようとすれば，ラポールの形成や保持が困難になったり，自然さをゆめる可能性は高くなる。その場で正確な記録をとろうとすれば，そこにいる人たちは気にしてしまい，ぎこちなくなり，ラポールに支障が起きるかもしれない。結局，目的の優先度でバランスをと

るのだが，解決法があるわけではない。自分の社会的なスキル，経験，判断を総合して対応するのが通例だが，若干，一般的なルールをあげることはできる。

1. 自分の参加のレベルとスタイルを慎重に選択する。培ってきた社会的スキルを活用して，個々の状況を「読み」，参加の度合いを決める。少し退いたところで静かにしているのが，まずはベストである。しかし，チームでのスポーツ，ダンス，農作業や建設作業などみなで行うレクリエーションや集団活動は，直接参加の観察状況の典型例であり，参加しないと逆に誤ったメッセージを送ることになりかねない。同じことが，質問についてもいえる。いつ，どんな質問が受け入れられるのかを，自分の社会経験をもとに判断する。
2. カルチャーショックやとまどいを予想する。調査地の地域社会には自分は新参者であるから，何が適切であるのかすべてわかっているとは住民たちも思っていない。バツの悪い間違いもするであろう。集会に行く時間を間違えるとか，服装を間違えるとか，贈り物を持参し忘れたり，ふさわしくないものを持参するなどは，よくあることである。同様に，間違った人に間違ったことをいったり，身振りで誤解をまねいたり，深刻な場面で笑ってしまったり，おかしな場面で笑わなかったりといったことも，カルチャーショックの一部である（第6章を参照）。
3. ラポールと信頼関係を確立するために十分な時間をかける。正式に観察調査をはじめる前から，また特に，住民のプライベートな場面での観察をはじめる以前から，この作業に努力を傾注する。この点の見落としは，エスノグラフィックな調査を計画するときに頻発する。第2～6章で，文化の理解において感情と意味づけがいかに重要であるかを強調した。地域住民の感情や意味づけのプロセスを理解できるようになるには，自分の役割が住民たちの目からみてできるだけ自然なものにならなくてはならない。このための事前調査には，数週間から数か月の時間が必要となるかもしれない。
4. 人々のいるところでデータを記録するのは最低限にとどめる。ただ，デー

タ記録(例えば,保健医療サービス,助言,教育など)が,そのとき自分が関与している活動の自然な一部の場合は例外である。フィールドノートへの記述はできるだけ人目のないところでおこなう。映像や録音記録の許可をもらっていれば自然な感じで記録するように努め,すべての参加者から許可がない限り行わない。

観察すべき状況と行動

　第5章で,どのような問いをたてるべきかいう問題を論じた。意識して観察すべき状況は,これによって実質的に絞られてくるであろう。この点についてスタートする良い方法は,「どんな対照例を自分は理解したいのか？」を問うことである。

　例えば,高齢者に関心があれば,学校の活動や子どもの試合をみる時間は重要でもなければ,必要でもないだろう。仮に,高齢の祖父母が孫たちの学校での様子に強い懸念をもっているとしよう。この場合には,本当にそうかどうか,何を彼らは心配しているのか,何かできることがあるのかどうかを明らかにするために,彼らの心配の元凶を実際に探そうとするかもしれない。

　一方,一見関係のなさそうな状況をたくさん観察することでみえてくる,幅広い文化パターンを理解するのも非常に重要である。

> 例 **アメリカと日本：受動性への多様な文化的態度**
>
> 　日本とアメリカでは,リラックスすることに対して大きく異なった態度がみられる。この違いは,2つの文化における健康行動を理解する上でとても重要である。その文化的意味を認識するためには,まずさまざまな関連状況を観察しなくてはならない。
>
> ・アメリカ人は病気のとき,あるいは,ちょっとした体調不良であっても,日常生活で通常行っている身体的活動ができなくなるのではないかという不安をいだきやすい。「怠けている」とか「弱い」状態であることは,自分にとって受け入れがたいので過剰なまでに気にするであろう。対照的に,日

本人は深刻な病気でなければ自然に受けとめ，おとなしくしていて世話をしてもらおうとこの状況を積極的に受け入れがちである。
- アメリカ人は何時間も同じところに座っていなくてはならない場合，退屈になっていらいらしがちである。旅客機内では客室乗務員は飲み物や食事の提供，映画の上映，そして，退屈した乗客の気を紛らわすために冗談をいい，忙しく働いている。日本では，航空機でも列車でも長時間の旅では乗客の大半は，何もしなくてもよい状況を快適に感じて眠ろうとする。
- アメリカでは自分の赤ちゃんが他の赤ちゃんよりも活発に動いたり，周囲に関心を示したり，遊んだり，話そうとすれば，親は喜ぶ。実際，赤ちゃんを笑わせようとし，喜ばせようとして親は時間をかけてあれこれはたらきかける。日本人の親は静かでおとなしい赤ちゃんが望ましいと感じるので，赤ちゃんに対してはアメリカの親と同じ程度の時間をかけるのだが，なだめたり落ち着かせるようにはたらきかける。
- アメリカの芸術作品の多くは聴衆や観衆の感情を喚起させようとする。芸術，建築物，文学，あるいは，演劇の優れた作品は「ダイナミック」とか「エキサイティング」と形容されるのが通例である。日本の場合は（むろん，すべてではないが）多くの芸術作品は逆のアプローチをとり，穏やかな調和やバランスの感情を生み出そうとする。

これらからわかるように，フィールドワーク中の人類学者はできるだけ幅広く観察し，その内容を記録しようとする。どんな状況からも文化的情報を読みとろうとするのは，彼らの日常的な習慣といってもよいだろう。人類学者はフィールドワークにおいて少しずつ，ごく自然に，そこの住民たちの生活のパターンに合った<u>ものの見方</u>を身につけていく。私は新しい場所に行けばいつでも，変わったところは何かを観察したり，その理由を考えたりする癖がついている。これは，<u>人類学的視線（まなざし）</u>と呼べるかもしれない。

例 ハバナの街頭場面は社会的連帯を示唆する

アメリカ主導の禁輸措置により，2002年，キューバは私が知っているどの社会とも著しくかけ離れた社会であった。ハバナのにぎやかな通りを人類学的視線でもって歩いていると，深い意味をもつものに気がつく。例えば，大部分

の店は看板がなく，何の商売をしているのかわからない。広告もないし，入り口に店の名前すらない。しかし，客はどの大都市でもみられるように，自然に店に入ってきては出て行く。買い物客はここではみなどの店で何を売っているのかを知っているということは，私にはおどろきだった。そこから，次のようないくつかの仮説を考えるにいたった。

1. 売り手と買い手の関係は，大雑把にいって，大規模商業地域の場合と比べて，より親密であるに違いない。とすれば，公平な商取引が促進されるだろう。
2. 販売される製品の種類や品質は他国に比べはるかに限られているに違いないが，これはハバナの商業的孤立状況と合致している。
3. 製品の広告とマーケティングの費用はここでは非常に少ないに違いない。したがって，製造者と小売店の取り分はその分多くなるだろう。
4. 通りの商店の様子を熟知しているとすれば，顧客の大半はその近隣に居住しているに違いない。他国の状況と比べると，買い物に要する交通費ははるかに少なくてすむだろう。実際，みたところこのあたりには駐車スペースがほとんどない。
5. だれもがこの近隣地域をよく知っているので，知り合いに出会う可能性は他の場所よりもずっと大きいに違いない。観察では，路上で挨拶をしている人たちを数多く目にした。私のような完全なよそ者に対しても，すぐに目で会釈する人々が多かった。
6. こうした親近感は犯罪の減少に大きな効果があるに違いない。実際，ハバナは深刻な貧困にもかかわらず，暴力犯罪はほとんど皆無である。

私は他にもたくさんのこうしたことに気づいた。商店が窓際におくテレビはたいていスポーツ番組を流していた。まわりには人垣（ときには大勢で騒がしいこともあった）ができており，次のことが考えられた。(a)キューバではテレビはまだ家庭には普及していない，(b)キューバの人々はスポーツが好きである，(c)キューバでは人々相互に信頼感があるので，よく知らない人の集まりであっても気持ちよくいられる。この解釈は（部分的だが）ハバナの中心街でヒッチハイクをする若い女性が見受けられることからも確認できた。アメリカ

| 合衆国ではそうした光景はまずみられない。

　要するに，自分の直観の重要な側面について，対照的な状況を観察することである。第5章で，理論的理解を深められるよう対照例に絞って問いをたてることの重要性を論じた。若い女性のストレス源としての性的圧力の例で，この問題をより深く理解するにはストレスのレベル，性別，年齢などに関して多様な場合を検討する必要性を示唆した。あるいは，飲酒問題を研究しようとするのであれば，飲酒の状況とそうでない状況とを観察するだろうし，飲酒癖のある人々の家族の生活や余暇のすごし方，仕事について，また，類似した年齢，性別，職業で，飲酒をしていない人たちと比較するだろう。

自然な状況でのデータ収集につとめる

　面接者の存在が自然な状況を邪魔しなければ，それだけゆがみも少なくなる。調査者は自分の存在が状況にどのようなインパクトを与えているのかを経験と社会的スキルから判断し，自分の行動を必要に応じて調整していかなくてはならない。いろいろな人々がいる公共場面では，ただ黙ってみているよりも，そこでの自然な活動に参加する方が違和感を少なくする。個人的なプライベートな場面になると，2つの点に注意するとよい。1つは，観察をはじめる前に対象となる人々と信頼関係を築くように十分な時間をかけること。もう1つは，静かに自然な形でその場面に入ることである。相手にみられたり，気づかれたりすることなく観察ができる場合もなくはないが，もし気づかれれば反発をまねくこともあるので特に注意が必要である。

　ともかく，中立であることと，調査の徹底，ラポール，正確な記録という複数の目標の間でバランスをとらなくてはならない。多少の不自然さをもたらすとしても，観察を一切やめるよりも，データ収集を行うことが重要なときもある。調査者の参加によってグループ活動がぎこちなくなり，その結果として演技などが台無しになったとしても，こうしたことがきっかけで住民たちに受け入れてもらえるかもしれない。こうしたことは，調査者各自の判断による。

ラポールの形成

ラポール形成についてはすでに第6章である程度論じているので，ここでは，慎重さを要する微妙な状況の観察に先立って，ラポールの形成のために十分な時間をかける重要性を強調しておきたい。表裏の話になるが，信頼されていない調査者が強引な観察をすればラポールを損ない，ひどい場合には日常的な活動への参加ですらその後に拒否されるかもしれない。

記録をつける

優れたエスノグラファーは，記録のつけ方や，その際の正確さと能率性と便利さのバランスのとり方について，自分独自の方法をもっている。以下は，私と私の学生たちにとって役立ったものである。

録音や映像記録のとり方

録音や映像記録はもっとも正確な記録を提供するが，深刻な欠点が2つある。1つは，過剰に意識させるため人々の行動にゆがみをもたらし，ラポールを傷つける可能性がある。もう1つは，一方向の時間の流れのために分析に非常に多くの時間がかかることである。デジタル化によるコーディングも選択可能だが，私の経験では自分の目でフィールドノートをみるのが一番効率がよい。

録音は逐語化できるが，この作業は本当に長時間を必要とする(少なくみても，1時間の録音の逐語化には2時間はかかる)。録音(テープまたはデジタル)は次の点で有効である。(a)フィールドノートに記入した内容を明確化できるバックアップの資料として，(b)極めて複雑で，しかも進行の早い活動はノートどりでは重要な詳細部分までとらえきれないので，そうしたときの記録の手段として，そして，(c)公的な儀式のように録音しても気づかれない出来事の記録方法として，である。

ノートをつける

　私の経験では，さまざまな観察を記録する方法としてもっとも効率的なのは省略形や短縮形ですばやくノートをとる方法である。ただ，これには条件があって，その日のうちにノートを見直し，記憶が新鮮なうちに漏れているディテール部分を補う必要がある。この作業のために，（この後すぐに詳述するが）コメントの追加や，ディテールの追加用にノートに十分な空欄をとっておくと便利である。

　ノートを上手につけるポイントは，1つには，文脈を注意深く含めることである。ノートに記入するときは，いつでも必ず次の項目は必要である。

・記録した日時や曜日，観察した出来事の日時
・出来事の場所
・その場にいた人たちの名前
・観察した活動の目的

　こうした基礎情報に，天気，参加者のムード，当該活動に先行した出来事など文脈を形作る他の情報を加えるとよい。文脈に関係する情報を含める理由は主に2つで，さまざまな時間，場所，参加者の間での類似性と差異性の分析に着手できるためと，後に調査者が出来事の全体を思い出しやすく，全体の雰囲気をとらえやすく，ノートに記入していないディテールを思い出しやすいからである。

分析的ディテールを追加する

　第8章で再びとりあげるが，人類学においてはデータの収集と分析は相互に絡み合っている。分析はデータ収集の初日からはじまる。第5章で説明した，全体についての直観，構成部分の特定化，事例の比較の3つからなるサイクルを思い起こしてほしい。これは，新たなデータが追加されるたびに立ち返る継続的なプロセスである。観察内容が事例と考えられるのであれば，新たな構成部分の明確化（つまり，新たな問いの追加）や，全体についての直

観の洗練(新しい関係性の認識)につながるかもしれない。
　観察内容の解釈にあたり，人類学者は次の問いをたててみる。

1. これは，なぜこのような形で起きたのか？
2. これは，研究中の問題についての自分の直観とどのように関係しているのか？
3. 構成要素のうち，まだ理解できていないのは何か？　不足している知識を埋めるには，どこを見ればよいのか？　どのような質問をしたらよいのか？
4. この材料は，すでに行った観察内容とどのような関係にあるのか？　類似性と差異性は？　つまり，どのようなパターンがありそうなのか？

　調査者は観察内容をノートにつけながら，こうした疑問をあげ続けるとともに，手元にあるノートの内容と研究中の問題とを関連づけながら，仮説的な答え，あるいは，ひらめきを追加していく。
　分析的アイデアを記入しやすく，また，みやすいノートのとり方は，ノートの右側ページに観察内容を記録し，左側ページをブランクにしておき後でコメントを記入する方法である。

インタビューをする

　インタビューは人類学的データにおいては2番目に重要なデータ源である。現地の人々の生活ドラマに登場する多様な演技者の知識，意見，経験，感情，考えを知るために用いる方法である。最初の調査デザインのときにはじまり，調査プロセス全体を通して調査者は以下の点について考え続ける。

・だれをインタビューするのか
・どのような状況で
・何のトピックについて

- どのようなインタビュー形式を用いて
- どのようなデータ記録方法により
- どのような作戦で対象者を集めるのか

これらの決定は当然関連し合っている。リサーチ・プロブレムとリサーチ・クエスチョン（研究上の問い）についての自分の考えをもとに判断することになるが，具体的には，自分は今どのような情報を必要としているのか，それを提供できるのはだれか，どのような形と状況においてか，などに関して検討する。しかも，こうした決断は参与観察中にその場で下すことが珍しくない。フィールドワーク中に有効な知識や情報をもっていると思われる人がいればそこで話を聞くわけで，インタビューの好機である。実際，もっとも良いデータはこうした状況で収集されることが多いものである。直接的観察と同様に，入手できる情報のゆがみはできるだけ少なくなるようにし，良いラポールとなるよう努力し，多様な知識や見解を収集し，網羅的で正確な記録をつける。

データ収集のゆがみを最少にする

面接者がデータ（「インタビューを通して真実を知る」で後述）に及ぼす影響を最少にするには，落ち着いて中断の心配がなく話せるように，実際のインタビューの進め方とその場所が協力してくれる住民の通常の生活場面に近くなるような工夫が求められる。可能であれば，相手の住居がよいが，落ち着ける場所と時間を選んでもらうのも有効な方法である。挨拶の仕方，贈与慣習，場を和ませる会話，終了後の立ち去り方などそこでの習慣を尊重し違和感のない雰囲気となるようにする。（衣服，宝飾品，特別な器具類，職務記章など）面接者と協力者の社会的地位の差を際立たせるシンボルの類は避ける。

インタビューのプロセス自体が，くつろいだ，信頼できる態度を促すものであればよい。インタビューには，目的に応じて高度に構成された質問票からその場での自由な会話の形式まで，多くのスタイルがある。

構成的インタビュー，自由回答式インタビュー

　（例えば，回答が「はい」「いいえ」「わからない」の3択とか，「5段階のうちもっとも近いものを選ぶ」という場合のように）短い回答を求める絞った質問でのインタビューは，一般に構成的と呼ばれ，協力者に自分の言葉で答えてもらう自由回答式とは対照的である。自然主義的理論としての知識に立ち返ると，人類学的インタビューの目的は，少なくとも最初においては，生活様式全体の文脈での住民の受け止め方や知識をとらえようとするものである。したがってこの目的には，自由回答式による自然な方法でのインタビューがはるかに適している。

　中でも，特に有効な面接方法は，自由回答式フォーカス・インタビューである。これは，調査者が事前に特定の質問を用意してインタビューをはじめるのではなく，必要としている情報についてのトピックのリストではじめる。自然な会話の流れに沿って，また，協力者が話しの方向を決められるようにしながら，リストのテーマについて話してもらい，知識が得られるように面接者が必要に応じて指示的質問をしていく方法である。

　この種の面接は，いつもの挨拶や場を和ませるようなやりとりの後，相手の年齢，教育歴，婚姻状態など，すぐに答えられる質問からはじめることで，ストレスを感じさせないようにしながら，同時に，これが科学的研究のためであるという雰囲気をかもし出す。

　そして，面接者はトピックのリストからごく一般的な，自由に回答できる質問をしていく。話を注意深く聞いて，相手の反応をさらに深く掘り下げて理解するにはどのような質問をしたらよいか考えながら，特定の面，詳細な部分に焦点を絞った質問をしていく。

㋹ 地域保健インタビュー

　（I＝面接者，R＝回答者）
　I：この地域の健康問題についてあなたの考えを知りたいのですが，話してもらえますか？
　R：いいですよ。このあたりは汚染がひどすぎます。私の近所にはそれが原因

で1日中せきをしている人がいて，せきに効く新しい生薬を求めてしょっちゅう薬草店に通っています。でもせきは治らないようです。ついこの間も，街の薬草店から帰る途中の知人の女性にバスで会いました。彼女の娘は街の地区事務所の向かい側にあるカフェで働いているので，娘に会いに行っているようです。息子は来年，その地域の学校に行くそうです。

I：そうですか。ここの住民が薬局でどんな薬を購入しているかについては後でお聞きしますが，こうした問題を引き起こしているのは，どんな種類の汚染ですか。発生源はどこですか。

R：空気が悪いです。畑では除草剤がまかれているし，自家用車やトラックの交通量が多くて，排気ガスのほこりが充満している。ひどい状態なので，ここでは洗濯物を外に干せません。

I：なるほど，それはたいへんですね。これが原因で他にも何か健康問題が起きていますか。

R：ほとんどがせきと風邪。せきが治らないと肺炎になる危険もあるし。ちょうどQおばあさんがそうなって。1人暮らしでした。

I：この地域の住民で，せきや風邪にかかるのは主にだれだと思いますか。

R：ちょっと，わからないですね。このあたりで働いている人たちではないでしょうか。

I：他の種類の汚染問題もありますか。

R：今あげたのが中心的なものです。

I：汚染によるもの以外の，他の健康問題がありますか。

R：えぇと，薬の値段が高すぎるのも問題ですね。これも深刻な問題です。

I：そのことについて，もう少し話してもらえますか。

R：（薬を買うのにいくらかかるとか，健康保険の保険料がどれほど高額になっているか，この地域で生活するのがいかに大変であるのかについての話が続く）

I：わかりました。この地域での主な健康問題について他にも考えがあればお願いします。

R：（少し考えて）ありません。今話したことだけです。

I：わかりました。先ほどこの地域の住民は経済的に苦労されていると話されましたが，この点について，もう少し詳しく話してもらえますか。

この例で注意してほしいのは，自由回答式での質問の進め方，会話が外れそうになったときに用意したリストのトピックに引き戻した方法，回答の1つひとつの意味をはっきりさせ，その意味するところを明確に確定していくやり方などについて面接者がどのように対応したかである。また，回答者から経済問題についての話が出ると（トピックリストの中に含まれている項目でもあったので）経済問題について話題を向けることで，会話が自然に展開するよう面接者は工夫している。まったく別の話題を出して，話の自然な流れを断ち切るのは避けたほうがよい。

　インタビューの方向性は，面接者と回答者が一緒に決める。この方法だと，面接者はそのとき回答者にとっての一番の関心事を知ることができる。健康問題のリストを用意し，回答者にその中からもっとも重要なものを選んでもらうというインタビューのはじめ方を想像してみよう。

> Ｉ：このリストにあるのは，地域社会でよくある健康問題です。この中からこの地域で問題になっているものをあげてください。
> 　・劣悪な衛生状態
> 　・交通事故
> 　・栄養不良
> 　・環境汚染（大気汚染，水質汚染）
> 　・家庭内暴力（ＤＶ）
> 　・アルコール依存症
> 　・犯罪
> 　・健康知識の欠如
> 　・運動不足
> 　・低水準の医療サービス
> 　・精神的・身体的ストレス

　この方法では調査者は，いくつかの点で情報を拡散させてしまいかねない。第1に，これでは回答者が「健康問題」をどういう意味で理解しているかがわからない。第2に，回答者に実際には考えていなかった事柄を話そうと思わせてしまうかもしれない。つまり，回答者は家庭内暴力を健康問題と考えた

ことがなくても，リストをみて「確かに，これもありますね。健康問題の1つになっています」と考え，実際に指摘するかもしれない。そうすると，調査者が家庭内暴力を，例えば環境汚染と一緒にして住民が感じている健康問題というカテゴリーでまとめるのは不正確ということになってしまう。

　しかし，妥当性に関するこうした問題点を解決する完全な方法はない。他の人々の考えを知るのは近似的なレベルでしかないというのは，人間のコミュニケーションの本質である。哲学者ルートヴィヒ・ウィトゲンシュタイン(Ludwig Wittgenstein)が述べたように，「言語の目的は，思考の構造を明らかにするものではない」。

インタビューを通して真実を知る

　人々をインタビューしてその知識，態度，信仰を知ろうとする実践は，科学，法律，教育，ジャーナリズムでよくみられるのと同様に，問題に満ちあふれているものでもある。人は頭の中に一定の知識や意見をもっているので，正しい問いをするだけでその内容を理解できるという前提は大部分の文化にみられる。しかし，注意深い自己内省や最近の心理学の成果から明らかなように，これはあまりにも単純すぎる見方である。会話は，人々が頭にいだいている事柄の交換よりも，はるかにそれ以上でもあり，それ以下でもある。

　会話がすでに存在している思考を引き出すという見方は，私たちのだれもが絶えず考えを創出し，意見を演繹的に推論し，感情を発見し，新たな情報を毎日得ているという事実によって疑問を付されるのは明らかである。実際，会話の楽しみの1つは，人生を経験する新しい方法を，語らいを通して作り出したり，新たに発見していることである。私は「自分の住んでいる地域の主な健康問題は何か？」について考えたことはなかったかもしれないが，もしだれかにその質問をされれば，その場で自分の経験や態度の記憶を頼りに何らかの答えを出すかもしれない。あるいは逆に，それについて時間をかけてじっくりと考え，確信に満ちた複雑な答えを考え出すかもしれない。どちらの場合であるかを，あなたはどのようにしてわかるのだろうか？　あなたが私の仮の答えに反論すれば，私は自分の考えを守ろうとするだろう。なぜなら，無知だと思われないようにしたいからである。

しかし，これは真実の考えを引き出そうとする問題のほんのはじまりに過ぎない。第3章の意味づけと文脈についての議論を覚えているだろうか？アイデアは私たちの頭の中に格納されているのではない。その点で，図書館のカタログやコンピューターのデータベースのように，小分けされたファイルに格納され，検索や回収ができるものとは根本的に異なっている。アイデアは，むしろ本の章や節のようなもので，複雑なシステムの構成部分として私たちの中にある。そして，アイデアやシンボルが保存されている文脈が，その意味づけに影響を与える。会話をする中で自分が矛盾してもそれに気づくことができない場合があるのは，この理由によるのである。例えば，風邪はウイルスで引き起こされると考え，風邪にかからないように暖かい靴下を履き，ロウソクに火をつけてお祈りする。ある人がこれらのことを同時に行ったとしても，それはよくありうることであり珍しくもない。ギリシャの偉大な哲学者ソクラテスは自分の弟子たちに深遠な考えを教えるときに，至極単純な方法を用いた。弟子たちが，自分が信じていると思っていることの隠れた意味合いに気づけるよう問いかけたのである。

会話とはしたがって，（一時的である場合が多いが）意見が形成され，知識が生成され，受けとめ方が変化していく創造的なプロセスである。第4章で例示した私と近藤さんの関係を思い出してみよう。私たちの会話の文脈は数か月の間で深まっていったので，彼女の状況について別の真実が前面に出てきたのである。

では，インタビューデータの真実，妥当性というとき，私たちは何を意味しようとしているのだろうか。おそらく，次のことである。インタビューにおいて，人々が深く考えすぎず，自分の考えと面接者の考えを比べたりせず，日常的な考えをそのまま表現できるようにはたらきかければ，彼らの言動は時と場所を超えた，思考のパターンを示す。このパターンはある一定の文脈や問いかけに関係した緩やかな習慣，癖のようなもので，彼らの行為に一貫性を与える。また，こうしたパターンには内的一貫性があるから，社会的立場，パーソナリティ，ニーズに応じて，人によって異なる。

ただ，これらは微妙で複雑なものであるから，観察者やリサーチ・クエスチョンが違えば，インタビューデータの中に異なったパターンを見出すであ

ろう．この理由から，自然主義的理論としての知識の立場にたてば，会話の中に有効と思えるパターンを発見し，かつ，他の人々にもその有効性を説得できるときに，私たちは妥当性を獲得したといえる．

ラポールを維持する

　当然であるが，良好なラポールの維持もデータのゆがみを最少にする方法である．面接者やその場にいる人間たちによって自分が試されるのではなく，また，自分のプライバシーも尊重されるとわかれば，面倒なことになる心配をしなくてもよいから，語る内容を「編集」することはないだろう．第6章で役割のとり方について述べたが，その内容は被面接者とのラポールの維持に必要な要点とほとんど重なる．ここでは，良好なラポールは通常かなりの時間をかけてゆっくり形成されることを繰り返しておこう．

　インタビューへの協力を依頼されると，調査のための情報収集だけでなく，面接者が自分という人間に関心があるのだと受けとめがちになる．調査の一部であろうがなかろうが，自分が関心をもっている事柄についてくつろいだ雰囲気で話す時間を喜んでくれる．面接者が彼らの趣味，家族，写真，家庭，仕事，悩み事に関心を示せば，調査への協力意欲を高めるだろう．親族集団や家族に関心があるならば，その写真をみせてもらおうとすればすぐに打ち解けた感じになり，強力な情報源にもなろう．訪問時に謝礼の意味を込めてちょっとしたお土産を持参することは多くの文化でみられる．現金で謝礼をするかどうかは，現地の慣習や協力者の気持ち，そして，調査者がとる役割によって判断されるべきであるから，自分で決める．

　むずかしいトピックについてインタビューをするときや，恥ずかしがり屋の協力者に対してはさまざまなテクニックが必要である．保健医療専門職は多くの場合，死や悲嘆，精神疾患，薬物やアルコール摂取，性的行動，家庭内暴力，その他恥ずべきものと思われている事柄について患者とどのように話したらよいのか，ある程度の訓練を受けており，実際の経験がある．信頼関係を築き，共感し，落ち着いた雰囲気をかもし出すスキルは非常に貴重である．新米の調査者はむずかしい質問のときには自分が緊張してしまい，それに協力者も反応して不安になりやすい．質問の意義を確認し自分が落ち着

いていれば，相手も同じ態度で個人的なことについてもオープンに話してくれるものである。一般に，つらい感情や考えは長く自分の中に押し込めていることが多いので，安心な場面で言葉にできれば心理的負担は大きく軽減される。

　微妙なとらえ方，感情，直接表現できないパーソナリティ特性を表現しやすくする方法やテクニックもたくさんある。例えば，ロールシャッハ・テスト，TAT（絵画統覚テスト），メイヤーズ・ブリッグスのパーソナリティ・インベントリー（性格特性検査），さまざまな IQ テスト，態度測定テストなどの投影的測定法やアセスメント尺度がある。この種の技法の利用について私は次のように考えている。利用するとしてもまず直接自分でインタビューを行い，その補足として意味がある場合に検討すべきであり，さらに，各技法が特定の文化において人々の何を明らかにできるのかに関して十分な知識があることを前提とする。

　自分についての感情や受けとめ方を人に話すのは特にむずかしいことで，その理由は，だれでも自分のネガティブな面は明らかにしたくないからであり，また，価値のない人間と思われたくないからである。私は以前韓国系アメリカ人の高齢者の精神衛生について調査を行ったが，そのとき約 50 項目の形容詞のリストを使って自分を評価してもらうことにした。(a)本当の自分らしさにあてはまるもの，(b)そうなりたいと思うもの，(c)他の人々が自分をそのようだと思っているもの，をこのリストを使って知ろうとした。やってみると，予想外の，大変有効なデータが得られた。個々の形容詞の選択について，特に何かがわかったからではない。「自分らしい」と選ばれた形容詞群は，適応状態の良い韓国系高齢者では高い一貫性がみられたのである。対照的に，この形容詞群の中から多くあげなかった韓国系高齢者たちは大部分が深刻な情緒的問題をもっていた。この違いを明らかにするには新たな研究プロジェクトが必要であったが，その機会には恵まれなかった。ただ，このパターンがわかったことで，一見したところではわかりにくい問題をかかえた人たちへの自分の見方，自己像が大きく改善できた。

　どのインタビューでも重要なのは，気持ちよく終わり，実際にはその可能性はないと思われても必要であれば再び話を聞けるよう承諾を得ておくこと

である。だれでも，人との関係を継続したい気持ちはあるし，調査者側としても自分の理解にギャップが出てきたり，新たな疑問が浮かんだり，データを部分的になくしたりといった事態がその後に生じないとは限らない。

インタビュー記録をつける

　ノート筆記に比べ録音の利点についてはすでに触れてあるが，この点については調査者は自分のスタイルを決めればよい。調査者と協力者との関係が良好であれば，録音機器の使用がインタビューの質を阻害することはないと考えられる。インタビューがはじまると，録音されていることをすぐに忘れ，自然に進んでいく。

　インタビューは相手と目を合わせながらの作業となるから，同時にノートをとることはむずかしい。その場合には，面接中はごく短いメモを残すだけにして，終了後すぐに書ききれていない内容を記入することである。観察用のノートの形式をインタビューにも使えることもある。（録音の有無にかかわらず）インタビューに直接関係しないことであっても起きたことがあればノートに記録しておく。インタビューに気をとられすぎてしまうと，そのときまわりで起きている事柄が完全に見落とされ，忘れられてしまう。こうした気がつかなかったことを後でチェックするために，バックアップとしてインタビューを録音しておくのも有効である。

　かつてグアテマラでフィールドワークをしたとき，ある女性を自宅でインタビューし，自分のノートに記入漏れがないかどうかを確認しデータとして整理するために録音を聞いた。自分でもおどろいたのだが，インタビューの間中，彼女は後ろにいた娘と口論していたのである。私はそれにまったく気がつかなかった。彼女のスペイン語を理解しながら，ノートをつけ，同時に次の質問を考えるので精一杯のため，周囲での出来事に気を配る余裕がなかったからである。

　インタビュー記録をつける際に，次の２つの習慣も私の経験では有効である。１つは，インタビューの場所，所要時間，協力者の身なり，その他特に気になったこと，気がついたことをできるだけ詳しく記録しておく。部屋やその場所の様子，雑音のレベル，同席者の有無，（協力者が行っているもの

も含め)そこで行われている活動，日時，天候，季節，協力者の全般的な様子(気分，元気さ，健康状態，身体的特徴など)である。インタビューに対する協力者の態度をうかがわせる兆候にも注意する。協力者の自宅でのインタビューであれば，部屋がきれいに片づけられていたかどうか，食事や飲み物が出されたかどうか，協力者の振る舞いなどについて観察する。

　身体的動作のちょっとしたことが，インタビューへの協力者の受け止め方を示唆するときもある。私が面接した高齢の日系アメリカ人の女性はずいぶん昔に亡くなった夫への尊敬の気持ちを，時間をかけて話してくれた。しかし，家には夫の写真も思い出の品物も見あたらなかった。その後，2度目の訪問時の私のフィールドノートには，立派な額縁におさめられた夫の写真が居間の正面に飾られていたと記録されたのであった。

　人々や出来事について半ば意識的に直観を頼りにすることは日常生活ではいつもしていることであり，たいていはうまくいく。インタビューを記録するときに役立つ第2の習慣は，こうした直観を意識的に行いノートに書きとめておくことである。個々のインタビューについて，終了後の自分の感想を要約的に記入する。自分も楽しくできたか，緊張したか，つまらなかったか，困惑したか，気が滅入ったか，こわかったか，愉快だったか，その理由は何か，特に不自然なことはなかったか，自分の生活，健康状態，気分などが相手の反応に影響しなかったか，インタビューをしながら他のだれかと比較していなかったか，していたとしたらだれと，どのような方法で行っていたのか，協力者は面接者である自分や調査についてどんな気持ちでいるように思えたか，質問への答えはオープンであったか警戒的な面もあったか，など。こうしたことについてインタビュー終了後すぐに記入すれば，(a)内容の解釈に影響するかもしれない事柄を正確に記録していることになり，(b)そのときの雰囲気を思い出せばインタビューの詳細部分を思い出しやすくなる。

非干渉的方法

　地域社会や住民の日常生活の直接的観察や彼らとの会話以外にも，地域についての情報源は他にもたくさんある。こうした情報収集の仕方は非干渉的方法 unobtrusive measure と呼ばれるが，その活用にあたっては個人のプライバシーの権利を侵害しないよう十分な注意が求められる。実際上，公的使用が可能なものしか対象にならないが，その場合でも地域社会の人々から許可を得なくてはならない。ただ，こうした留意事項をふまえても，活用可能な情報は思っている以上にあるものである。たとえば，健康関連項目についての通常記録には次のようなものがあろう。

- 予防接種，診療所受診（個人名秘匿），あるいは，年度別・地域別・年齢別・性別にみた疾病診断
- 地域別・年度別・タイプ別にみた喧嘩と逮捕者に関する警察記録と裁判所記録（どちらも個人名秘匿）
- （土地や資産，収入，福祉受給額，雇用率など）経済的条件，教育と識字率，商業統計，（上下水道，電気など）インフラ，環境条件，投票行動，世論調査などについての統計データ

　この種のデータ記録の経年的変化をみれば傾向を理解でき，さらにその説明を探索していけば，短期間の検討やていねいな会話だけではとらえにくいその地域の重大な力学関係がわかるかもしれない。

　人類学者エンマ・ターロウ（Emma Tarlo）はインド，デリー市郊外における土地所有を研究しようとした。政府が長期保管している関連資料と地域の実態を検討した結果，彼女は公的記録自体においても，公的記録と実態との間にも，すさまじい食い違いがあることを発見する。そして，その背景にある土地所有権の登記配分や徴税をめぐる違法行為を詳しく知ることになる。デリー市の政治の隠されたダイナミズムが明らかにされたのである（Tarlo, 2003）。

ある限定された地域のデータを広域地方や全国の規準と比較すると，当該地域に特徴的なパターンを理解するための疑問が浮かぶので，結果を過度に一般化しなくなる。

間接的指示物

　直接の観察が困難であったり不可能なときには，関連している事柄を観察することで推測的に理解する。これらは，間接的指示物と呼ばれる。だが，間接的指示物から結論を導く前に，他の方法を含め自分の考えている結論について多角的に検討する。

> **例 タイの農村では自動車は急激な経済変化を示す**
> 　私は最近，地区病院のスタッフに地域でのアセスメント方法を教えるためにタイの辺鄙な農村を訪れた。通りを歩いていて，オートバイの多さが目についたが，ほとんどは古かった。その一方で，何台か小型トラックが走っていて，こちらはみな新車だった。村の経済が近年かなり改善されて，余裕のある人たちは古いオートバイから小型トラックへ切り替えつつあるように思えた。村の病院のスタッフの話からこの解釈の正しさが確認された。

　近隣居住地域とそこを含む地域社会の間での目にみえる違いは，たいてい社会的態度や行動の違いを意味している。まとまりの崩れかけている近隣地域は，鉄格子の窓やドア，警官のパトロール，氾濫する落書き，散乱するごみ，たくさんの空き家，酒店や質屋，種々の警告看板で，それとわかる。裕福な近隣地域は高級店や手入れの行き届いた大きな住宅をみればわかる。
　近隣地域の住民の健康状態や健全さを示すものはこれらよりはずっと繊細になり，地域にある組織・集団の数と種類，メンバー構成，活動内容や，公共スペースの広さと種類，状態，利用状況によって，あるいは，商店の種類や販売機の入れ替わり具合や販売品の種類と量（咳止め薬，胸焼け薬，避妊製品，タバコ，アルコール，果物や野菜，コンピューターゲーム，携帯電話，

書籍と雑誌など)から推測することになる。先に紹介したハバナの大通りで商店に看板がない話とそれが社会的にどのような意味をもっているのかを思い出してもらいたい。

　どんな間接的指示物が自分のリサーチ・クエスチョンと関係しているか，どのようにしてそれを探せばよいかを考えるのも，データ収集の1つの方法である。また，自分がすぐに理解できないような，一風変わった兆候があれば気づけるように注意しつつ，自分の調査に何が関係しそうかを判断するのももう1つの方法である。

要約

　人類学では，データの収集と分析は切り離されたプロセスではなく，相互に絡み合って継続して進行する。フィールドである地域社会について情報収集をはじめた日から，データをリサーチ・クエスチョン（研究上の問い）についての直観と照らし合わせる作業をはじめる。そして，必要に応じてデータの収集方法とリサーチ・クエスチョンの両方を修正しつつ洗練させていく。

　データ収集は通常フィールドやそこの住民についての背景調査からはじまる。歴史，環境，構造について既存の情報にあたっていく。この背景調査により，リサーチ・プロブレム（研究すべき問題）についての直観が研ぎ澄まされ，実りある成果につながる問いや観察ができるようになる。データ収集を通して，有効な情報の探し方を絞るとともに，新しい<u>偶然の情報</u>に対してつねに鋭敏なアンテナを張っておく。つまり，問いの明確化につながる予想外の事柄への注意を怠らない。

　調査地の人々とのラポールは，最重要なものの１つである。調査者はラポールを維持する計画をもたなくてはならないし，調査期間中自分がどのように思われているのかについて敏感でなくてはならない。

　インタビューは，協力者が有すると思われている知識や意見を知ろうとして没入する作業ではなく，一種の対話であり，そのやりとりによってトピックについての協力者の考えが引き出されるのである。会話の詳細な記録を残すことは非常に重要で，結果に及ぼす対話の影響がわかるし，分析にも活用できる。インタビューで得られた事実は，直接の観察，非干渉的，間接的方法による他のデータ源といつでも突き合わせてチェックすべきである。

第8章

データの分析

本章へのガイド

　本章では，私と学生たちの経験から有効であったデータの分析方法について説明する。

　自然主義的人類学データの分析方法の学習は，チェスや碁のような複雑な知的ゲームや，編み物や絵画などの手工技能を習うのと似たところがある。公式なルールの学習はむずかしくはないが，ルールだけではゲームをどのように進めたらよいのか，上手に作品を完成するにはどうしたらよいのかはわからない。練習が必要である。学習の初期段階では，満足できる成果が得られないから，イライラするものである。人類学的分析というゲームの学習には，一定の態度やスキルに加えて，なしとげようとする強い動機づけが必要である。なぜなら，複雑なデータの中にまとまりのあるパターンを見出さなくてはならないからである。

　ゲームや手工芸の学習の場合と同じように，人類学者は自分特有の見方やスキルを活用して問題を解決しようとすることで，自分なりの分析スタイルを発展させる。そうするには，データ分析に関する他の書物をていねいに学習し，自分に参考になるアドバイスは何でもとり入れていく貪欲さが求められる。すでに発表されているエスノグラフィーを読むことも学習の重要な一部である。なぜなら，他の人類学者がどのようにデータをみていったのかの実例だからである(データと分析結果の関係について，人類学者とは異なった考えをもつ他の領域の研究者には，これは理解しづらい問題であろう)。本章では，人類学の文献を読む中でどのようにそのテクニックを学びとるかについて1節をあてている。

　データ収集と同様に，データ分析は調査の初日からはじまる。これは，

最初は不明確で直観的だった事柄を，はっきりと明確にしていくプロセスである。いいかえると，自分の経験，モデル，理論，そして，有用なパターンが何であるのかについての直観を導きとして，複雑な情報の中に規則性とパターンを探索することである。パターン認知の日常的スキルを活用する。パターンが浮上しはじめると，次に何を観察すれば直観の有効性を強化できるか，あるいは，減じるのかを判断でき，さらに目的をもった観察を継続していく。

　この章では内容のコーディングや統計利用など分析方法を例示する。また，ダイアグラム，表，リストの活用など，パターンを見出しやすくするデータの扱い方も説明する。これらは分析の中間段階でのツールであるから，必要に応じて修正でき，効果的でなければ破棄してもよい。

　発表されたエスノグラフィーを対象に，自分の目的に役立つ内容の読みとり方や，説得力をもち読者がもっとも活用しやすくなる分析結果の記述方法を論じる。

データ分析は人間の日常的なスキルを用いる

　私はかつて，著名な人類学者マーガレット・ミード（Margaret Mead）がグレゴリー・ベイトソン（Gregory Bateson）と一緒にバリ島とニューギニアで1930年代に撮影した人類学的記録映画の上映会で，彼女の話を直接聞く幸運を得たことがある。途中，だれかが「ある特定の行動がその文化パターンの一部であると判断するには，何回くらいその行動を観察しなくてはならないのですか？」と質問した。ミード教授は次のように答えた。「この種の記録映画を上映すると，いつもその質問を受けます。それで，最初にその質問を受けたときのことを思い出すのです。グレゴリー（ベイトソン）はこう言ったのです。『何回だって？　ウン，2〜3回かな』その後少し考えて，『いや違う，1回だけで十分。文化パターンを知っていれば，最初にみたときにその行動があてはまるか否か判断できる』とね」

複雑な知覚領域に有効なパターンをみつけるこうしたプロセスは，人間に自然に備わっている能力である。私たちのだれもがこうしたことをたやすく，巧みに，意識することなく毎日実践している。このスキルの完成に向けて人類は進化してきたとさえいえる。例えば，知り合いのだれかが具合が悪くて不自然な行動をしていれば，本人がそれを隠そうとしても，すぐにわかるものである。なぜ気づくことができたかは言葉で説明できなくても，その人の行動の全体的パターンからずれていることが即座にわかる。同様に，芸術家や作曲家の作品に親しんでいれば，それまでに経験したことのない作品であっても一目で作者がだれかわかるものである。よく知った顔であれば，前回会ったときと違って老けて，髪がなくなり，ひげを生やし，めがねをかけていても，識別に問題はない。

　文化的特性についても，同じことがあてはまる。文化とはパターン化されたものであるといわれる理由は，知人の顔や画家の画風を識別できる認識能力と基本的に同じ種類のものだからである。実のところ，人類学的研究の大半はこの種の認識作業と同じである。注意深く観察し，人の話を聞き，たくさんの情報を収集していく。そして，自分に備わっているパターン認識力が作動して，そこに何らかのパターンを見出そうとするのである。

　日常的行動と人類学とを分かつのは，人類学は頭の中だけの認識作業ではなく，理解できたことを他の人々と広く共有しようとする点にある。これは，芸術家や作曲家と彼らの作品を鑑賞する人々が違うように，人類学者と他の人々の違いということもできよう。人類学者は自然に，そして，直観的に理解した内容を，役にたつ方法で他の人々に伝えなくてはならない。それでは，自然に行っているパターンの理解を意識化して行うプロセスの説明に移ろう。

分析：暗黙の理解を明示化する

　分析，すなわち，直観的理解を意識化することは基本的に，データについて明瞭かつ意識的に問いをたて，答えを得ていくプロセスである。問いとは，リサーチ・プロブレム（研究すべき問題）を明確にし，理解を深めていくため

のものである。フィールドノート，図，地図，写真，書物や論文，新聞の切り抜き，会議の配布物など，さまざまな種類の資料に絶えず目をやりながら，それらがリサーチ・プロブレムについての<u>直観と合致しているかどうか</u>や，<u>直観に修正が必要かどうか，拡大すべきかどうか</u>を注意深く検討する。

　この作業では，問いをいくつかの種類に分けることができる。

- <u>これは重要なパターンの一部なのか，それとも，単体としてユニークなだけなのか，あるいは，取るに足らないものなのか？</u>　これは事例比較による問いである。例えば，視力障害の患者と関節炎の患者は住民からとても親切にされているのに，AIDS患者は軽蔑されているとしよう。何がこうした反応の違いを引き起こしているのか？　病気の違いのためか，患者の社会的地位によるものか？　患者のパーソナリティなどの他の要因に基因するのか？
- <u>分類のための問い：何と何が関係しているのか？</u>　住民にその意義が理解され支持してもらえる保健プロジェクトを立案しようとしているとしよう。地域でもっとも大きな健康問題は何かについて100人の住民に質問し，14種類の回答を得た。活動を開始するにはどの地区がベストかを判断するためには，この結果をどのように分類すればよいだろうか？回答は，例えば，社会的，環境的，経済的というように類型化できるだろうか？　男性対女性，高齢者対若者，富裕者対貧困者など，回答内容と回答者の地域内での役割の間になんらかの関係があるだろうか？
- <u>欠けている情報は何か？</u>　観察内容とリサーチ・プロブレムの関係を理解するには，新たにどのような観察や比較が必要なのか。呼吸器系や消化器系の感染予防方法を住民に教えようとしていると仮定する。健康や病気について説明していると，住民たちの話は<u>寒さ</u>についてのものが多かった。<u>寒さ</u>という表現で，彼らはいったい何を伝えようとしているのか（気温の低さか？　体感での寒さか？　実際の体温の低さか？　防寒用の衣類や寝具の欠如か？）。病気による<u>悪寒</u>には異なったタイプがあるのか？　<u>寒さ</u>はどのようにして病気を引き起こすのか？　<u>寒さ</u>を避け，<u>寒さ</u>に対処する方法は何か？　だれがどの説明を信じているのか，

またその理由は何か？　風邪の診断は，健康と気温の関係全般に関する一貫したパターンの一部なのか？　その考え方は地域社会の変化と関連して最近あらわれたものか，それとも，伝統的なものか？　こうした解釈作業は，構成部分の特定化にあたる。

- <u>不一致や矛盾をどのように説明するか？</u>　ある近隣地域では住民はみな玄関のドアに鍵をかけ，獰猛な番犬を飼う家も多く，人によっては拳銃さえもっている。住民たちは犯罪について話したがっていると思われるかもしれないが，実際には多くの住民はこの地域には犯罪はないと答えたとする。この食い違う事実を，どう解釈したらよいのか？　犯罪はないという発言は警察への不信を意味しており，警官をこの地域から遠のけておくためなのか？　住民が犯罪防止の活動を組織しようとすれば，犯罪者がそれに反発して現状よりもさらにやっかいな問題を起こすのではないかと心配しているのか？　それとも，住民たちは犯罪の恐怖に慣れっこになっていて，自分自身の安全にも気をつけなくなっているということなのか？

- <u>パターンがわかったように思う：自分の理解が適切なのかどうかを確かめ，さらに精緻化するには，次にはどんな問いをたて，何を観察すればよいのか？</u>　この地域社会の住民は政府や外部権力を代表する人間を信用していないように見受けられる。ある会合で，住民のグループが地域の保健医療スタッフに対して，自分たちを軽蔑して扱っていると抗議した。住民は，その地域の2人の警官が賄賂をもらっていると非難した。学校の行事に参加する住民も最近は著しく減少している。一方，保健衛生局の担当者は，住民たちは彼の指示を守ってくれないという。この発言を検証し理解を深めるには，他にどのような観察をすればよいのか？　住民に信頼される担当者と信頼されない担当者とがいるということなのか？　政府を信用する住民と信用しない住民とがいるのか？　それぞれ，該当するのはだれであり，その理由は何か？　彼らの感情は変えられるのか，とすればその方法は何か？

データの管理

　リサーチ・プロブレムの直観を意識しつつこうした問いを継続的にたてていくことで，自分の直観を広げ，洗練させていく。不一致や矛盾を解決し，不完全で意味のよくわからない事柄についてディテールを埋めていくと，リサーチ・クエスチョン（研究上の問い）について有効な答えを見出していけるので，自信が深まっていく。

　データの蓄積が進むと，その詳細をすべて記憶しておくのがたいへんになる。この段階で，データを管理しはじめるとよい。フィールドノートの内容のコーディング，リストやダイアグラム，図や表の作成など，パターンが見出しやすい形での知識の要約である。秩序立った形でデータを配置することは，自分の知識のどこが欠落しているかが判断できるので，その後のデータ収集を容易にする。いうまでもないが，データの管理のために使用するツール類は，リサーチ・プロブレム，調査の場所，個々の調査者の思考様式や調査スタイルなど調査者のニーズに適したものでなくてはならない。次にあげる項目はデータ管理の方法のいくつかの具体例にすぎない。質的データ分析の教科書にはこれ以外の方法も多数説明してあるので，参考にされたい。中には，この種の方法を自分で独自に開発する創造的な調査者もいる。

親族関係図

　人々が出自や婚姻により相互にどのように関係づけられているかは，いくつかの理由から極めて有効な情報である。第1に，親族関係は多くの場合，人々の相互作用に重要な役割を果たしている。文化的に高度にパターン化されており，それゆえ人々の行動の予測や，説明が必要となる逸脱例の特定に有効である。どのデータ管理方法にもいえることだが，ほしいのは1ページで多量の情報を示せる単純な表記法である。図8.1は，親族関係を図にする際に用いる表記方法である。

　図8.2は単純な親族関係図の例だが，左側は夫婦と未婚の息子と娘。この娘は右側の家族の夫婦（妻はすでに死亡）の息子と結婚している。こちらには

記号	意味
△	男性
○	女性
｜	続柄
—	兄弟姉妹
⧥	死亡
＝	既婚
≠	離婚
63△	年齢

図 8.1 親族表記記号

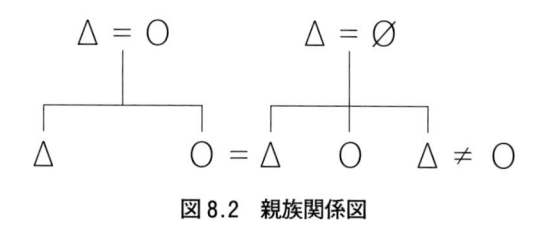

△ ＝ ○　　　△ ＝ ∅
　｜　　　　　　｜
△　　○ ＝ △　○　△ ≠ ○

図 8.2 親族関係図

他に，未婚の娘と離婚した息子がいる。この図に氏名，年齢，(健康状態などの)他のデータを追加するのは簡単である。

樹形図・組織図

　組織図は企業や組織における権限と意思決定のラインをあらわしているものであり，知らない人はいないだろう。組織図では，縦方向の矢印が通常，権限の方向性(一般に，トップダウン)を示し，横方向が機能の分担(例えば，企画，財務，販売，製造)をあらわしている。人類学者によっては，概念の関係を一般化の可能なレベルと関連させてあらわすために類似した方法を用いる。図 8.3 がその例である。

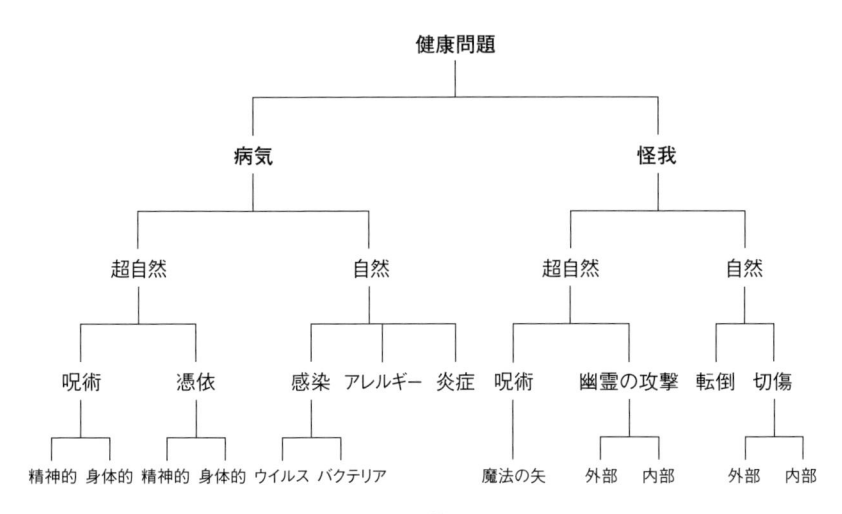

図8.3 樹形図

　この図から，次のことがわかる。(1)すべてではないが，病気によっては超自然的な力によって引き起こされる，(2)すべてではないが一部の怪我も超自然的な力の結果である，(3)すべての精神疾患は呪術か憑依が原因である，(4)呪術師，霊媒，幽霊はどれも人々に害をなす，(5)呪術師はいろいろな方法を駆使してさまざまな健康問題を引き起こすことができる。この種の情報は，病気の原因と治療法について当該文化の人々と話す際に役立つ。樹形図は，例えば食事，治療法，芸術作品，ゲームなど概念の分類作業において重宝する。

ネットワークとフローチャート

　図は，だれ(個人，家族，組織)が，何(情報，物質的援助，シンボリックな贈り物，権威)を，だれと共有しているか，また，そのプロセスがどのように機能しているのかに関して情報をかなりの程度圧縮できる。この種の圧縮情報は，権力や権威の構造，経済活動，儀礼的責務の理解には有効である。こうしたネットワークの分析から，それまで知られていなかった社会組織の特性が浮かび上がってくることもある。ネットワークのもっとも単純な形は，

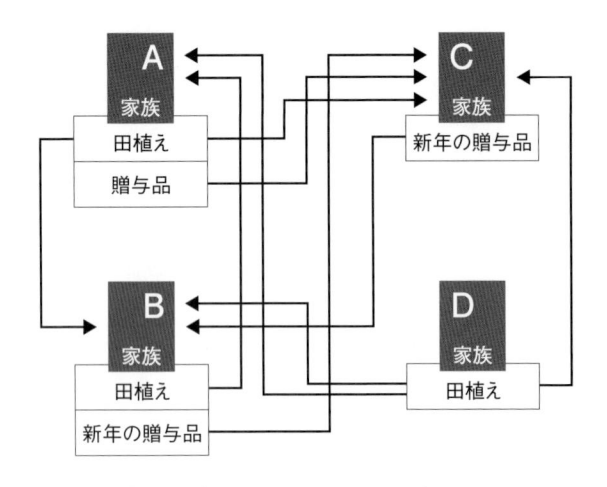

図8.4 ネットワーク・フローチャート

個人を矢印でつなぎ，交換の方向と種類を示すものである。

例えば，インタビュー記録や観察から，田植えの時期に，ある家族はお互い協力するが他の家族ではそうしたことがみられないとしよう。また，協力の仕方はあるときは対称的（どの家族も他の家族を手伝う）だが，そうでないとき（手伝っても返礼がない）もある。加えて，田植えに協力した家族のうちすべてではないが家族によっては，正月に贈答の交換をしている。これらのことを整理すると図8.4となり，だれが，何を，だれに提供しているかを示している。

この図から，家族の相対的な地位や，集団での仕事と贈与のシンボリックな意味について興味深い疑問がわいてくるだろう。

フェイスシート

データ管理の有効な方法の1つが，体系的で理論的関連性の観点から，事例ごとにすべての情報を1枚に要約することである。図8.5がその例だが，とりあげる事例は，個人や家族の場合もあるし，（職場，診療所，公的行事，教室など）行動のみられる場所，組織，（病気の診断や処置など）一連のプロセスのときもある。この目的は，類似性と差異性を明らかにするために異な

る事例の比較を容易にする点にある。これは，フェイスシートと呼ばれる。

フェイスシート法により，いくつかのことができる。第1に，各事例の複雑な内容をもっとも基本的で，理論的にも重要な要素に圧縮できる。第2に，一目で事例の全体概要を把握できるので，事例における多様な変数の関係や興味ある部分をその後に明らかにしていける。第3に，記憶想起を促進してくれる。全体を簡潔にまとめてあるので，それまで忘れていた詳細な点を思い出せる。第4に，類似性と差異性の観点から事例をグループに分類できるので，複雑なパターンを見出しやすくなる。第5には，個々の事例について自分のノート全体の索引として役立つ。

図8.5は，私が長時間の自由回答式インタビューをフェイスシートの形に要約したものである。このインタビューは，韓国系アメリカ人の高齢者を対象に，移住と精神保健に焦点をおいてサンフランシスコで1980年代に実施した調査の一部であった。60人のインタビューのフェイスシートを比較したところ，この人たちを「上手に適応」と「適応上の問題あり」に分類できることがわかった。そして，両グループの比較から，(a)適応を著しく阻害する共通のストレス源のあること，(b)上手に適応できているグループの高齢者には4種類の異なるストレス対処スタイルがみられた。

この例で，まず，インタビュー・データを要約するために私が設定したカテゴリーの名称に注目してほしい。カテゴリーは，高齢の韓国系アメリカ人の精神保健に重要な影響を及ぼすと考えた当初の私の直観からのものと，インタビュー・データが蓄積される中で抽出されたものから構成されている。

最初のカテゴリーは，年齢，性別，教育歴，移住時期，職業など基本的事実である人口統計上のデータである（移民の多くが韓国とアメリカの両方で異なる仕事をもっていたので，職業については両方をあげている）。こうした属性情報は，その人の人生においても何らかの形で圧倒的に大きな影響を及ぼしているから，要約でわかる形にしておくのは重要である。

第2のカテゴリーは，人生上の特記事項のデータである。世帯構造，拡大家族の構造，その人の人生特有の出来事などが含まれる。

第3のカテゴリーは，個人的システムと呼ばれる。この調査では，私は精神保健に関心があった。モラール（意欲・態度）について質問し，自己価値感

158　第8章　データの分析

「サンプル特定」コードは，仕分けにより仮説となる高レベルのカテゴリーを生み出す

ケース #1-033		コード #1：LA		コード #2：IS		コード #3：	
仮名	年齢		性別	教育歴	移民時期		職業
スン・ヨー・リー	64		男	小学校	1979年，家族で		学校事務員／無職

人口統計／人生上の特記事項

世帯	家族	人生上の特記事項
		父親＝無学の農夫。9歳でソウルに移住。叔父，叔母，いとこ同居。14歳のとき母親死亡。低所得。1952年に結婚。妻は1977年に交通事故で怪我。

カテゴリーはリサーチ・クエスチョンに関して「理論的に豊か」なものである

個人的システム

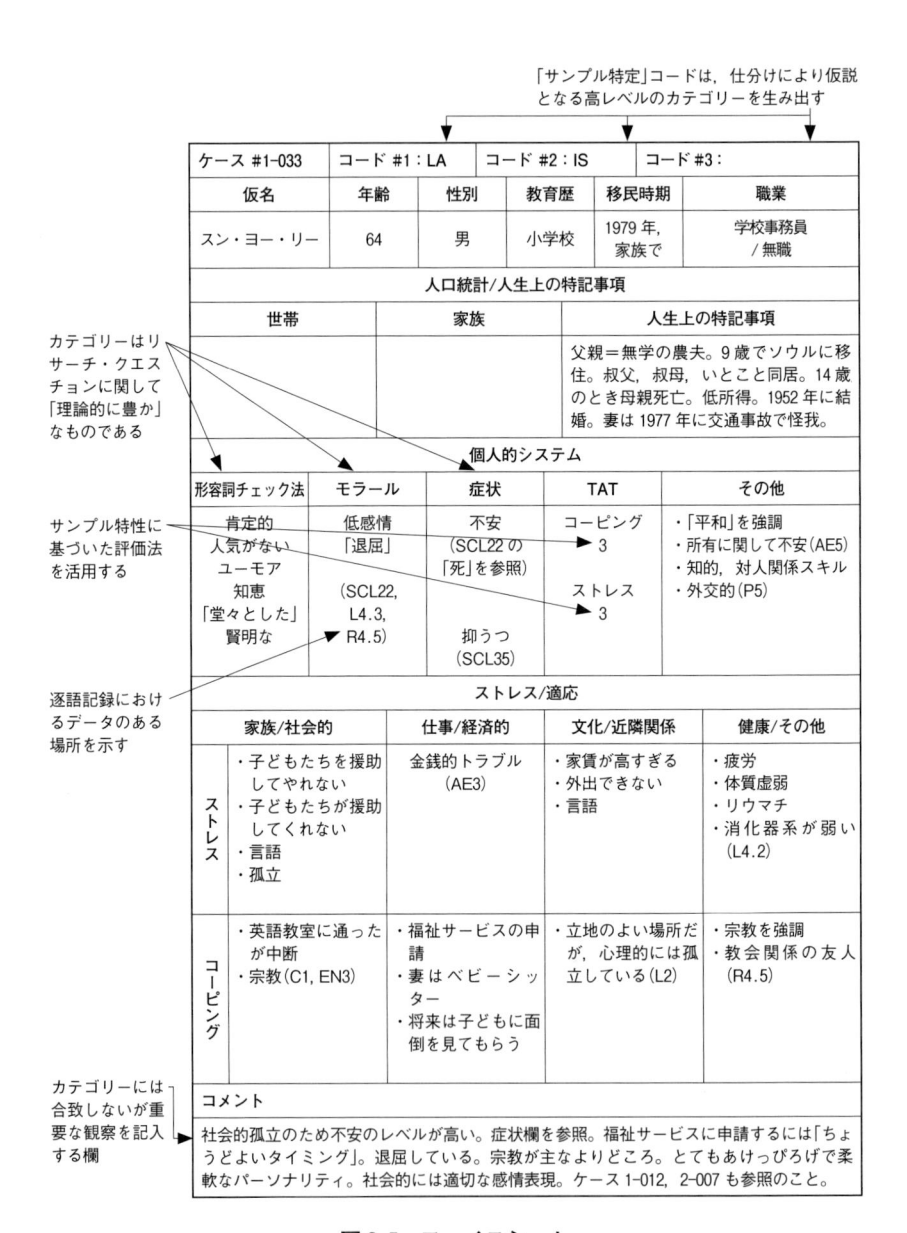

形容詞チェック法	モラール	症状	TAT	その他
肯定的 人気がない ユーモア 知恵 「堂々とした」 賢明な	低感情 「退屈」 (SCL22, L4.3, R4.5)	不安 (SCL22の 「死」を参照) 抑うつ (SCL35)	コーピング 3 ストレス 3	・「平和」を強調 ・所有に関して不安(AE5) ・知的，対人関係スキル ・外交的(P5)

サンプル特性に基づいた評価法を活用する

逐語記録におけるデータのある場所を示す

ストレス／適応

	家族／社会的	仕事／経済的	文化／近隣関係	健康／その他
ストレス	・子どもたちを援助してやれない ・子どもたちが援助してくれない ・言語 ・孤立	金銭的トラブル (AE3)	・家賃が高すぎる ・外出できない ・言語	・疲労 ・体質虚弱 ・リウマチ ・消化器系が弱い (L4.2)
コーピング	・英語教室に通ったが中断 ・宗教(C1, EN3)	・福祉サービスの申請 ・妻はベビーシッター ・将来は子どもに面倒を見てもらう	立地のよい場所だが，心理的には孤立している(L2)	・宗教を強調 ・教会関係の友人(R4.5)

カテゴリーには合致しないが重要な観察を記入する欄

コメント

社会的孤立のため不安のレベルが高い。症状欄を参照。福祉サービスに申請するには「ちょうどよいタイミング」。退屈している。宗教が主なよりどころ。とてもあけっぴろげで柔軟なパーソナリティ。社会的には適切な感情表現。ケース1-012, 2-007も参照のこと。

図8.5　フェイスシート

を理解し，精神医学的症状の評価尺度の活用によって，このテーマに迫れるというのが直観であった。また，各人の個別のパーソナリティの特徴も知りたいと考えたので，「その他」のカテゴリーをおき，他に入らない事項をここにまとめた。さらに，ストレスのレベルと対処能力に関する5段階尺度法により各ケースを分類し，その結果をこのセクションに記録した。この尺度は今回の高齢者だけを対象に，それまでに得られたデータから得点幅を設定したもので，他のサンプルには適用されない。「形容詞チェック法」とある箇所が，自己概念の測定のために使用した形容詞チェックリストの結果である。

第4のカテゴリーは，ストレスと適応に関するものである。この測定が重要であることは当初の直観にあったが，調査がはじまりデータをみていくにつれ，このカテゴリーは拡大した。家族，仕事と経済状態，民族集団（同地域の他の韓国系アメリカ人），近隣地域との関係は決定的に重要であった。ここには，健康問題とそれへの対処法のセクションを加えた。

フェイスシートの最後にあるコメント欄に注目してほしい。フェイスシートにはどのカテゴリーにもぴったり入らないが，直観的理解では記録しておくべき重要な意味をもっていると考えられる内容を記録できるよう，そのためのスペースをとっている。この欄へのコメントから新しい洞察をえて，データの広範な再分析につながることが少なくない。

フェイスシートのどこかに（この例では最上欄），コード欄をおく。事例を比較しながら，関連性についての仮説，すなわち，みえはじめたパターンについての仮説を生成する。パターンの構成やタイプに応じて事例を分類する。そして，その類型に名前をつけ，個々の事例がどの類型に属するかを記録する。このときの研究では，アメリカ文化への同化レベル，社会的サポート，パーソナリティ，そして，信仰が複雑な生活スタイルを総合的に形成していて，それが適応，不適応を説明するのに有効であった。

ここで紹介したフェイスシートを用いて，私はサンプル全体についてサマリー・プロファイル（事例要約）を作ることができた。年齢，性別，移住の時期，教育歴，家族サイズ，子どもの数，ストレスと対処尺度の得点など，すべての変数の平均と分布を把握した。

図8.5の中身をみると，いくつかのことに気づくだろう。

第1に，親族関係図は家族と世帯の欄で多くの役立つ情報を示すのに活用できる(例えば，対象者の家族のうちアメリカで居住している人に星印をつけるなど)。これは，非常に重要な情報になるかもしれない。対象者の親族との関係や家族の移住史などについて，多くのことが示唆されよう。

　第2に，<u>人生上の特記事項欄</u>に記述されている出来事の種類をみてみよう。この事例では，(妻の自動車事故という)強いストレスをもたらす出来事が記入されており，この対象者がストレスをどのように知覚し反応したかを示す例として活用された。<u>個人的システム－その他</u>のカテゴリーでは，インタビューから，この人がお金や贅沢について普通にはみられない強い不安をいだいていること，また，高い知的水準や社交的なパーソナリティが示された。最後の<u>コメント欄</u>には，社会的孤立傾向，宗教への関心，そして，面接者が彼を人並み以上に柔軟なパーソナリティの持ち主として接したことなどが書かれている。

　第3には，多くの書き込みの横にカッコで数字が入っている。<u>これらの数字は，生のインタビュー記録のどこにこの解釈を支持するデータがあるかを示している。</u>これは特に重要で，その理由はいくつかある。1つには，分析していてなぜこのランクにしたのか，このコメントは何であったのかは実は忘れやすいので，元データに戻って確認する必要があるからである。あるいは，ある特定の変数(例えば，<u>不安としよう</u>)について事例を分類するときに，データに直接あたれるので判定結果を確認できる。最後に，結果の記述の際に，インタビューからの引用ができれば読者に分析がどのようになされたのかを示せる。

　第4に，TAT(絵画統覚テスト)のカテゴリーの数字であるが，これは，このときの調査データから私が開発した評価尺度の段階をあらわしている。ストレスと対処行動に関しては，各事例を他のサンプルと同じ基準でレベル分類する。

データ管理ツールの扱い方

　このようなデータ管理ツールの考案や使用について注意すべき点は，最初の試みではデータの最終的な分析にはならないということである。むしろ，データ管理ツールは暫定的なもので，柔軟に使用でき，使い捨てができるものである。仕事にとりかかった画家が何枚もスケッチを描くのと似たところがある。さまざまな色具合，人物像，遠近感，光と影，応用技法，図柄構成など，いろいろなことを試してみる。その過程で，最終的にキャンバスに向かうまでにたくさんのスケッチを描いたり捨てたり修正したりする。データ分析プロセスのどの時点であっても（分析はデータ収集の初日からはじまることを思い出してほしい），研究プロジェクト全体を変えるような新たな着想を得たり，思いもしなかった規則性を発見するかもしれないのである。社会関係への関与の度合いを研究しようとした調査者が，最終的には死への態度の研究に変更した第5章の例を思い起こそう。

　この種のツールは本質的に暫定的なものであるという認識をふまえると，頼りすぎるのは危険である。データが表や図にきれいにまとめられて机の上にあると，何か客観的な現実が捉えられたかのように思いたくなり，自分がその作業をしたことを忘れがちになる。

　先に指摘したように，データの分析力を高める方法にはここにあげたものの他にもたくさんある。自分でもリストや表は自由に作成でき，その結果，家族サイズ，収入，病歴，その他必要に応じて項目ごとにまとめたものを一瞥すれば全体が把握しやすくなる。

生データの分析：内容のコーディング

　参与観察には，日常的会話への参加や日常的活動の観察が含まれる。ここから，調査フィールドの地域社会における代表的な考えや行動が何であるのかについてアイデアを得られるのだが，反面，重要かどうかわからないまま

にノートには延々とさまざまな記述が記録されていく。この傾向は珍しくはないし，とりわけ調査の初期段階でよくみられる。微妙な行動パターンを発見するための定番的方法は，フィールドノートに何度も目をやり，コーディングすること，すなわち，話された話題，その場にいた人，話された内容，行為の背景特性について印をつけていくことである。そして，2種類以上のコーディング事項に何らかの関係がありそうなときには，インタビュー記録に立ち返って詳細に検討することができる。

例 ジャパン・タウン：スポーツが重要な社会的境界

　サンフランシスコの日系アメリカ人の研究のときに，グループ間にかなりの競争意識があることに気づいた。あの人は「こっち側ではない」とか「我々のグループのメンバーではない」といった発言をよく耳にした。これは私にはちょっとしたおどろきであった。なぜなら，日系アメリカ人のコミュニティは規模が小さく，仲が良く結びつきも強いと評判だったからである。何がこうした競争意識を生み出しているのか理解しにくかった。そこで，競技，政治的ライバル関係，世代間対立，日系社会に関することでの意見の相違など，広く競争に関わる表現をコーディングした。そして，日系社会ではスポーツが重要なシンボリックな役割を果たしていることがみえてきた。この発見をふまえ，私はスポーツへの参加やお気に入りのチームなどについて系統だった質問をはじめた。10〜60歳のほとんど全員が，日系社会のスポーツチームに所属しているか（もっとも多いのが野球チーム，若干はソフトボール），あるいは，ひいきのチームの熱心な応援者であった。教会や寺院，（ボーイスカウトのような）地域組織，商店街などが，それぞれにチームを応援していた。

　スポーツへの関与は非常に重要で，まったく参加していない人は「日系社会の者ではない」とみなされかねなかったほどである。応援チームを変えることは忠誠心の重大な裏切りとみなされ，忠誠心がこの小さな地域社会の集団間に大きな社会的障壁を作り出していた。あるとき，日系アメリカ人のキリスト教教会のスポーツ・クラブが資金難を理由に閉部を余儀なくされたが，日系アメリカ人社会の同じキリスト教宗派との合同ではなく，ライバル関係を重くみてアフリカ系アメリカ人の教会との統合の道を選んだ。

データの内容のコーディングは，この調査以外の私の調査経験でも多くの興味深い結果をもたらした。ミズーリ州のオーザック山間地で実施した高齢化の研究では，都市での生活に関連するすべての言及をコーディングした。この地域の人々は都市での生活と山間地の生活をはっきりと分けて考えていて，前者に対しては強い嫌悪感をもっていた。彼らの行動の多くが，この点から説明できた。都市は家族や生まれ育った地域から遠く離れたさびしいところで，人への思いやりもなければ尊敬されることもなく，人々はみなよそよそしく暮らす世界であると思われていた。都市では人はお金を信仰し，暮らし方は堕落していてうわべだけのものである。対照的に，山間地では個人の性格や人間的つながりは金銭や世俗の成功よりも重視され，たとえ貧しくても男性も女性も正直で誇り高い生活を送っている。田舎から都市に移住する人たちは，「ひと山あてよう」と思っていくが，数年して夢破れ無一文でホームシックになって帰郷してくる。山間地での生活のほうが物質的には厳しく，快適とは思えなくても，都市を捨てて帰ってくる。

　人類学は，すでに述べたように，フィールドの人々の生活様式に埋め込まれているパターンを読みとろうとする。決して，自分の用意した理論的モデルを彼らの行動に押しあてるのではない。したがって，解明すべき構造への導きとして人々の言葉や概念を用いる。これを分析方法としたのが，住民の発言内容にみられる重要な概念に照らして<u>データをコーディング</u>することである。こうした概念は調査中の文化に特有の場合もあれば，世界の多くの文化にみられるものがあるが，重要な点は，研究中の地域社会で概念が相互に関連づけられている，その文化特有の方法を理解しようとしていることである。

　データのコーディングでもっとも単純な方法は，逐語化したノートのページの欄外にあるスペースにコードを記入し，そのページ番号を索引としてまとめておくことである。パソコンを使用すれば，これは簡単にできる。また，<u>Atlas-ti</u>や<u>Nudist</u>などこの種の分析用のコンピューター・ソフトもいろいろなものがある。私の同僚で活用している人もいるが，私には手書きのコーディングのほうがしっくりくる。

　コーディングにより重要と思われる新概念が浮かんでくると，ジャパン・

タウンの例ではスポーツチームについて，オーザック山間地では都市生活について行ったように，調査者はそれに関する情報を体系的に収集しはじめる。これらの例が示しているのは，設定した問題への有効な答えを求めようとしても，調査の最初の段階では何を，あるいは，どこをみたらよいのかわからないということである。これが，調査活動ではいつも新たな発見の可能性に対してオープンでいなくてはならないといわれる最大の理由である。

統計データを活用する

　地域生活について全体的な理解が深まれば，パターンの存在を示すために統計データの活用も有効である。統計的測定値の間に相関がみられるとき，人類学者は自動的に単純な因果関係を推定せず，さらに観察を進め，問いをたてるためにその結果を用いる。

例 **犯罪報告と居住密度は関係しているようだ。なぜか？**

　第7章で2つの隣り合った地区で，一方はコミュニティの統合度が高く犯罪率が低く，他方はその逆の状況にある例を紹介した。隣接両地区に関する統計データをみると，「不健康」地区の居住密度と警察出動はともに，「健康」地区の同指標に比べ極端に高いことがわかる。このことから，高い居住密度が犯罪を引き起こすと簡単に結論づけられそうだが，それは誤った結論であろう。第1に，実際の犯罪と警察の反応の関係を理解しなくてはならない。なぜなら，「健康」地区で警察出動が少ないのは，住民が安全と感じていて，何か変わったことがあっても警察を呼ぶことが少ないからである。もう1つの理由は，警察側が「不健康」地区の住民を疑っていて，頻繁にパトロールをし，その際に逮捕することもあるからである。しかも，こうした警察の行動は，「不健康」地区の若者を疎外し，その結果，彼らを不法行為へと追いやるかもしれない。第2に，居住密度と社会的組織の関係も理解しなくてはならない。「健康」地区の低い居住密度はそこの強い社会的結合がもたらした結果かもしれず，その逆ではないかもしれない。地元自治体は居住密度を引き上げるために用途指定条例を改定

しようとしても住民の反対が強く，そのつど失敗してきた。要するに，わかりにくい統計データの解釈には，2つの隣接地区の歴史とそこでの日々の生活を理解していないと準備不足となる。

　測定に用いる変数の文脈や意味に十分注意することなく統計データを使う実証主義的社会科学を，本書ではこれまで批判してきた。統計的関連の本当の意味がとらえられていないことが多いからである。しかし，人類学的調査で収集されるデータの大部分は数量化が可能であり，統計分析の対象にもなる。実際，測定された変数の当該地域での意味と文脈がおさえられているという前提は必要だが，統計分析は役立つ場合が多い。

人類学の研究結果の読み方と聴き方

　他の人類学者が著した出版物を読んだり講義を直接聴くことには，いくつかの大事な意味がある。どのような理論や知見が提示されているかを学び，自分の研究に関連する部分をとり入れる。地域エリアや社会問題のタイプなどのように，特定の調査テーマについての理解が深まる。いろいろな調査技法やその結果を理解できるようにもなる。もちろん，読むこと自体が楽しみでもある(他の人類学者と会ってインフォーマルに話をすることは，ここであげた事柄を直接学べるまたとない機会である)。

　ここでは，他の人類学者の仕事に触れるべき2つの理由をあげる。(1)自分自身の調査の文脈について知識を増やすこと，(2)他の研究者の調査技法を観察することで自分の技法レベルを洗練することである。

文脈を読む

　使用する調査技法が何であれ，自分が収集した資料を的確に理解できるようになるためには，他の社会科学者たちの著述内容で自分の問題と関連がある部分を読み，聴き，そして，理解することである。例えば，メキシコの都市部地域における薬物使用を研究しているとしよう。この場合，最低限のこ

ととして，次のテーマについての発表文献を検討する必要がある。

- メキシコの都市，特にフィールド調査を予定している特定の地区や自治体の歴史，生態学や民族学
- この市に移住している人々がその前に生活していた農村地域の民族学
- メキシコにおける薬物使用に関連する政治，経済，文化，そして，歴史。特に自分がとりあげる薬物の種類との関連
- メキシコにおける犯罪，特に麻薬売買に関する犯罪と警察の役割と実態
- メキシコの若者一般
- 薬物使用との関連で，メキシコにおける保健医療システム
- 同様のテーマについての他国における研究例
- こうした事柄の理解のために用いられた理論や調査の視座と，その結果

これらの領域1つひとつの読み込みにより，自分が研究しようとしている特定の問題の直観を豊かにするし，自分の知識の不足部分を埋めるにはどのような問いをたて，何を観察したらよいか判断しやすくなる。例えば，移住パターンはこの市での雇用，所得，教育，薬物使用にどのように影響しているのか？　これらのことは，他の都市部や他の国々と比べて，どのように異なっているのか？　メキシコの他の地域，例えば，都市と農村部で若者と薬物の関係はどうなっているのか，その理由は何か？　薬物問題の解決について警察の対処方針は有効なのか，それとも解決を阻害しているのか，対処方針はどのように策定されているのか？　他の人口集団（対抗文化，アノミー，代替消費主義など）における薬物使用の理解に適用されているモデルは，ここでの対象集団にもあてはまるのか，あてはまらないのか？

調査技法について読む，聴く

人類学の作品は，フィールドワークの基本的記述から特定の文化や現象についての理論的分析まで，また，他の著者の仕事や研究領域全体についての論評，さらには純粋に理論的な考察まで，多種多岐にわたる。エスノグラフィックな調査方法からはフィールドワークの報告，理論的分析，エスノグ

ラフィックな研究の論評の仕方などもっとも参考になる部分が学べるので，以下，この種のタイプについて主に述べていく。

　この後すぐに述べるが(「結果を記述する」を参照)，優れたエスノグラフィックな報告や分析は著者がどのような理論的視座にたち，収集されたデータの種類，その方法，場所，入手先，調査期間など実際にどのように調査を進めたのかを明示している。データ収集プロセスの記述は非常に役立つのだが，それを実行しているエスノグラファーは現実にはほとんどいないものである。

　調査技法の学習を目的として読んだり，聞いたりする際の第1の原則は，自分の直観を意識しながら，提示される内容と自分が検討中の事例とをつねに比較することである。しかし，これはだれか他の人間による何らかの分析を最終的なもの，あるいは，自分の分析よりも優れているものとして受け入れることではない。この点に注意してほしい。以下の問いが参考になるだろう。

1. 提示されているデータは自分が予想しているものと異なっているか？　それであれば，その理由は何か？
2. 自分がおどろいた点があれば，それは調査対象となった状況に特有のものなのか，それとも，著者は先行研究が見落としていた現象について一般的な特性を発見したのか？
3. 著者がたてた問いの種類と自分の場合との間に，もしあるとすればだが，どのような違いがあるのか？　双方とも，問いとその前提にある直観との関係はどのようになっているのか？
4. 理論的志向性はどうなっているのか？　自分の場合と類似しているのか，異なっているのか？
5. 著者のデータやその解釈は自分の研究問題にも応用可能かどうか，また，その理由は何か？
6. 読んだり聞いたりした結果，自分のリサーチ・プロブレムについての直観がどのように変わったか？

　もう1つ問うべき点は，その研究結果の実践的活用，適用の可能性につい

てである(第3章で説明した「有用性という考え」の箇所を忘れないこと)。実践的に有効な結果とは，改善された理論の場合もあるし，より健康的なコミュニティを志向することであったり，強力な説得力をもつ政治的主張の場合もある。そこで，次の問いを追加するとよいだろう。

7. この研究は自分の実践的関心に，たとえわずかであっても，言及しているか？
8. (明記されているかどうかはともかく)著者の実践的関心は何か，分析結果はその点に合致しているか？
9. 自分とその著者とで実践的関心に違いがあるとすれば，自分の目的にその著者の結果を活かすためには著者のとったアプローチをどのように修正すればよいか？

結果を記述する

人類学的データの収集や分析に唯一の推奨方法がないのと同様に，結果の記述方法に関しても理想的なものがあるわけではない。この節では，優れたエスノグラフィックな記述の水準について私の考えるところを最初に述べる。ついで，エスノグラフィックな報告の活用とその方向での記述スタイルの必要性について論じる。

優れたエスノグラフィックな記述は，以下の点を含んでいる。

・執筆者がデータの収集と分析，および結果の理解にいたるまですべてにおいて専門的能力を発揮したことを，読者に説得できること。
・調査のプロセスについて十分説明し，フィールドワークを実施した地域社会の生活における生の資料と分析の結果との関係を読者がおおよそにせよ理解できること。
・読者にとって理解しやすく，違和感の少ない概念や言葉を用いること。
・読者が役にたつと感じる論点や問題に言及していること。

説得

　科学を実践することについて教える際に，説得という言葉を用いる教師はまずいない。1つの真実しか存在せず，証拠の重みが究極的にはすべての人をその真実に導くはずであるというのは科学者たちの神話である。経済学も基本的に同じ考え方，すなわち，最良の価格の最良の製品は，究極的には他のすべての製品を市場から駆逐するはずであるという考えがある。現実世界では，科学がこうした形で展開することはまずないし，複雑な問題を扱うときには特にそうである。多くの場合，手元にあるデータを理解する方法は1つに限定されるのではなく，分析者はそれぞれに，解決しようとする問題の重要性を強調し，そうでないものは重要性を強調しない形で，データの解釈に最善を尽くさなくてはならない。自然主義理論としての知識の立場にたてば，これは決して不誠実な態度ではない。なぜなら，真実とは本質的に有用性の問題だからである。

透明性

　社会科学の記述においては，一般に，著者は自分と同じ研究領域の研究者は多かれ少なかれ同じ調査技法を使用するという前提にたっているから，自分の研究方法について多くを語る必要はないと思っている。例外的に，調査地，時期，期間，面接対象者数，その属性や種類，その他若干の一般的な事実に言及する程度である。

　しかし，人類学的記述では，著者が調査の過程を詳しく記述し，そのとき感じたことまで伝えていると，読む側には大いに役にたつ。読者は，調査者がいらだちにどのように対処したか，人々や出来事に遭遇したときどのような感情をいだいたか，そして，調査が進むに連れて理解がどのように深化していったのかを，エスノグラファーと一緒に調査に同行している感じで理解できる。こうした情報があれば，読者は，自分の見解や判断と著者のそれらとがどの部分で一致するかどうか，どの部分で異なるのかを容易に考えられる。当然，これは結果の活用に寄与することになる。

用語

　他の専門分野と同様に，人類学も独自の専門用語を蓄積してきている。専門外の人にはぴんとこない言葉なのだが，共有している考えの短縮・凝縮形でコミュニケーションができる。また，これも同様だが，人類学も時々の知的流行の影響を受ける。ある特定の理論，著者，分析的問題が，ある時期，学者たちの考えに圧倒的な影響を及ぼし，それ以外の有効な視点が軽視されるという傾向がある。

　これらの傾向にはそれなりの意義があり，専門用語は研究者間での議論の効率化に寄与するし，流行に乗れば新しい考えや問題に対する新しい視点から考えることができよう。しかし，私は，専門的人類学者ではない保健医療従事者は専門用語や知的流行をまねても得るところは少ないと考えている。むしろ，まねようとして，結果，その欠点に苦しむことになりかねないし，自分の考えを活用してくれるかもしれない多くの人々にその内容を適切に伝えられなくなるかもしれないからである。

有用性

　本書では有用性の概念を非常に幅広い意味で用いているのだが，人類学的記述は有用であるべき，といってもあまりにも当然すぎてコメントの必要もないと思われるかもしれない。私がこの点を強調するのは，学者は他のあることのために自分の研究の実際的有用性を犠牲にしがちだからである。他のあることとは，研究者としての専門的名声である。用語の箇所で指摘したように，専門分野とは同じ文化を共有する学者の集まりである。この文化は，他の文化と同様，もっとも賞賛に値する仕事は何かについて（通常，語られることはないが）ルールをもっている。その専門領域における権威ある学術誌や著名な学者の関心を喚起する研究がそれであると考えてよいだろう。このことは逆に，こうした評価が，発表された論文の方法，主題，概念にある程度影響を及ぼすことを意味する。

　専門主義とは，名声を獲得するもっとも有効な公式を見出し，実行する能力と定義できよう。しかし，専門領域の指導者たちの関心を引き寄せ，著者

に高い評価を付与するほどに斬新にして説得的な新しい研究成果はめったにない。この傾向を是正するためには，研究する際に，だれが，どのような形で自分の仕事を実践的に活用するかという点に焦点をおき，ブレないこと，そして，記述に際してもこの観点を意識することである。

要　約

　人類学的調査におけるデータ分析は，データ収集とともにあり，それを導くものである。分析の厳格な公式や決まった手順はない。分析とは複雑な行動パターンについての慎重で体系だった理解と記録であり，日常生活で人々が行っている能力と本質的には変わらない。

　データ分析にはリスト，表，フローチャート，親族関係図，樹形図，フェイスシートなどのデータ管理ツールの利用がたいへん有効である。これらのツールを用いると，多様な観察内容にみられる関係を凝縮して明確化することができる。本書で紹介した一般的なツールの他に，調査者は自分の想像力により自分のデータをもっともよく解釈できるツールを開発することもできる。

　実証主義的・数量的調査の技法が，記述的データの分析を助ける場合も少なくない。テキスト・データの内容分析には，コーディングの方式を考案する。年齢，性別，健康状態，収入，資産，時間配分，所属教会，社会的ネットワークの規模など，ほとんどすべての要因は数量化できる。共変関係にある変数はパターンの発見を導くかもしれない。

　公刊された研究を読み，著者がパターンの発見や説明の構築をどのように進めたかを思い浮かべることで，人類学的データ分析について多くを学ぶことができる。

　調査結果の記述は，自分の仕事の有用性と結果が体系的・網羅的に得られたことを読者に説得できるかどうかの問題である。いいかえれば，調査者は，調査の実際の詳細，データから結果が導かれた方法が読者に明確に伝わるように配慮，工夫しなくてはならない。

Chapter 9 第9章

ニーズの理論

本章へのガイド

　第3章で，自然主義的調査における理論の役割に言及し，リサーチ・プロブレム(研究すべき問題)について最初の直観を形成する上で，理論が非常に重要で大きな助けとなることを指摘した。優れた理論を用いれば，直観の不足部分を埋めるにはどこからはじめればよいか，また，フィールドにおいて自分の直観を現実の中に根づかせるには事例をどのように比較する必要があるのかを判断しやすくなる。自然主義的調査のプロセスで，私たちは理論を拡大，洗練，修正し，ときには新たな理論を生成する。

　この章では，保健人類学の実践において有効なスタート地点となる健康関連行動の理論を提示する。ニーズの理論と呼ぶが，この理論の活用により調査者は，地域で保健医療従事者が直面するさまざまな種類の問題に関して直観を形成するための材料を得やすい。健康や健康的行動の障壁の特定化といった問題のことで，これらは住民たちに共通の生活様式，障壁を克服しようとする動機づけ，現存文化システムの健康関連部分を保持するための介入決定などと関連している。希望の理論(第10章)とともに，ニーズの理論は健康増進に向けた地域の力量形成の方法をも示す。

　健康的行動と健康知識が関連していることはよく知られているが，両者がどのような形で関連しているかは単純ではなく，十分理解されているわけでもない。本章は，この関連性について新しい思考方法を提示する。健康は数多くのニーズの1つに過ぎないのであり，人々の行動は多様なニーズのバランスをとろうとする戦略として理解することができ

る。この戦略とは，個人や居住する地域社会の文化や環境に深く根づいているものでもある。

　ニーズの理論は，そのすべてを私が独自に構想したものではない。人間行動の既存理論と私の調査経験と先行研究との三者の相互作用の産物である。自然主義理論としての知識の立場にたち，この理論が人間のニーズに関する唯一の理論であるとか最良の理論であると主張するつもりはないし，保健医療領域の研究者にとって必ずしも最良の理論ではないかもしれない。この有効性に関してはそれぞれの研究者の判断に委ねたい。

地域保健実践（CHP：Community Health Practice）の既存モデル

　このモデルに関する専門的訓練プログラムは，家族と地域医療，公衆衛生，地域健康システム看護におかれており，地域志向や地域立脚の看護，医療，保健医療ケアの用語が使われている。では，地域社会レベルで健康に取り組む諸活動，総称して地域保健実践 Community Health Practice または略して CHP と呼ぶことにするが，この基本にある考えは何であろうか。保健医療専門職が地域の健康問題にアプローチする際，特に定まった方法があるわけではないが，健康と地域社会の2つの用語に何らかの焦点をおく点はほぼすべてに共通している。ということは，そこには人間の基本特性と社会的行動についての暗黙の考え方があることになる。

健康の概念

　地域保健実践（CHP）の統一テーマは，不健康な状態とは単に生物学的要因の結果だけではなく，地域社会のメンバーとして住民が共有している社会的・文化的・物質的・政治的な環境の結果でもあるという考えである。こうした諸環境がもたらす健康問題の改善を目指す活動は，関わるすべての人々の健康悪化のリスクの軽減を目的とする。また，それにより疾病の発生や苦

痛を，発病後の治療の場合よりも，はるかに低コストで軽減すべきであるとする。

　このモデルの一部として，次の考え方がある。健康，あるいは少なくとも病気からの自由は，人間の生命と同様に普遍的に尊重されるべきであり，個人と地域社会の双方にとって望ましい目標にして，人々の行動の強い動機である。健康に良い，あるいは，悪い行動が何かを理解すれば，そして，選択できるのであれば，他の条件が等しければ，人はつねに良い行動を選択すると想定される。こうした考えは地域保健実践の重要な特性であり，効果を発揮するには当該の地域社会の強い関心と積極的な参加が求められる。

　CHPモデルのもう1つの特徴は，健康の定義である。このモデルの積極的推進者の公式な定義は，身体的・心理的に異常がないだけでなく，完璧な社会的・精神的健全さも含んでいる(WHO/UNICEF, 1978)。しかしながら，CHPの介入は，実際のところ，身体的疾病の原因として特定化されたものの除去や軽減に向けられている。これには，例えば食事や運動の指導など直接的な場合と，自身の健康にもっと注意を向け，身体を大事にするよう住民にはたらきかける間接的な場合とがある。身体的疾病が強調されるのは理解できることで，その理由は，CHPプログラムの大半は非常に限られた予算しかなく，健全な状態を阻害している複雑な諸要因を克服する方法を見出せないからである。ただ，後述するように，私は病気の身体的側面だけに焦点をおくのは賢明でもないし必要でもないと考えている。

コミュニティの概念

　ここでの私たちの目的からすれば，コミュニティとはある一定の問題を共有し，その解決のために協働しようとする人々の集団と簡単に定義できる。通常，この種の集団は次の特徴の両方か一方をもっている。(a)集団のメンバーは村や都市の近隣地区のように身近なところに住んでいる，(b)互いに同じ文化，人種，宗教，あるいは，社会階層に属していて，共通の歴史をもっていると認識している。こうした特徴を共有している人々は，お互いに友人，仲間になりうると感じている。空気や水質，住宅事情，気候，移動手段，保健医療サービス，雇用，犯罪や薬物乱用の発生率などの健康関連要因は，地

理的エリアに影響を及ぼす。また，食事選好，ライフスタイル，親族関係や世帯構造，社会資源（協力と対立），仕事や住宅や法的権利の差別といった要因は，文化背景を共有する人々の場合には似通ったものとなる。

　ここでのコミュニティの定義に関して，次の2点をしっかりと理解しておく必要がある。第1に，コミュニティという言葉はここでの定義とは別な意味で用いられることが多いということである。公衆衛生領域ではこれは日常用語であり，住民たちがお互いを近隣住民とみているかどうか，あるいは，何かについて協力しようと思っているかどうかに関係なく，単にある物理的地域の人々を意味する。第2に，本書での定義は非常に柔軟性があり変更可能である。共通の問題の解決に協力する特定の人々の集団は，時間の経過の中で変化しやすく，その結果，例えば7月に一緒の集団を構成していた人たちは1月にいた人たちとは大きく違っているかもしれない。

CHPモデルの目標と限界

　健全な身体的・精神的健康状態に必要な条件や手段，すなわち，良質な食事や水や住居と衛生状態，危険の少ない仕事や居住環境，休息と余暇，ケアや治療へのアクセスなどは多くの場合不十分であることを地域の保健実践者は理解している。これらへのアクセスは，ニーズではなく財力や権力の問題であることが多い。健康のための手段獲得競争には相対的にみれば勝者もいれば敗者もいるので，公衆衛生の目標の1つは，敗者が必要とするものを得られるように支援することにより，彼らが最低限の健康水準を確保する点にある。

　こうした目標を前提にすると，CHPの中核的活動は地域の保健ニーズの測定とニーズの是正に向けたプロジェクトの立案におかれる。ニーズとは一般に，ある疾患の高発生率の原因と考えられる状態の蔓延，具体的にいえば，知識や衛生・栄養状態や関連サービスの欠如，あるいは，多くの危険な行動などの観点から定義される。実際のアクション・プログラムは，高血圧者を減少させるための運動と栄養教室の開催のように問題を絞って行われる。新たなプライマリーケアサービスの提供や貧困是正のための経済的スキルの紹介まで含めて系統立って展開されることもあろう。

しかしながら、こうした努力は往々にして困難に直面する。以下がその主な理由である。(a)入念に検討して立案しても、それを実行するために必要な公的資金の不足、(b)協力を渋るコミュニティのメンバーや、一部の人たちによる表立った反対、(c)問題の複雑さのために生じる計画の効果の乏しさ、(d)計画の有効性を伝える有力な情報の不足、(e)活動の重要性や有効性を阻害する文化的・経済的・物理的環境の急速な変化である。これらは相互に関連していて、必要となる資金と協力を確保し続けるためには短期間に具体的な成果を示さなくてはならない。CHPが公衆衛生改善の一般的な方法として有効であることを示す間接的証拠があるという程度では十分ではない[1]。

CHPモデルやここで論ずる他のモデルが直面する問題は、私の考えでは、健康の作業的定義が、大きな持続的結果を生み出すには極端に狭く設定されていることに起因している。確かに、CHPモデルは臨床科学における疾患モデルよりはずっと幅広いが、さらに多くの情報を含む必要がある。とりわけ、標準的なCHPモデルは、(a)健康が人間の他の基本的ニーズとどのように系統立って関係しているのかを十分説明できない、(b)地域社会を幅広い歴史的視座から考えることができない。その結果、健康改善介入は失敗することが多くなる。これには以下の理由が考えられる。

・競合する他の人間的ニーズが要請する懸念や資源について、十分に考慮されなかった。
・住民生活の一般的な歴史的背景(罹患率は単にその一部分に過ぎない)が十分に考慮されてこなかった。

現在用いられているCHPの思考方法にみられるこの2つの異なった限界は、相互に密接に結びついていて、共通の解決策を必要としている。それは、人間のコミュニティを、パターン化された文脈のもとでニーズを満たそうとする人々の集まりとして理解することである。この後の節で、このことの意

原注1：中国やキューバのような中央集権的政治システムの国は例外であり、CHPで画期的な成功を収めている。これは、変化への動機づけをめぐるこの後の議論の重要性につながる。

味と，それがこれまでの CHP モデルとどのように異なるのか，また，ここで提唱するモデルが地域保健へのアプローチとしていかに有効であるのかを説明する．簡単に表現するために，これを<u>ニーズ/文脈モデル</u>と呼ぼう．

より有効なモデル：パターン化された文脈のもとでニーズを満たす人々

　健康を地域社会のレベルで理解するために，人類学は不健康な状態の測定値やその原因をみるだけでなく，健康や病気が生活様式全体の中にどのように位置づけられているのか，その方法にも注意を向ける．コミュニティのメンバーは，健康であるとはどういう意味なのか，また，どんな行動が「健康的な」人間を作るのかに関して一定の態度を共有している．こうした態度には保健医療専門職とは非常に異なったものが含まれるし，専門職と地域社会とが一緒に取り組むためにはその違いが理解される必要がある．

例 コールフィールドにおける心臓疾患

　オーストラリアのコールフィールドと呼ばれている一帯を所管する公衆衛生局は，高血圧と心臓病がこの地域の大きな問題であることに気づいた．住民の大半は石炭の炭鉱夫とその家族であったが，彼らは教育はほとんど受けておらず，貧困や劣悪な保健医療サービス，安全面に問題があり労働条件が低水準の職場や居住環境のせいで厳しい生活を送っていた．公衆衛生局は，心臓病や脳卒中の原因と影響についての教育プログラムと，運動と栄養のプログラムを実施しはじめた．そして，これらのプログラムのモニターのために人類学者が雇われた．

　2年後，罹患率には変化がなかったが，住民は全体として生存率は高かった．人類学者はこの結果を次のように説明した．この地域の住民には，政府によって不当な扱いを受けた長い歴史があった．少なくとも，彼らはそう感じていた．そのため，地元の役人全体に対する不信感が強かった．一方，彼らはたくましく自立しており，近隣同士の結束の強さや相互扶助に非常に大きなプライドを

もっていた。あまりにも多くの住民が心臓発作や脳卒中で亡くなっていることに気づくと，救急搬送サービスを自助組織として立ち上げ，これらの病気の症状が出るとすぐに病院に搬送できる態勢をとった。その結果，急性期の死亡者は激減した(Higginbotham et al., 2001)。

ニーズを充足する

　第1に，ニーズを充足する人々という表現により，自分たちで選択を重ねながら人々がどのようにして自身の生活上の課題に積極的に取り組んでいるのかが考えやすくなる。この点に関してはCHPのほとんどの主唱者は同意するだろうし，「私たちの考えていることといったいどこが違うのか？」と疑問に思うだろう。その答えは次である。

　CHPは，人々が生活している世界を客観的な現実として捉える。これは実証主義的立場であり，人々は自分の生活環境や自身（と家族の）健康のためにどうしたらよいかをいつも考えているものとされる。CHPはまた，だれもが健康でありたいと願っているから，環境や身体について正しい情報が与えられれば健康に良い選択をするだろうという前提にたっている。しかし，(CHP的思考に沿えば)人々はたいていその選択を誤る。なぜなら，実際には生活環境や健康について必要な情報を十分にはもたないからである。

　いいかえると，人間の行動についてのCHPの捉え方は単純すぎる。健康への願望に加え，状況に対する合理的反応傾向があるから人間の基本特性については多くを知る必要はないという立場である。つまり，人々は客観的状況に対して予測されるように反応していると想定されているのであって，生活上の複雑な必要性のすべてを満たそうとして状況を自分から構築し，あるいは，状況を操作する戦略家であるとは考えられていない。これを決定論モデルと呼ぼう。決定論モデルは，是正された客観的状況はより良い健康状態を導くと考えるから，資源や機会の不足や誤りを探す。つまり，知識，サービス，環境的コントロール，食料，態度，活動などの不足部分を提供することが必要であると考える。高血圧の蔓延は人々がその症状や長期的な悪影響，あるいは原因を知らないからであり，喘息に苦しむのは空気がきれいで良質な住宅のある地域に住めないからであるとするのが，決定論モデルである。

これらとは対照的に，ニーズ/文脈モデルは，人々をニーズの充足のための主体的行為者と位置づけ，彼らの環境を，目的を持った活動の結果の一部であると考える。高血圧者が非常に多いのは，統合された生活スタイルを構成する食生活，働き方や職場環境，余暇時間の過ごし方などが重要なシンボリックな意味をもっており，地位や親密性と密接に関係しているからである。喘息は，人々が苦しんでいる多くの疾患の1つにすぎない。なぜなら，健康的な場所を選べないのはライフスタイルの他の多くの部分と相容れないからであり，また，劣悪な環境で健康を目指して努力しても，それにより現在の限られた安らぎを失うことにしかならないと思っているからである。

　こうした行動のニーズ/文脈モデルの考え方について，2点，注意してほしい。第1点は，決定論モデルとはかなり異なる活動内容になること。第2点は，ニーズ/文脈モデルの応用にあたっては，人間のニーズについての一般的理論からはじめなくてはならないことである。そこでは，生活を構築するための目標が競合しやすく，健康は唯一の目標でも，もっとも重要な目標でもないのである。ニーズの理論についてはさらに後述する。

パターン化された文脈

　人間のニーズと，健康ないし病気との間には固定された関係はない。むしろ，地域の人々が自分の生活を組織化し，自分たちのニーズを充足するためその地で受け入れられる方法を工夫する中からこの関係は形成される。例えば，尊敬を求める方法は場所によって大きく異なり，どのような行動が賞賛に値するのか，地位の獲得にはどれだけの資源があればよいのかについての現地の考え方に左右される。こうした違いは，そこでの生活様式の全体的なパターンの中でのみ理解可能である。

例　メラツス族：避妊，多産，尊敬

　人類学者アンナ・ツィン(Anna Tsing)は，インドネシア山間部に生活するメラツスと呼ばれる部族を調査した。中央政府はすべての部族に対して子供の数を制限するよう指導しており，メラツス族の住む村々にも保健医療従事者を派遣して経口避妊薬を配布させた。各村の一部の男性たち，とくに政治的野心

をもっている男性たちが，この産児制限プログラムの実行に名乗りを上げた。そして，彼らは村人たちにこの錠剤は病気を治す薬だと話し，家族に病人が出たときに配れるよう家に保管した。この反応は保健当局者には不可解であったが，メラツス文化に詳しい人には十分予想のつくことであった。いくつか理由があげられるが，第1に，女性は男性に極端に従属していて，男性はたくさん子供をもうけることで威厳と権力を獲得する。子供を生み育て続けることに女性がときには抵抗することを彼らは知っているが，少ない子供で満足するという考えはこの文化では意味をなさない。もう1つには，村人たちは政府を危険な外部権力とみている。村の男たちは何であれ政府の影響を遠のけることができれば威厳を獲得する。したがって，保健医療従事者の説明と避妊薬を受け入れたふりをすることで，野心的な男たちは力と影響力のあるところをみせつけようとし，政治的ライバルたちを打ち負かそうと思ったのである(Tsing, 1993)。

文脈，意味づけ，変化

　ニーズ/文脈モデルの第2の特性は，健康関連行動とそれが起こる文脈の関係へのアプローチの仕方である。健康に影響を及ぼす人間の行為は，決してそれ単体として考えることはできない。行動する本人にとっての意味づけや目的の観点から理解しなくてはならないし，すでに第3章と第4章でみたように，意味づけや目的は習慣や関連する期待システム全体に応じて異なっている。これは純粋に人類学の見方そのものである。すなわち，人間の行動は，とりまく物質的事実(物理的・社会的環境，生物的特性など)と，行為者によるそうした事実の理解の仕方，そして，ニーズの充足のための事実のもちこまれ方，これらによる複雑な相互作用によって決定されるという立場である。ここでいう行為者による理解の仕方とは，文化的影響だけでなくその人の人生経験とも関係した独特の，非常に複雑なものである。

　より洗練された形においては，CHPも文脈と解釈の重要性を認める。ある特定の健康問題に関して現地の人々の文化的理解を把握し，特定の介入が地域社会の生活様式におよぼすインパクトを研究し，それらを説明するために介入方法を策定することは優れた実践として広く受けとめられている。し

かし，文脈に関する CHP の考え方には 2 つの重要な点が欠落していることが多い。

1 つは，文化的理解の複雑なパターン化というとらえ方である。言語によって大きく影響される人間の習慣，いくつもの意味が相互に関連しあってシステムを構成し，その統合性と継続性が，可能な変化が何であるのかを規定し構造化するといったダイナミズムの理解である。パターンがなければ事柄は意味をなさないし，人々は意味をなさないことは避けるだろう。基本的ニーズの充足にはパターンとの適合性が必要なだけでなく，パターンの統合性を経験するために必要となる意味づけへの欲求自体も基本的ニーズである。

次の例は，低所得層の多いアフリカ系アメリカ人コミュニティのメンバーが，白人の視線に対して皮肉に富んだ理解の仕方を示したものである。彼らには，外部の白人たちが自分たちをどうみているかについて独自の共通理解があった。コミュニティとしての自分たちの存在価値を強めるために，白人たちが彼らに向けていると感じている敬意や理解の欠如を逆手にとっている。

例 白人中心の全国大会への黒人の参加

私は都市部の労働者が多いアフリカ系アメリカ人コミュニティで活動しているが，そこの住民たちは地元政府，州政府，連邦政府の公衆衛生機関など地域支援を目的の一環として設置されている，白人優位の組織の指導者たちから排除されるのに慣れている。住民たちは，自分たちの地域が何を必要としているのかについて，そうした組織から相談があるとは思っていない。しかし最近になって当局の一部の指導者が，この地域で実施しているプロジェクトが失敗していることに気づきはじめた。住民たちが健康，公正，尊敬などについてどう考えているのかを理解していないからであった。全国組織の指導者たちは，いくつかの点について地元住民の考え方を説明してもらうために，この地域に対し 3 名の住民を大規模な全国大会に派遣するよう要請した。後日私は，大会に参加した住民代表の報告集会に出席した。

地元から派遣された 3 名は低所得層の女性であり，みな，この地域での活動歴が長く地域や政治的環境を熟知し，卓越したリーダーシップのスキルを身につけていた。彼女たちの理解では（そして，その理解はまぎれもなく正しかっ

たのだが），全国大会での役割は，黒人であり，かつ，労働者階層であることを代表することであった。彼女たちは地域に戻っての報告会で，大爆笑の中，どんな風に話したり，歩いたり，歓談したのかを再演してみせた。奇妙ななまり，垢抜けしていない振る舞い，誇張した行動など，圧倒的多数の白人の大会参加者が思い描いている人間をその通りに演じたのであった。そして，「私たちは，大受けだったわ」といって報告を結んだ。彼女たちは人種関係のパターンについて自分たちが理解するところを実践したのである。すなわち，自分たちが大会参加の専門家と同じレベルで対等であり，同等の知的能力を有し，尊敬に値すると訴えようとしたとしてもその試みは拒絶されたであろうというのが，このパターンの意味である。結局，この大会への名誉ある参加は人種関係についての彼女らの文化的考えを確認する機会になったと解釈したのである。

　全国大会に参加した白人代表団にしても，彼らの立場からすれば，派遣された3名が何をどのようにしようとも，彼らの文化的価値にしたがって敬意と感謝の意を表することが求められていた。彼らが地域社会の実態について何か有益なことを学んだかどうかは，もちろんはなはだ疑問である。

　もう1つの欠落している要素は，文化パターンが新しい情報を取り組んでいく調整プロセスの理解である。文化は柔軟でなければ，機能しない。この柔軟さ自体もパターンに従うのであり，一定の条件のもとで制約される。

　それでは，文化パターンの考えをもとにはじめよう。この概念を理解する1つの方法は，西洋医学自体が健康と疾患に関する複雑にして高度に統合化された理解のパターンであるという事実に着目することである。この分野だけで訓練を受けた人間は，自分がよく知らない医療実践の価値を評価できない。それを実践している人々の世界観を深く理解しなければ，つまり，世界観を構成するパターンの少なくとも主要な部分を理解できないことには，評価は無理である。メラツス族の例では，避妊対策の普及者は多産と男性権力と政府の関係を理解することが必要であった。

　もう1つ例を示そう。タイでは仏教僧にウイスキーを一瓶ささげ，身体の悪い箇所に口に含んだウイスキーを吹きかけてもらう方法で，苦痛を完治する習慣が現在でも広くみられる。この風習は，信仰システムとしてのタイの民衆仏教について学び，タイ農村の社会組織における僧侶の役割を理解し，

そして，身体や健康や病気をめぐるタイの人々の信仰と医療の諸特性を知れば幾分かは理解されるであろう。しかし，そうした知識があっても，西洋医学の実践者が心底からその治療法を支持し自分でも受け入れるとは思えない。本当に受け入れるためには，保健医療専門職は文化的調整の複雑で秩序性のあるプロセスを経験しなくてはならない。タイの実践が保健医療専門職の世界観の中に意味あるものとなっていく調整プロセスが必要となるからである。

　こうした調整プロセス自体も人間によるパターン化の特性である。急で劇的なものであれ，変化は主に2つの方法で可能となる。パターンに新たな高レベルのカテゴリーを追加する場合と，既存の低レベルの要素を再解釈する場合である。パターン化は言語のようにヒエラルキー的構造，あるいは，<u>組み重ね構造</u>となり，ある特定の行為や表現の意味づけは，そのときのそれらの背景にある大きなカテゴリーによって決定される。

　わかりやすい例で説明すると，多くの文化には<u>からかう</u>という文脈行動の高レベルのカテゴリーがみられる。その文化の人間であれば人々の行動に一定の規則性がみられると，<u>からかう</u>カテゴリーが作動していることに気づく。この理解により，そこでのお互いのやりとりに特別なルールが適用されていることを知る。例えば，<u>通常</u>であれば，真っ赤なうそをいったり，けなし合えば相手を怒らせてしまう。しかし，からかいの文脈ではうそや侮辱こそが現実に求められるのであり，しかもたいていは相互作用の楽しい要素となる。

　第3章で論じた<u>意味づけ</u>の問題をもう一度考えてみよう。文脈と意味づけのヒエラルキー構造は，言語を例にとるとわかりやすい。ある特定の言葉は，それが話される文脈に従って意味づけを変える。<u>シー [siː]</u> という音だけ聞いても，see（みる）なのか sea（海）なのか，それともアルファベットの「<u>C</u>」なのか判断がつかない。さらに，see だとしても，<u>何かを懸念してみるのか</u>，<u>知的に理解するのか</u>，それとも，<u>だれかとロマンティックな関係をもつのか</u>，仕事の会議などでだれかと<u>一緒</u>という意味なのかについての判断となるともっとむずかしい。会話（高度な文脈）のトピックは音で発せられるので，どの解釈が適切であるかがわかる。だから，私は<u>シー [siː]</u> という音を聞いて混乱したことはまずない。なぜなら，音ではなく意味をなす文章の一部として

聞いているからである。

　文脈と意味づけと変化の関係は，文脈を考慮に入れないと説明が困難な，人間の行動について驚くべき結果をまねくことがある。例えば，1つの文化においても頻繁にみられる行為や習慣的思考方法が相互に矛盾することがあるが，それぞれが別の文脈に属しているので人々は矛盾に気づかない。西洋文化では物理や生物学などの科学は受け入れられているが，同時にそれとは矛盾する中世の占星術も信じられている。科学は仕事や子どもの教育などで用いられる考え方で，他方，占星術は友人や家族について不可思議なこと，例えば，なぜ2人が相思相愛なのか，なぜ好きな人に非合理な性格面があるのかといったことを理解するために活用される。

　要するに，それまでの保健実践と矛盾するようであっても新しい実践法が自分の目的に有効であると受けとめれば，人々は新しい方法をすぐにとり入れるのである。そのためには，高レベルでの思考カテゴリーの構築が必要となるかもしれないし，新しい行動，あるいは，矛盾する古い行動，もしくは，その両方を再解釈しなくてはならないかもしれない。ある病気の治療にシャーマン（呪術師）の施術力を信じている人であっても，同じ病気の治療に近代的な薬を使用することをすぐにとり入れる。なぜなら，(a)シャーマンが有するのと同じ力（例えば，邪悪な霊を除去する力）が薬自体に盛り込まれている（新しい行動の再解釈），(b)シャーマンの儀礼は薬の場合と同じ物理的結果を患者の身体にもたらす（古い行動の再解釈），(c)シャーマンはある状況では有効だが，薬はまた別の状況で有効となる（新たな高レベルでの認識区分），からである。

　文化のパターンにはこうした柔軟な適応力が本来的に備わっているのだが，その1つの結果は，新しい考えや行動習慣が文化的レパートリーに追加されるとき，それらと矛盾する古い考えや行動習慣が捨てられることはめったにないということである。単に，他のカテゴリーに格下げ，再分類されるだけである。つまり，コンピューターに新しいソフトウェアをインストールするようなものである。必要なことはどのプログラムを起動させるかの判断であって，パターンは柔軟であるが，その柔軟性はルールに従っている。もう一度言語の例に戻ると，ある言語に新しい考え，言葉，あるいは，方言や

特別な省略法であっても，追加するのは容易だが，基本文法や音素体系(話が音で成立するためのパターン化されたシステム)を変えるのは極めて困難である。

　地域社会のレベルで健康を理解するためには，文化的パターン化とそのプロセスの本質の理解が不可欠である。文化の生活様式が外部からの強大な影響で急激な変容を余儀なくされると，その文化のまとまりは瓦解しはじめ，不安と抑うつをともなう道徳的混乱を広範囲にわたって引き起こす。基本的ニーズについて後述するように，道徳的秩序は基本的ニーズの1つであり，その欠如は身体的・精神的苦痛の源泉となる可能性が高い。

　ニーズの考えと同様に，秩序性のある調整プロセスを特徴とするパターン化された文脈の概念は，CHP の捉え方や実際の応用の仕方に劇的な影響を与える。すべての CHP の行為は，どんな行為のどんな些細な部分もそうであるように，人々の生活の構造化された文脈の中に位置づけられなければならない。そこで，文脈とプロセスを連結させる方法が必要となる。もし連結装置がなければ新しい試みは無視されるか拒絶され，予測できない方法で再解釈され，その解釈方法をめぐって人々が争いはじめ，不安と対立が引き起こされるかもしれない。

　だがこれは，パターン化された文脈という概念を CHP に加えるべきだとする唯一つの理由でもなければ，もっとも強い理由でもない。忘れてならないのは，CHP が適用される可能性が高い地域社会とは急激な歴史的変化によって現在過酷な状況を強いられているところであるということである。自分たちの理解の仕方や行動様式では吸収できない変化にさらされたとき，人々は混乱と苦痛を味わい自暴自棄の生活になりやすい。発展途上国では近代化と呼ばれる現象が外的に強制され，現地の地域がその影響を吸収する能力がないままに，住民の生活様式の再構成が急激な勢いで進行する。第10章でこの種の急激な変化が地域社会の健康に与える影響について詳しい検討を加えるので，ここではニーズの概念に立ち返ってこの考えをもう少し明確にしておく。

人間の基本的ニーズ

　経験豊かな保健医療専門職であれば，人々が病気になる可能性が高くなる方法で日常的に行動していることを知っている。健康を害するリスクがあるとわかっていても，そうした行動をとる。同様に，健康状態を改善し，病気のリスクの軽減する単純なステップを，その効果を知っているにもかかわらず，拒絶することも少なくない。飲酒，喫煙，薬物乱用，無防備なセックス，不健康な食習慣，故意の治療指示違反，危険なスポーツは頻繁にみられるこの種の行動であり，専門職は教育によってコントロールしようとする。しかし，効果ははかばかしくない。だが，私が提案しているように，人々は自分の生活を構成しようとする積極的行為者であると考えれば，健康は人間にとって最高の優先課題とは限らず，同程度かそれ以上に重要な他の優先事項との競合関係にあると結論づけなくてはならない。そこで，人々が健康に関わる決断を下すプロセスを明確にするために，人間の基本的ニーズのモデルを提示する。

　5つの基本的ニーズとは，安全，愛，尊敬，意味づけ，そして，刺激である。最初の4つは，少なくとも過去2,500年の間，優れた哲学者や心理学者によって認識されてきた。プラトン，中世の神秘主義者クレルヴォーの聖ベルナール(St. Bernard of Clairveaux)，ダンテ・アリギエーリ(Dante Alighieri)，そして，近年では心理学者のエリク・エリクソン(Erik Erikson)やアブラハム・マズロー(Abraham Maslow)などの著作で示されている(Kiefer, 1988)。5番目のニーズ，刺激は，人間の進化と心理生理学における私自身の研究から導かれたものである(Kiefer, 2000)。それぞれのニーズについて説明し，健康と健康関連行動との関連性を明らかにしていく。

　安全とは，物質的な意味で自分に壊滅的な出来事が起きないという感情である。生存のために自分が必要とするものをあてにでき，物理的な面での脅威からは自由であると感じる。安全のニーズを満たすには，将来にわたる十分な収入，あるいは，少なくとも衣食住をはじめとする基本的な必要性が将来にわたって確保できなくてはならない。犯罪や怪我，病気や死の脅威から

比較的安全であると感じられる。当該文化の経済的，法制度的システムは，安全のニーズの充足には決定的に重要である。

　愛は，自分がかけがえのない存在であると他者から思われているという感覚をさす。社会的な外向けの姿ではなく，他の人とは違う，あるがままの自分を認めてもらうことである。愛されるとは，したがって，社会的期待の対象としての自分ではなく，自分が受け入れている自分自身が受け入れられていることを意味する。業績や能力に基づかない受容である点で，安全と似ている。どの文化も，だれが，どのように，どの状況下で，愛されるべきかについて期待を形成している。だから，例えば家族や友人から孤立している場合のように，文化的に認められた愛の状況を欠いているのなら，自分でその状況を作り出そうとするだろう。自分は(愛する伴侶と結婚しているのに，あるいは，親や子ども，親しい友人と一緒に暮らしているので)愛されているとわかっていても，愛されていると実感できなければ，急性の欠乏感にさいなまれる(Kiefer, 2000)。

　尊敬は，他者によって自分が社会の一員として評価されているという感覚である。能力，地位，業績などが評価の対象となる。尊敬の意は毎日の社会生活では，言葉づかいや振る舞いの形で，または，好意，贈物，名誉，肩書き，官職，雇用先によって表現される。尊敬を欠くということは失敗した存在であることを意味するから，愛の場合と同様に，人は尊敬を獲得するための状況や人のつながりを求めてかなりのリスクを犯すかもしれない(Bourgois, 1995)。

　意味づけは，人生は偶発的で，意味のない，不公平なものではなく，自分が理解し受け入れているルールに従っているという感情である。宗教や宇宙観のシステム，芸術，文学，演劇，伝説，儀礼を含め，生活は文化によってパターン化された規則性の影響を受けるので，意味づけのニーズは通常は充足されている。人々は習慣的になじんでいる環境や活動に意味を付与するので，そうした環境の変質，あるいは，喪失は，愛の喪失と同じに不安と抑うつをもたらす(Frankl, 1959)。

　刺激は，人間の脳神経システムの極端な感受性と複雑性から生ずるニーズである。イヌ，アシカ，イルカ，クジラ，霊長類など脳の大きい動物と同様

に，人間の行動のほとんどは学習されるのだが，学習するためには環境からの絶え間ない入力がなくてはならない。長い進化の歴史で試されてきた人間の生存方法の結果，私たちは好奇心があり，物事に関心をもち，活動的で，探求的で，疑問をたて，そして観察するようになった。だから，多様性や変化がない状況におかれると，刺激欠乏により急に苦痛を感じる。刑務所の独房を考えてみるとよいだろう。文化は，芸術やスポーツや娯楽の形で無数の刺激を提供している。

過剰生産の産業経済を駆りたてたのは，かなりの程度，楽しむために新製品の供給を求め続ける，刺激に対する渇望であった。未開社会では環境における多様性は少なく，儀礼のサイクル，食事の季節的変化，人間関係におけるライフサイクル上の変化などが刺激の源泉として大きな役割を果たしている。

ニーズと健康

健康は基本的ニーズといえるだろうか。この問いに対しては，それ自体が安全のニーズに含まれるが，私には，健康とは基本的5ニーズを充足する方策であると考える方がわかりやすい。私たちが必要とするのは，基本的ニーズを満たすために有効な能力群である。安全でいるためには，身体的・精神的なはたらきが十分であり，問題を解決し，計画し，自分の身体と環境とを調和の取れた状態にしておく必要がある。愛のニーズの充足には，人間関係に積極的に参加し，ギブアンドテイクができる能力が求められる。他者に対する身体的，情緒的，知的な魅力も重要である。尊敬の獲得には社会において尊重されている役割を遂行する能力が必要で，それにより通常，身体的・精神的有能さが得られる。意味づけの豊富な人生のためには，正義，真実，美の価値を心理的に認識でき，これらの価値のために実際に行動することが物理的にできなくてはならない。入手できる刺激の多様性と質は，どこに行くことができるか，何を行えるのか，あるいは，自分の感覚がどの程度はたらいているのかなど，その人間の身体的・精神的能力にもかなり依存してい

る。

　どの文化も，婚姻関係や友人関係のように承認された人間関係のタイプにおける人々の感情や活動に対しては豊かな意味づけを与えている。よくマッチした二者関係やグループは，物事の軽重，公正と不正，美醜に関してたいていは合意する。人生の現実を解釈し，意味づける作業を互いに助け合う。私は以前日本で，認知症の親を在宅で介護している家族と施設に入所させた家族を比較調査をしたことがある。たいへんな負担にもかかわらず，在宅で介護していた家族の人生満足度が非常に高いのに驚いた。介護役割がもたらす意味や評価は，ストレスや疲労を帳消しにして余りあるものであった。たとえ相手側が理解力を失っていたとしても，関係性はそれ自体が意味を提供する。

　先に紹介したコールフィールドの例で，コミュニティへの帰属意識は，安全，愛，尊敬，意味づけのニーズ充足に寄与していた。住民たちは，外部権力への抵抗によって帰属意識を実際に表現し，その行為が彼らの尊敬と意味づけの感覚を強化した。メラツス族の例では，産児制限の考えに対する男性たちの反対は，彼らにとっての尊敬，安全，意味づけのニーズにもっぱら立脚していた。彼らはこの状況を社会的地位の競い合いに利用したのであり，本心では子どもが多ければ自分の安全に好都合だと考えていて，その意味づけを父性とリーダーシップというメラツス族特有のモデルで行ったことになる。

　高齢者の多くは，自分のまわりの世界が急激に変化しているときに，感覚器官のはたらきや体の自由を失う。その結果，慣れ親しんだことを行う能力や慣れた環境を経験する能力を失ってしまう。虚弱な高齢者が住みなれた生活環境に住み続け，以前と同じようにさまざまな事柄を経験できるように援助することの重要性は，この理由による。会話，食べ物，セックス，スポーツ，娯楽，それに口喧嘩ですら，一緒にすることで刺激の源にもなっているのである。これらのことは，配偶者や親しい友人を亡くすと，高齢者がふさぎこんでしまう理由でもある。

ニーズ間の協働，対立，代替

　次に，5ニーズモデルを健康関連行動の理解に応用するプロセスについて述べる。ただ，その前にこのモデルの3つの別の特性についてみておく。

- 協働：1つのニーズのためだけの行動はほとんどなく，私たちの複雑な活動は一度にいくつかのニーズを満たしている。
- 対立：自分の安全を確かにする行為が尊敬される地位をそこなうとか，その逆のように，ニーズは相互に対立することが多い。
- 代替：ニーズ充足の方法がないときには，他のニーズの充足に通常以上の比重をかける。

協働

　人はたいていの場合，自分の選択や行為がその充足のためであっても当該の特定のニーズ自体を意識することはない。その1つの理由は，人生とはだれの場合であっても同じ時期に，同じ行為でいくつかのニーズを満たす方策からできているからである。うまくいっている結婚や友人関係を考えてみよう。経済的に協力し，困ったときにはお互い同士助けあう夫婦や小グループは，1人だけでいるよりもずっと安全である。既婚であるとか友人がいることは社会一般からみれば尊敬に値するであろうし，相互の助け合いはキャリアや評判の獲得に寄与する。また，まわりにだれかがいることで快適な刺激の機会にもこと欠かない。

対立

　しかしながら，基本的ニーズが相互に対立する状況も多い。安全と尊敬のニーズのためには生活費を稼ぐために1日中働かなければならないが，愛と刺激のニーズのためには仕事の代わりに家族と一緒にいたり友人を訪問するほうがよい。大きな収入を得て食料や住宅，それに尊敬のニーズは満たせて

も，自分の仕事に意味が見出せなければ結局は幸せではないだろう。

　基本的ニーズは健康の維持とも対立することがありうる。保健医療従事者や研究者にとっては，この点の理解は非常に重要である。ニーズと健康が対立する例をいくつかあげてみよう。

　今述べたように，大事な個人的関係はいくつかの基本的ニーズを充足するものである。患者は他の人との関係に少しでも悪影響を与えると思えば，自分の健康上のニーズは二の次にするかもしれない。土壇場で家族の用事ができたために予約時間にあらわれない患者や，愛する家族が自分と同じ習癖があるためそれを変えようとしない患者は少なくないはずである。

　安全に関していえば，将来必要となるのを心配して貯蓄に励み，お金を保健医療サービスに使おうとしない場合もみられる。あるいは，現状でそれなりに安心感があれば転居したり生活条件を変えるよりは，健康的ではない条件のもとであっても現在の生活を継続するであろう。私は以前，ホンジュラスのスラム地区で，住民たちに穴を掘って便所を作るか，泥まみれの通りに側溝を掘るよう説得を試みて失敗したことがある。彼らは土地を不法に占拠していたのだが，衛生的に利用するようになると強制的に立ち退かされるのではないかと心配したのである。これは，現実性のある理にかなった見方であった。

　低所得層の患者の中には，自分に対する保健従医療事者の対応に非常に敏感な人がいるものである。私は自分が関わっている診療所で，通院しなくなったり，看護師にも会わず，指示を守らず，医師の診察も避け，最終的に深刻な結果になったたくさんの患者と会ってきた。彼らは，患者への敬意が診療所のスタッフからは感じられないと思っていたのである。換言すると，敬意を感じること，つまり，尊敬のニーズを満足させるために，健康という目標を追求し安全を得ることをあきらめたのである。

　オーストラリアのコールフィールドにおける心臓病の話に戻るが，これは意味づけと健康という安全の間の対立を示す好例である。この地域の心臓病の高発生率を心配した公衆衛生当局者は，住民を運動と食事の教育のプログラムに勧誘し，失敗した。しかし，住民たちは，問題に危機感をもつやいなや独自の対応に乗り出した。地域にコミュニティ・ホットラインと搬送シス

テムを立ち上げ，心臓発作の徴候があれば住民をすぐに近隣の病院に搬送できるようになった。このおかげで数人の命が救われた。しかし，彼らはなぜ専門的な介入を拒否したのだろうか。

思い出してほしいが，住民たちは外部の行政機関を警戒心と敵意でみていた。また，極力外部の援助によらずに，自分たちの力で問題を解決していくことに大きなプライドをもっていた。当局に協力しなかった場合の損害よりも，協力した場合にこうむる独自の意味づけのシステムへの打撃を深刻に感じたからである。そして，彼らの解決策は実際，意味づけのシステムを強化したのである。

代替

職が不安定で保健医療サービスへのアクセスのない人は，愛や地位や意味づけや刺激といったニーズの充足に必要以上のエネルギーを投入することで，安全の欠如を補おうとするかもしれない。さびしい人は，尊敬をめぐる問題に強い関心を向けるかもしれない。コールフィールドの例は，代替の説明としても有効である。このコミュニティは長い間，安定した収入，安全な仕事場，保健医療サービスや住宅などがもたらしてくれる安心感を剥奪されてきた。彼らの道徳的協働は自尊心と自立を強調することで，部分的には，満たされない他のニーズへの代替となっている。

保健医療専門職にとって，代替の理解は重要である。明らかに危険で，自暴自棄的行動は，基本的ニーズが満たされないいらだち状態の拡大の結果，ニーズ充足の方策がゆがんだ徴候であることが多い。第10章で，意味づけのニーズへのいらだちが社会的関係のパターンの悪化（これを私は，<u>自傷するコミュニティ</u>と呼ぶ）を導く方法について述べる。

ニーズと地域保健調査

次に，<u>ニーズ</u>と<u>パターン化された文脈</u>を組み合わせた考え方を地域保健調査に応用してみよう。保健人類学の実践で，この理論はどのように役立つの

だろうか？　この理論の応用には3通りがある。1つは，現地の生活様式における保健行動の役割を理解すること，2つ目は，健康への社会変化の役割を理解すること，そして，最後に，計画された変化が健康に及ぼすインパクトを理解することである。

ニーズの文脈で健康を評価する

　健康についての実践的な人類学調査は一般に，ある特定の地域でどのような健康問題が広がっているのか，その原因は何かを理解する努力からはじまる。後者はさらに環境的・経済的・遺伝的・文化的な健康影響要因と，行動面の要因とに細分化される。別ないい方をすると，住民の現在の健康状態を説明するために，物理的・経済的条件，遺伝特性，文化的信仰と習慣，そして，個人の行動をその要因として決定する。

　ニーズの理論はいくつかの方法で，これらの問題の理解を助ける。この理論から提起できる問いには，以下があげられる。

- 環境的，経済的，あるいは，文化的/行動的な要因であれ，健康への何らかの特定な影響がみられるとき，この要因は基本的ニーズ全体の充足とどのように関係しているのか？　例えば，多くの貧しい人々が，栄養価の高い食品や薬を購入するのではなく，地域の寺院に寄附をしているとしよう。この場合，「この寄附行動パターンはどのニーズを満たしているのか，また，だれのためなのか？」を考える。あるいは，女性たちが子どもに甘いものを与えすぎていて子どもの歯がひどくなっているが，その一方で子どもの栄養状態はよくないとしよう。このパターンでは，だれがどのニーズを満たそうとしているのか？
- 健康に対するある特定の影響が認められるとき，この要因の背景に，それが1つの構成要素でもある，どのような大きな文脈があるのか？　例えば，地域の住民の中には病気になったとき伝統的な治療師にみてもらい，地元政府の保健巡回サービスを避けている人がいるとしよう。この行動は，(a)伝統についての受けとめ方と感情，(b)政府についての受けとめ方と感情，(c)意味づけと尊敬の探求という複雑な関係を，どの

ように表現しているのだろうか？
・ある共通した健康問題がみられるとき，この健康問題はだれのニーズを満たすことと関係していて，その影響の程度はどのくらいか？　地域の高齢者には高血圧の人が多く，避けることができるのに亡くなる人や後遺症に苦しむ人が出ている。この状態は高齢者たちのニーズに対して，また，村の他の住民のニーズに対して，どんなインパクトがあるのか？寝たきりの高齢者を家族で介護することで尊敬や意味づけを獲得できる場合のように，この健康問題があることによってニーズを満たしている人のいることを忘れてはならない。

健康への社会変化の役割

　地域の保健状況をみるとき，すべてがいつも現状のままであるかのように思うのは，理解を誤らせる。すべてのコミュニティは変化しているし，それによって人々がニーズを満たす方法も影響を受ける。社会的変化は現在，多くの社会で急激なものとなっている。人々の生活の豊かさや安全を向上させる社会変化であっても，健康に対して深刻な問題を作り出すこともある。

　例えば，文化集団によって何十年，何世紀もかけてゆっくりと培われてきた適応パターン，すなわち，住民の基本的ニーズを満足させる習慣が組み込まれたパターンが，急激な社会変化によって根本から変容させられるとしよう。このゆがみは住民たちの基本的ニーズの充足を著しく阻害し，特に意味づけのニーズへの影響は深刻になる。精神的苦痛が急速に蔓延し，意欲の減退，健康的活動の中断，さまざまな形での健康阻害といった症状を呈するようになる。

　社会的変化の文脈でニーズ理論を活用すると，次の問いがたてられる。

・技術革新，経済活動，生活様式，人間関係，基本的考え方において，この地域でのもっとも激しい変化は何であったか？
・こうした変化は，適応やニーズ充足のための昔からのパターンをどのように崩壊させたのか？
・変化の後に，新しいニーズ充足の方策としてどのようなものが形成され

たのか？
・基本的ニーズの充足，特に意味づけのニーズに関して，こうしたすべての変化はどんな影響を与えているのか？
・最近の社会変化への反応としてあらわれた健康関連行動を具体的に理解するには，どうすればよいのか？

計画された変化が健康に及ぼすインパクト

　最近の状況と行動の関係だけでなく健康状態についてもわかっていると，状況や行動の変化を明らかにしようとする際にとても役立つ。いうまでもなく，健康状態を改善しようとしてもそれにより基本的ニーズが未充足のままになるのであれば，他に是正の方法があれば別かもしれないが，あえて変化を起こそうとはしないだろう。例えば，伝統的な産婆さんが妊娠や出産に対応している村で，診療所のサービスに出生前ケア，助産ケアを追加しようとする。まず，ニーズの観点から助産サービスを検討し，診療所でその機能を果たすにはどうしたらよいかを考えるだろう。地域の女性たちは保健巡回サービスや総合病院のスタッフよりも，産婆さんのほうがていねいに敬意をもってみてくれると感じているかもしれない。新しいサービスの利用を拒むかもしれないし，利用してもその後で保健医療サービス側との関係が悪化するかもしれない。
　あるいは，喫煙などのある特定の行動を変えようとするとき，この行動がどのニーズの充足になっているかをまず知ろうとし，次に，喫煙以外での充足方法があるかどうかを考える。若者は喫煙することで仲間から一目おいてもらえるのだろうか（尊敬のニーズ）？　高齢者は喫煙する仲間と一緒の場にいれば快適な刺激を得られ，自分も吸ったほうがよいような場の雰囲気を感じるのだろうか？　そもそもこうしたニーズは，他にどんな方法で満たせるのか？　ニーズの理論を用いて，調査者は次の問いをたてるであろう。

・提案する具体的な変化は，健康以外のニーズに対してはどのようなインパクトを与えるのか？　それにより，逆に充足が阻害されるニーズは何

か？　どうしたら既存の充足方策と適合できるのか？
・その変化によってどの文化的文脈が影響を受けるのか？　家族計画の導入は家族内の権力構造を不安定化するのか？　その答えを得るには，性行為と多産をめぐるシンボリックな意味づけと力関係を理解しなくてはならない。
・ある行動を変える必要性があるとき，ニーズ充足へのそのことの意味合いは何であろうか？　どのような代替方法が，その行動の適応上の機能を果たせるのか？

ニーズ充足戦略の評価方法

　ニーズの理論は，個人のライフスタイルと決定プロセスは文化的・環境的文脈内における個人的ニーズの充足戦略として理解できるという立場にたっている。こうした個人的方策は，ニーズの理論を通常のエスノグラフィク・データに分析的に適用することでおおよそ理解できる。これは，これまでにリストであげた問いを意識しながら，観察とインタビューの内容を解釈する作業である。しかし，個々人にとってのニーズと満足を徹底して完全に理解し，さまざまな社会的な場を比較し継続的に変化を測定するには，ニーズ充足戦略がどの程度機能しているかを評価できる標準化された評価システムが役立つ。本書巻末の付録で，そうしたシステムを紹介している。健康関連行動の理解にニーズ理論を活用しようとする調査者には，このシステムを自分のリサーチ・プロブレムや調査地に適用してもらいたい。付録の内容は，5つのニーズそれぞれについて，私のこれまでの調査で共通して見られた充足例や課題例をリストで示しているので，ニーズの理論をより具体的に理解できる。

第9章 ニーズの理論

> **要約**
>
> 　地域社会や個人における健康行動の理解に用いられている既存のモデルは，人はみな身体的・精神的健康に高い価値をおいており，知識と能力があれば健康な行動と不健康な行動のうち前者を選択するという前提にたっている。本章は健康行動をみるときのもう1つの見方を提示した。すなわち，健康はときにはそれ自体が目的であるが，それ以上に，安全，愛，尊敬，意味づけ，刺激のニーズの充足のための手段であることが多い。これらのニーズは複雑な方法で相互に関連し合っている。充足方法は文化や環境によってパターン化され，文化や環境の変化はそれを分裂させ，結果として健康問題を引き起こす。
>
> 　ニーズの理論は，人がなぜ故意に健康を害する選択をするのかを説明し，地域での保健介入が往々にして意図しない，ときには有害な結果を，なぜまねくかを明らかにする。保健医療調査者は，この理論により，(a)明らかに不健康な行動の背後にある合理的説明を探求でき，それにより当該者のニーズ充足を寸断せずに健康的行動に代替できる方法を提案できる，(b)地域保健介入がニーズ充足に及ぼす影響を予測できるので，当該個人にとっても，地域にとっても，ニーズ充足の習慣的方法への悪影響を最小限にとどめる介入方策を提案できる。

第10章

コミュニティの変化：
希望の理論

本章へのガイド

　この章では，住民たちに共通してみられる健康を阻害する行動や態度をコミュニティが変革していくプロセスのモデルを提示する。このモデルに従えば，不健康なコミュニティとは，急激な社会的・経済的変化が伝統的な文化をゆがめてしまい，住民たちが協働や問題解決に取り組む規範を失ってしまったところとなる。そうした地域では，みなが自分自身の生活に埋没してしまい，余裕をもった思いやりの気持ちで隣人との関係を考えられなくなる。

　このようなコミュニティの全般的な健康状態を改善するためには，住民たちは新しい思考様式を生み出さなくてはならない。協力を支え集団での問題解決のプロセスを導くルールや考えを創出し，みなで共有できるようにする。本章で説明するモデルは，住民が新しい思考方法を身につけ隣人たちと共有できるリーダーシップのスタイルの要点を示す。こうしたプロセスを経て，住民たちが共通の健康問題を理解し，その解決に向けて協力し合い，地域を再生する。

　本書を通して私たちは，健康を，ある特定の生活様式の1つの結果として，すなわち，地域の状況や伝統の中で住民がニーズを満たそうと試みた結果として理解しようとしてきた。また，保健人類学はある特定の地域状況を理解する方法であり，健康を改善しようとする住民を支援するために必要となる知識であると主張してきた。

　この立場の優れた有効性は，ある地域に根づいている生活様式は変化に対して強い抵抗反応を示すという事実をみれば明らかである。変化への抵抗は，深刻な健康問題がすでに生じている場合であっても，あるい

は，ほんのわずかな変化で地域の健康が劇的に改善される場合でもみられる。小さなコミュニティの多くは外部者に対して懐疑的であり，それにはもっともな理由がある。彼らの思考様式や問題解決方法と合わない考えを外部の権力が力に任せて押しつけてくることを歴史的に経験してきたからである。むろん，コミュニティは説得や圧倒的な力の行使など外部からの影響で変わることがある。しかし，そうした変化が住民たちのものの見方や自分たち自身についての理解に適合しなければ，うまくいかないし長続きもしないだろう。もっとも有効な変化とは，自分たちのために自分たちが取り組んでいると住民が感じている場合である。

保健人類学の目標が自らの健康を改善しようとして生活を変える人々を援助することであるなら，ここで提供する理論，すなわち，希望の理論は保健人類学者が必要とする知識の重要な基盤となろう。この理論は，変化を促進するために健康の文脈に関する有効な知識をどのように活用したらよいかを示す。アクション人類学について扱う次章で，変化の促進に関しては詳細を考察するので，ここでは，希望の理論が保健医療関連の人類学的調査活動とどのように結びつくかに焦点をおく。

アノミーと希望喪失状態

私はこれまで15年以上にわたって，低所得者居住地域や農村部において健康や保健医療サービスについて直接的に，また社会科学やジャーナリズムの文献を通して研究してきた。ホンジュラスやニカラグア，そしてカリフォルニアの都市部，タイ，南アフリカ，エクアドル，フィリピンの農村部での社会活動に関連した自分の活動を，私はアクション人類学と考えている。アクション人類学とは，人類学の方法と理解を社会的，政治的変化の達成に応用することを意味する。こうした変化は，人類学者を連帯者として受け入れる地域住民によって共同作業として実行される。

私は，貧困は多くの道筋を介して直接病気を引き起こすという周知の事実

を経験的に確認してきた。しかも，これら道筋(サービスの欠如，劣悪な住宅や衛生状態や栄養状態，大気汚染，劣等な教育，暴力，コミュニティの事柄への無関心)はすでに十分に研究されているが，1つだけまだ残されているものがある。それは，希望喪失の道筋である。

希望喪失の道筋が病気への道筋であるとは，どういうことであろうか。コミュニティの機能の1つは，メンバーが生存に必要なものを確実に得られるようにすることである。しかしこれを，単に食料，住居，基本的保健医療サービス，その他必要物質だけを意味すると解するのは誤りである。近代社会においては，これらを提供するのは比較的容易であるが，人々は生きていくためにそれ以上の多くのものを必要とする。中でも，意味づけと希望が必要である。

人間であることは，苦しむことである。痛みもあれば死もある。そして，日々の生活で意味を失う状態になるときがある。こうした苦しみを乗り越え，世界に生産的に参加するためには，希望の力が必要である。希望がなければ，人は人間性を失う。その状態が起きると，人々は希望をとり戻すことをコミュニティに求めるか，さもなければ自分や他の人々に対して破壊的になる。

希望と意味づけは，密接に関係している。人間の生活は基本的に公平かつ理解可能であると考えることができれば，人は未来を思い描くことができる。そうすれば，現在の自分の苦しみがたとえ軽減されなくても，少なくとも理解できるであろう。物事は大きなまとまった秩序の中にあるという視点にたてば，苦しみを理解することそれ自体が大きな癒しとなる。他の人々に自分の苦しみを認めてもらう能力，つまり，個人的なものであるとともに政治的でもあるとする能力は，苦しみへの意味づけを豊かにし，癒しをもたらしてくれる(Ramphele, 1997)。

この理由により，人間は長期にわたる過酷な苦しみの渦中にあってさえ，働き，互いに助け合い，親しい関係を維持し，満ち足りたときを見出すことができる。健康的な人は竹に似て，人生の最悪の嵐が起きたときには低く身をかがめ，折れることなく耐え忍ぶ。心と身体と精神に対する信じがたい挑戦を切り抜けた人間たちの例は，歴史にはあふれている。

- ナチスによる迫害の時期，何千人ものヨーロッパのユダヤ人は希望を失うことなく，何年間も筆舌に尽くしがたい困難に耐えた。生還した人々の大多数はその後，トラウマ経験にもしっかりと対処でき，人間として立派な人生を送った。
- 1940年代，11万人の日系アメリカ人が土地と資産を没収され，アメリカ政府が自分たちをどうするつもりかわからないままに，過密でみすぼらしい強制収容所に集められた。しかし，収容所での数年間に彼らは根強いコミュニティを作り上げた。そして，第2次世界大戦後に解放されると，多くがこの国において成功した人生を切り開いていった。
- 南アフリカの指導者，ネルソン・マンデラは極めて過酷な条件の刑務所で28年間も過ごした。その間のすべての時間を，人々が自由を獲得するための援助に費やした。1990年に釈放され，ついには人種的に統合された新国家の指導者となった。

　人間の精神の強力な回復力，つまり，今よりも良い状態の将来を思い描きそれを獲得できると信じる能力は，すべての人々がもっている心理特性に由来すると考えられる。これが，<u>希望</u>と呼ばれる心理的スキルである。希望があることで，私たちは苦難を乗り越え，世界に対して生産的に参加できるのである。歴史上の偉大なヒーローとは，たやすく成功を遂げた人々ではなく，このおそるべき精神力を発揮した人々なのである。

　しかしながら，人間の社会にあって人々が希望を失う状況が存在する。そうしたところでは，怒り，不信，恥辱などの感情がはびこり，地域での生活を快適かつ安全にするために住民たちが効果的に協働できない状態がみられる。住民たちが希望を失うと，健全な共生の基盤と考えられる重要なスキルを失っていく。忍耐強く困難に耐える力と，自分や家族，そして近隣住民たちすべての生活を効果的に改善する力量のことである。

　コミュニティにこうしたことが起きると，住民はもう一度希望を取り戻すプロセスを必要とする。そうでなければ，自分自身に対しても他者に対しても破壊的になるであろう。それがある一定のレベルにまで広がってしまうと，希望喪失状態は社会関係の破綻とさらなる希望喪失状態という悪循環に陥る

ことが避けられなくなる。コミュニティを破壊する病理的プロセスの自己運動である。住民たちは相互の孤立，人を傷つける言動，あからさまな暴力の脅威にさらされるようになり，私はこの状態は人間の病気の中でももっとも深刻なものの1つであると考える。

この種のコミュニティ病理学を説明するさまざまな理論は，社会的逸脱に関する文献で提示されている。とりわけエミール・デュルケーム（Emile Durkheim, 1950, 1951）の著作，中でも1893年の『社会学的方法の規準』と1897年の『自殺論』は，社会的関係の破綻が個人やコミュニティの健全性に及ぼす影響に関して以後1世紀にわたり議論を喚起してきた。デュルケームはこうした関係を社会的変化の結果，それまで人々に受け入れられていた社会規範が失効し意味をなさなくなる状態と捉え，有名なアノミー anomie の概念を提起するにいたる。ただ，彼自身はアノミーの概念を体系立って定義してはいない。永続的不満状態，漠然とした不安，失望，無用感など，さまざまな表現を繰り返し用いた。デ・グラツィア（De Grazia, 1949）によると，デュルケームはアノミーに次の3つの基本的な意味，すなわち「苦痛を感じる不安定感または不安，集団からの分離感または集団基準からの孤立感，そして，無意味感または明確な目標の不在感」をおいているという（De Grazia, 1949, p.5）。

自傷するコミュニティの社会関係には，健全な地域ではみられることのない共通したゆがみが2種類みられる。1つは，前章で論じたニーズ充足の代替に関するものであり，もう1つは，広範囲にわたる意味の喪失，つまり，肯定的感情（落ちつき，他者への思いやり，高い自尊心，楽観主義）から否定的感情（不安，怒りと反発，恥辱）へのシフトの結果としての喪失，に関するものである。

充足の代替

どんなに健全なコミュニティであっても，だれでもときによっては，どれかのニーズが満たされない状態に苦しむし，人により苦しみの度合いも異なる。しかし，コミュニティの健全さは，ニーズが完全に満たされないことがときに起きても全体としては人々が充足状態を受け入れている文化システム

と生活様式によって支えられる。安心感を得られる援助，自分が尊敬されていると感じられる社会的地位，そして，他の人から自分が大事に思われていると感じる親密さは，家族や他の社会的ネットワークによって提供されている。

社会的ルールや基本にある考えがはっきりと理解され広く共有されていて，それに従って生活しやすい環境にあれば，意味づけへの人々のニーズは満たされる。刺激のレベルは控えめであっても，コミュニティには芸術，音楽，祭り，会話があり，適度の刺激をめぐって大方の合意がみられる。

急激な社会変化，特に近代化は，この均衡状態を多くの形で混乱させる。新たな技術革新や収入源は，新しいスキルと新しい生活様式を求める。経済的変化はそれまでの社会的活動の形を失効させ，安全，尊敬，愛，意味づけの充足源をおびやかす。先行世代の価値観や習慣は効力を失い，若者たちは何を信じ，いかに行動するかをめぐり混乱に苦しむ。大多数の人々がニーズ，中でも最初の4ニーズ（安全，尊敬，愛，意味づけ）を満たす方策の創出に行き詰まる。そして，これは若者にとってもっとも困難となる。すでに指摘したように，これらのニーズの充足には安定した人間関係と価値観の共有が不可欠だからである。

基本である4領域（安全，尊敬，愛，意味づけ）で充足が得られないと，人々は満たされないニーズを他の形で代替的に満たそうとして自傷的行動をとるようになる。多くの場合，若者は尊敬，安全，愛，意味づけの代替を，刺激に求める。なぜなら，刺激は社会関係が安定していなくても比較的求めやすいからである。あるいは，愛，意味づけ，人望や伝統的役割に基づいた尊敬を得る機会の喪失は，尊敬を得ようとして人々をモノの所有や腕力の誇示へと駆りたてる。どちらの方法も長期間続いてきた安定した社会関係をさらに破壊することになり，暴力行為や不法行為すら横行し，地域は目的のない快楽追求と尊敬を競う悪循環の中心となっていく。

意味づけの喪失

希望喪失状態についてのエミール・デュルケームの著作について，先に言及した。希望喪失状態と私が呼んでいることを理解するために，デュルケー

ムのアノミーの概念に戻ろう。デュルケームは，急激な社会的変化の時期にはコミュニティは行動に関する善悪，適不適，意味の有無の明確な規準を喪失する場合があると考えた。人々は社会的規範の明晰感を失う。そのため，程度の差こそあれ受け入れられている目標に向かって希望をもって取り組む代わりに，不健康な感情や行動をとるようになっていく。抑うつ状態になり目的を失い，仕事や考える力にも支障が生じ，孤立し，薬物乱用や喧嘩などの自己破壊的行動にいたる場合もある。社会一般の規範をあからさまに拒絶する生き方を特徴とする反抗的なカウンター・カルチャー(対抗文化)に居場所を求めるかもしれない。

　アクション人類学者(詳しくは第11章を参照)として私は，地域における希望喪失状態をアノミーの概念に非常に近いものと定義する。希望喪失状態は，社会が満たしてくれると約束したはずのことが，自分の側には責任がないにもかかわらず自分には得られないと感じ，また，その状態に対して何もできない無力さを感じるときに生ずる。その結果は，生産的な関係を築こうとする意欲の喪失，すなわち，自己破壊的で社会に受け入れられない形で表現されるいらだちや悲しみとなる。

　例えば，アメリカの多くのスラムの住民にとって，平等な機会と自己努力を奉じるアメリカ的考えは残酷なジョークである。彼らは，人種，文化，言語，まともな教育の欠如など成功に必要なほぼすべての道筋から排除されていると感じている。学校，職業紹介所，診療所，福祉事務所など，彼らを支援するために存在している公的機関が現実には彼らを定期的に辱め，彼らの生活をそれまで以上に惨めなものにしている。こうした経験が日常化すると，深い孤立感と意味喪失状態に陥り，刹那的生き方と社会の一般的道徳慣習への無関心にいたる。

　アノミー/希望喪失状態の原因に目を向けると，ここでもデュルケームの考えが役立つ。彼は，人が生活する上でよりどころとしてきたルール，特にニーズの充足の仕方を規定していたルールが効力を失ったと感じることがアノミーの原因であると考えた。資産価値の暴落や経済恐慌の場合，その犠牲者はそれまで普通に期待していたことに突然手が届かなくなったと感じる。あるいは，機会や富が急膨張しているときは成功した人々にとってもそれま

での規範は意味のないものに感じられる。現実的可能性を反映しなくなったからである。私が<u>自傷する</u>コミュニティと呼んでいる地域で調査をするとき，希望喪失状態は期待と現実のギャップからも起こるのに気づく。私たちはすべての人に平等な機会を約束するかつてないほどの豊かな社会に暮らしているが，その一方で，極貧で仕事がなく，不十分な教育と危険な物理的環境，さらには全体社会からの蔑視が現実である地域に人々を隔離し，その状態を再生産している。

　不公平感を特徴とする被害者意識だけが，地域の社会規範を崩壊させるだけの怒りやいらだちを生み出すのではないという見方もあるかもしれない。もしそうであれば，規範不在の状態が引き起こす<u>アノミー</u>に言及する必要はない。そこでの人々は単に，唯一知っている方法でいらだちを表現しているだけかもしれない。しかし，全体社会の手による著しい不公正に苦しみながらも，住民が協力的・生産的に，自分たちの間では穏やかに，そして十分に適応できているコミュニティが現実に存在することを思えば，規範が重要であることが理解できよう。

自傷するコミュニティ

　<u>自傷する</u>コミュニティの条件と，健全なコミュニティ，すなわち，<u>自己治癒</u>するコミュニティの条件とを比較対照してみよう。ここで参考にするのは，ホンジュラス，エクアドル，南アフリカ，タイ，北カリフォルニアにおける私自身の調査経験と，アメリカ南部農村部におけるリチャード・コウトー(Richard Couto, 1991)の報告，シカゴの住宅プロジェクトに関するアベ・コトロヴッツ(Abe Kotolowitz, 1991)の研究，ニューヨークの南ブロンクスにおけるジョナサン・コゾル(Jonathan Kozol, 1995)の研究，東ヨーロッパのユダヤ人村落に関するマーク・ズボロフスキー(Mark Zborowski)とエレイン・ヘルツォーク(Elaine Herzog, 1962)の研究，エリヤ・アンダーソン(Elijah Anderson, 1990)によるフィラデルフィア黒人居住区の研究，そして，東ハーレムやエルサルバドルにおけるフィリップ・ブルゴワ(Philippe

Bourgois, 1995)の研究などである。

　大都市中心部に見られる数多くの自傷するコミュニティは，アメリカにおいて過去50年に形成されてきたものである。社会階層と人種を組み合わせた一種の地理的選別プロセスの結果であり，現在まで続いている。成功した家族はこうしたエリアから転出していき，地域環境が悪化し安く暮らせるようになると低所得層の家族が流入してくる。最後には，「問題」家族で暮らす人種的マイノリティが高密度で集住するようになる。「問題」家族とは，一人親か，両親の関係が悪く，また，大人たちが社会的スキルや仕事のスキルをもたず失業中か不安的な一時雇用のため情緒的にも身体的にも健全な状態にない人たちで構成される。

　1960年代以降，こうした同じ地域で薬物やアルコールへの依存率と暴力の発生率が高まる傾向がみられた。そのため安定し成功した家族の流出が加速し，地域の社会的・経済的生活は下降傾向が持続化していった。通りは安全ではなくなり，近隣の住民たちは相互に疑い深くなり，お互い同士ではめったに話さなくなった。そして，優劣を競い合う手段として腕力の強さや危険をかえりみない無茶な行動を特徴とする若者たちのストリート・カルチャー（街頭文化）が発展した。そして，年長世代と若者との関係は悪化していった。年長世代が理解し，従ってきた規範や価値観が若者たちには意味をなさなくなったり，その逆が起きたためである。若者たちはまわりの年長者たちを愚か者とみるようになり，年長者たちは若い人たちの身なり，音楽，言葉づかい，特有の癖におどろかされショックを受ける。この意味で，ドラッグ（薬物）を分岐点としてその前と後とでは世代間に<u>文化的ギャップ</u>があるといえよう。

　いうまでもなく，経済的プロセスと社会的・文化的プロセスの間には密接なつながりがある。それなりに安定していた非熟練職がなくなり，近隣の学校や公的施設が荒れ，見まわり活動が衰退すると，若者たちは薬物売買や犯罪といったてっとり早い稼ぎにますます魅せられていく。

　このような自傷するコミュニティにあっても，社会関係を癒し，もっとも困窮している人々に希望を与えようとして奮闘している個人や組織や団体は必ず存在する。教会，地方自治体のプロジェクト，近隣住民による自発的自助グループ，公衆衛生や福祉の従事者，協力や思いやりに高い価値をおく個々

の住民などがその例である。これらは，コミュニティの<u>ソーシャル・キャピタル</u>と総称できよう。しかし，希望喪失状態や無意味感を引き起こす諸力が，ソーシャル・キャピタルである個人や団体の総努力を上回っている限り，地域は自傷の連鎖から逃れられない。

　自傷するコミュニティにおける希望喪失状態の雰囲気は，近隣同士，個人と公的機関との間での日常的なやりとりの質によって再強化され拡大する。希望レベルの低い人は他の人たちからはほとんど何も期待しないだろうし，自分の振る舞いによってその意味を伝えるだろう。つまり，信頼や好奇心よりも猜疑心と自己防衛の気持ちをあらわす。その結果は予言の自己成就となり，他人から信用されていないと感じれば自分も彼らを信用しないし，そのように振る舞う。これは断ち切ることのむずかしいプロセスであり，それにはいくつか理由がある。例えば，ローウィ（Rowe, 1999）によると，ホームレスの中には，他の人々（特にソーシャルワーカー）との関係を頭から信用しない人たちがいる。彼らは，自分たちを助けようとしてくれる人々に「わかった上でだまされている」ことを喜んでいる。換言すると，彼らは自分たちがもっている唯一の力を使う。つまり，どんな計画にも協力を拒む力，あるいは，自分たちの条件に合わないどんな提供物であっても受け入れる力である。こうした状況下では，自傷するコミュニティにおいてできる限りの援助のために誠心誠意努力した人たちは燃えつき，失望し，援助活動から離れるか一時的に離脱する。

　こうしたときには，個人が集まって小さな協力グループを10～20程度，特に若者の間で立ち上げる。グループは2つの原則に基づく。1つは誠実さと信頼の共有，もう1つはあらゆる種類の外的なコントロールに対する抵抗の態度である。若者たちは小さなカウンター・カルチャーの徒党を組み，学校，法秩序，あるいは，一般に年長者がもっている価値観といった大人たちの世界に抵抗しようとするだろう。若者たちのギャング行動の大半は，音楽やエンターテイメント（逆説的だが，この世界は抑圧的な全体社会によってコントロールされている）と同様に，この観点から理解することができる。アンダーソン（Anderson, 1990）によるフィラデルフィア黒人居住地域における社会的変化の研究もこの現象を記録している。かつて「賢い長老」として尊

敬され，礼儀正しさや助け合いなどのコミュニティ規範を実践させる上で大事な役割を担っていた高齢者たちは，若者たちからは，今ではまったく関係のない価値システムや世界観のもち主とみられている。私も同様のことを近年，南バークレーで経験した。

自己治癒するコミュニティ

　自傷するコミュニティのこれらの条件と，自己治癒するコミュニティの条件との比較は，有益である。自己治癒するコミュニティを研究するにつれ，私はそれらのすべてに，協力と希望創造のプロセスを発見した。
　彼らは自分たち独自の信念を発展させていた。抑圧者側が彼らをみる見方とは別の，それをしのぐ方法で自分たちについて考える。これは，宗教に基づくときもあれば，独自の歴史や文化をよりどころにするときもある。地域に密着したこうした信念は，その地域の特別な生活経験に意味を付与する。そして，相互の協力を尊ぶ行動規範を導き，相互の尊敬をもとに結束する。
　このもう1つの選択肢はマイノリティに特徴的な信念と儀礼システムで，東ヨーロッパのユダヤ人居住区におけるユダヤ教(Zborowski & Herzong, 1962)，グアテマラ農村部におけるマヤの伝統(Benitex, 1992)，あるいは，アメリカ南部農村部の黒人集落にみられる市民的自尊心の手作りの伝統(Couto, 1991)など，広くみられるものである。この種のコミュニティの研究により明らかになったことがある。敵対的な環境の中にあって若者を教育し，貧しく保護を必要とする人々に住居を提供し，継続的攻撃から資産と価値を守るなど，困難な状況に立ち向かうコミュニティの努力が，意味づけと協力の基盤を形成しているということである。都市部貧困層へのマルクス主義の絶大なる影響は，この観点から理解できるであろう。マルクスは初期産業社会における労働者階級の苦難を，当事者たちが理解できる方法で説明し，困窮した地域における連帯の新規範の基盤を創造した。
　自己治癒するコミュニティでは人々は互いを，また，自分自身を潜在的な搾取者としてではなく抑圧の経験を共有する人間，つまり，兄弟姉妹とし

てみる傾向がある。共感と思いやりがそうした経験から生起する。あたかも共有経験そのものが独自のマイクロ文化を発展させ，相互の尊敬，保護，思いやりの規範の基盤を提供しているかのようである。ジェニー・スキナー(Janey Skinner, 2003)は，薬物犯罪組織，地元の武装集団，反政府ゲリラ，国軍の圧制におかれたコロンビアにおける平和コミュニティを調査し，何か月もかけてエートス(ある集団に共有されている倫理的姿勢)が発展する様子を実際に記録した。

相互援助は，人々が互いに対していだく期待，つまり，自分たちを敬意の念で認め大事に接してくれることへの期待から自然に生まれる。その結果は情緒的に健康な社会生活だけではなく，平均的に高いレベルの自尊心と希望をもつ人々である。自己治癒するコミュニティの範囲は狭いため，質を異にする全体社会との境界線は，いうまでもないが，問題である。協力の価値観はコミュニティ内においては希望を実感のあるものにしていくが，通常，私たち(メンバーである人々)と彼ら(コミュニティの外の人々)の明確な一線を前提にしている。第9章のコールフィールドの人々の例を思い出してほしい。彼らは緊急時の救急サービスを改善しようとして互いに協力したのだが，心臓病発生率を軽減しようとする外部当局者たちとの協力は断固拒否した。この問題については，コミュニティの変化の方向性と調査者の役割を論ずる際に，再度とりあげる。

コミュニティ・エンパワメントのプロセス

現実的な結果に関心をもつ保健医療調査者には，自傷する地域を自己治癒する地域へと質的に変化させることができるかどうか，できるとすればその方法が何であるかが重要な問題となる。ここでも，デュルケムの理論が有益な示唆に富む。アノミー/希望喪失状態の地域に直面したとき，アクション志向の人類学者はその状況を変える具体的方法を検討する。当該地域が現在のプロセスを逆転し，住民が帰属意識と意味づけを実感できる規範群を獲得できるよう支援しようとする。そうすれば，社会病理的現実は軽減する。

ここで重要となるのが<u>エンパワーメント</u>とか<u>力量開発</u>と呼ばれている変化に向けてのコミュニティの組織化プロセスであり，この点についての研究報告はおおむねデュルケームの理論を支持している。

コミュニティ・エンパワメントの仕事は一般に，住民たちがそれまでよりも互いの意思疎通をよくできるように援助することからはじまる。新しいコミュニケーションのプロセスには2つの特徴があり，(a)住民たちに共有されている見方，感情，ニーズに焦点をおくこと，そして，(b)だれも排除せず，すべての人を平等に扱い敬意を示す。この民主的なプロセスをとることで，最初に変える必要のあるのは何であるのかに関して地域は何らかの合意を得ようと試みる。

何らかの合意が成立すれば，いくつかの新しいことが起きはじめる。

1. 人々は共通の目標設定，方策の検討，自分たち全体に利益のある仕事の実行に向かって協働しはじめる。
2. 互いに敬意を持ちながら一緒に働く時間をすごしていくと，徐々に互いに相手を理解し，信頼し，共通の関心事について話すようになる。そして，自分たちは思っていたほど互いに違っていないことに気づき，警戒する必要がなくなる。信頼と友情が育つにつれ，彼らは意識することなく多くのことについて合意しはじめる。いいかえると，新しい規範，つまり，コミュニティの住民の現実の生活に調和する規範が形成されはじめる。
3. 共通目標の達成努力は，人々に協力の成果を経験する機会を提供する。この結果，協力は規範としてこの集団の中で再強化される。
4. 協力と共有できる信念と価値観が少しずつあらわれてくると，<u>アノミー／希望喪失状態</u>は徐々に後退する。参加者たちを仮に活動家と呼ぶとすれば，彼らの自尊心は改善され生活を楽しむ余裕が生まれる。
5. 活動家たちの仕事をみて，コミュニティの他の人々も彼らが満足げであることに気づきはじめる。傍観者の中から，新たに活動に参加し，新しい規範を学習し，地域のほかの人々にそれを広めていく人たちがあらわれる。興味深いことには，コミュニティ活動主義はこの方法で何年もの

間継続する場合が多く，しかも活動家たちが当初解決を意図した問題を実際には解決できなくても活動は続いていく。協働する共通の対象をもつという単純なことが実は大きな成果をもたらすのであり，それにより成功しなくても活動自体は継続していく。

　これらのことは，いくつかの点でデュルケームのアノミー理論の有効性を示している。第1に，急激な社会変化がみられるとき，人々の期待と経験される現実のギャップから引き起こされる混乱や悲しみの実態に注意を払い理解すべきということ。第2に，そうした地域における病気や不協和の徴候，つまり，疎外と希望喪失状態がもたらす徴候に注意を払うべきということ。第3には，当該地域の差し迫った現実にしっかりと対応できる新たな規範形成を援助することで，この状況を治癒する道筋を見出すべきということである。

人々が自分自身をより良く理解できるよう援助する

　人類学者が，肯定的な変化を導く方法でコミュニティの現状理解を支援しないのであれば，そのコミュニティにとって彼らの仕事には実践的な活用価値はないに等しい。援助に関心があれば（それ以外に，地域保健を研究する理由があるのだろうか？），私たちは自分の好奇心を満足させるだけでなく，自分の調査結果を対象の人々が必要とする情報の形にしなくてはならない。自然主義理論としての知識に従えば，これこそ社会科学の存在意義であり，優れた理論は研究対象となった人々にとっても理解でき，意味をなすものである。

　自然主義理論としての知識は，理論の検証を単にその論理的パワーや事実との整合性の見事さに求めない。理論の絶対的妥当性を検証するために調査を行うのではない。そうではなく，解決しようとする問題について有効な直観を構成したりそれを洗練するために，理論をツールとして活用する。だから，本書が提唱するニーズの理論や希望の理論はこの立場に基づいている。この点を明らかにするために，コミュニティの変化に関するもう1つの理論の概略を示そう。この理論は，ある特定の地域においては希望の理論よりも

有効な結果をもたらすかもしれない。

コミュニティ変化の代替理論：ストリート・マルクス主義

　私は低所得層が居住する地域でこれまでさまざまな人たちと一緒に活動してきたが，彼らは自分たちの状況の記述の仕方として希望の理論を拒否している。第1に，彼らは，私がごく単純なことを非常に複雑であるかのように扱っていると主張する。貧しい人々は孤立した状況で自分の生活だけを見れば無力に感じる。しかし，共通の問題に一致して対決するように導く指導者がいれば，効果的に行動できることを認識し，実践する。これが事実であるという。正義と善悪が何であるかはだれもがすでに知っているので，必要なことは行動に向けた人々の組織化の方法を明示するだけであると彼らは主張する。社会への完全参加とほどほどの豊かさへの権利が，人々の行動に正当性を与えるという立場である。

　第2には，彼らはデュルケームの分析は批判すべき対象を間違えていると指摘する。富裕層や支配層による不公正な行いに焦点をおかずに，貧しい人々が無知ゆえに自分たちで問題を引き起こしているかのような説明になっているという。実際，貧困層の人々は自分たちの地域の問題の原因が富裕層の支配する制度にあることを知っているという。また，無知な貧困層というこの種の捉え方は，上流階級が支配するマスメディアによって一般大衆に伝えられ強化されていると主張するであろう。ゲットーの住民たちが怒りを互いに向け合うのは，無知のせいではなく，やり場のないいらだちと本当の圧制者に対抗できない無力さのためである。彼らにいわせれば，抑圧された地域が平和的であるのは怒りが爆発するところまでまだ苦しんでいないからである。その証拠として，平和的な組織活動だけでなく，必要となれば進んで暴力に訴えることで圧制状況を軽減した事例をいくらでも示すであろう (Katz, 1989)。

　低所得層のコミュニティに住む私の多くの友人たちにとって，貧しい個人についてのデュルケームの見解自体が屈辱的なのであろう。貧困者の大半は習慣の奴隷的模倣者にすぎず，自分たち自身の目標，つまり，自分たちの生活を改善するための目標を設定する想像力も意思ももち合わせていないこと

になる。さらに悪いことには，希望の理論は社会的良心という考えは幻想であるといっているようなものだという。コミュニティ改革者たちは，自分の出身社会階層に規定されていることに無自覚なうえ，人間の平等や尊厳といった普遍的理念に従っているという幻想に苦しむことになると批判する。

　労働者階級に属する私の友人たちは，こうしたストリート分析（街頭現実の分析）が社会科学おけるマルクス主義の伝統に多くを負っていることを知っている。その起源がどうであれ，説得力をもつ主張であり，無数の貧困コミュニティにおける多数の住民の個人的経験と共鳴する。この立場は，個別の小さなコミュニティに限定された規範でもなく，支配階級に限定された規範でもなく，そのどちらをも超えたところでの普遍的な価値を求め，圧制に抵抗する個人の行為を示唆する。正義と人間の尊厳の直観的理解に基づき，責任と行為を積極的に結びつける個人と社会の関係のあり方を提示する。最後に，全体社会の自己利益は，搾取されている人々による底辺からの暴力の脅威によってチェックされるという事実とも符合する。

人々が変わるために理論を活用する

　コミュニティの変化に関する2つの理論，希望の理論とストリート・マルクス主義の理論をみてみよう。健康状態を改善しようとするコミュニティを援助する上で，それぞれがどのように有効であるかを想像してみよう。本書で提示している知識の生成モデルにそって，ここでは，コミュニティの変化に関する直観の構成部分を特定化，明確化するために理論がどのように役立つかを問いをたててみる。また，比較のための事例を見極めるために理論をどのように活用するかを考えてみよう。

希望の理論

　希望の理論の場合には，次の5種の問いをたてることで，コミュニティ変化についての私たちの直観の構成部分を形作ることができる。

1. 現地の文化で対立，混乱，絶望はどこでみられるのか？　だれがだれと，何をめぐって仲たがいをしているのか？　望ましい結果をもたらさないのに，そうしたところで人々はどんな方策を用いているのか？　不幸せに感じて混乱している人はだれなのか，また，何についてそう感じているのか？　協力し合うのはだれにとっても有益であるのがわかっていながら，何が協力を妨げているのか？　対立や絶望はどのように表現されるのか？
2. 希望や融和は，どこでみられるのか？　だれが，いかなる信念あるいは問題について合意しているのか？　みなが誇りに思っているのは何か？　一緒にすることで皆が楽しんでいるのは何か？　それをなしとげるために協力して取り組む課題は何か，また，どのように作業をするのか？　仲たがいを解決できるのはだれか，また，どんな方法によってか？
3. 地域でのオピニオン・リーダーや仕事でのリーダーはだれか？　援助や助言を求めて人々はだれのところに行くのか？　彼らはどのように機能し，何を信じているのか？　上手に希望を増進させることができるのか，できないか？
4. 希望の増進や，逆にその破壊に関係するのは，技術革新，経済，環境，文化のどのような変化なのか？　仕事，家族，地域，学習，宗教，余暇，健康に何が起きたのか，それが住民のモラール（意欲・態度）に及ぼした影響は何か？
5. 現状を改善するためにコミュニティはどのような努力や，取り組みをしたのか？　そうした試みは客観的状況や活動家のモラールの両方にどのような影響を与えたのか？　だれがそうした取り組みに参加したのか，その理由は何であったのか？

2つ目の探求課題である比較のための事例の特定に関して，<u>希望の理論</u>は次の問題や問いを提示する。

1. <u>混乱，絶望している個人の事例</u>。何の問題に関して人々は混乱，希望喪失，苦痛をあらわしているのか？　混乱や絶望の状態そのものは通常，苦し

んでいる側が問題の説明を明確にできない状態を示す点に注意する。10代の女性が「私の親は厳格すぎて，私のニーズを理解しようとしない」というのに対して，親の方は「娘は，タバコを吸ったり，セクシーな格好をしたり，男の子とふらついている友達をまねたがっている」というかもしれない。この場合，根底にある問題は，親が反対する品物を子どもが買いたがるようにはたらきかけるテレビを使ったマーケティングの新しい形態なのかもしれない。

2. 個人とグループの間の対立の事例。若者と高齢者，富める者と貧しい者，男性と女性，異なる宗教，職業，政治集団，コミュニティと外部者/行政当局者。こうした対立で問題となる価値は何か？　地域の生活には，それはどのような影響をおよぼすのか？
3. 近隣住民の結びつきを阻害する孤立や回避の事例。親しみのあるやりとりをむずかしくしているのは何か？
4. 文化的環境における特定の具体的変化の事例。新しいテクノロジーから新しい種類の仕事，新しい法律，新種の食べ物，新しい知識，リーダーシップの交代まで。人々はこうしたものをどのように利用するのか？　それについてどのように話すのか？　生活にはどんな影響を与えるのか？

ストリート・マルクス主義の理論

　コミュニティの変化との関連でストリート・マルクス主義の理論についても，同じ作業をしよう。この理論によれば，コミュニティは自分たちの権利を剥奪している不公平な現実を理解し，そうした不平等に対して対決し変革するために組織化する方法をもてば，人々は行動に立ち上がるとされる。
　この考えに基づく直観の構成部分は何であろうか。

1. もっとも明白な指標は，外部者がコミュニティの人々を現実にどのように扱っているかを，肯定的か否定的かに分類することだろう。教育，職業，住宅，保健医療サービス，銀行融資，議会などの影響下における機会配分の違いを明示するものが対象となる。実際に役立つには，データ

は具体的で特定のものでなくてはならない。結果の違いだけでなく，アクセスの差異も示す必要がある。コミュニティの住民に対して平等な権利を否定あるいは授与することに影響を及ぼすどんな特別な行動を，どのような個人や団体がとっているのか？　境界を越えたやりとりを確認する重要な方法は，1つには，周辺領域における社会的・政治的・経済的活動など多様な種類の活動にだれが(コミュニティのメンバーか，それともメンバー以外か)参加するかをみることである。地域の代表が入っていなければ，この理論が支持されたことになる。
2. 外部者がコミュニティをどうみているか，そのイメージに関するデータを収集したくなるかもしれない。外部者が地域についてどのように記述したり語っているかをみれば，人ははっきりとした否定的な態度をもつようになる。当然，否定的ステレオタイプを発信する特定の個人，団体，状況を個別に把握する必要がある。
3. この理論が提起するもう1つの不平等の形は，不平等状態を軽減しようとするコミュニティのメンバー(とその連帯者たち)による協力的努力の結果である。どのような状況下で，そうした努力は実を結ぶのか，それとも，失敗するのか？　いずれにしてもその理由は何か？　だれがリーダーで，だれが途中参加者なのか？　どのようなリーダーシップのスタイルが有効なのか？　コミュニティのモラールや全体的な協力状況の観点にたつと，結果はどうだったか？

ストリート・マルクス主義の理論での事例比較のための対象選定にあたり，以下の点についてのデータ収集が望まれる。

1. 個人レベルであれ，集団としてであれ，コミュニティのメンバーと外部者との現実のやりとり。実際のやりとり(就職応募，受診時，援助の要請など)にどの程度の差別がみられるのか？
2. コミュニティの人々や他の人々が必要とする資源にアクセスするのを規制する法律や慣習的実態。それらは公平か否か？
3. コミュニティの健全さを示す政治的，および，その他の協力的行動の実

例
4. コミュニティの人々の権利を支持し,あるいは,それに反対する個人と団体

いうまでもなく,コミュニティの変化に関する理論やその達成方法を示すモデルは他にもたくさんある。外部から資源を当該コミュニティにもちこむ必要性を強調するモデルもあれば,類似した問題をかかえるコミュニティが連帯し協力体制を構築する必要性を訴えるモデルもある。これらは地元の条件を左右する決定権限をもつ政治主体が遠く離れたところにある場合に,そこに影響力を行使するための方策である。私は,すべての社会的真実は空間的にも時間的にも限定されるという立場をとるが,人類学者が自分の調査したコミュニティを超えた射程をもつ,変化の方向性を有する計画プロジェクトにかかわるべきではないとする理由はないと考える。むしろ,調査のためにもっとも有効な直観を求めて,ありとあらゆる理論を検討することを強く薦めたい。

要約

　保健人類学者はコミュニティにおいて，人々が行動か環境，あるいは，その両方を変えるのを援助することを目標に活動する場合が多い。これが非常に困難であることは経験から歴然としているが，希望の理論はコミュニティが共通の問題を解決できるモデルを提供する。この理論によると，問題をかかえたコミュニティでは急激な社会変化が，意味づけや行動の期待と規準を支えていた安定的基盤を崩壊させる結果，住民たちはお互いを信用できなくなり，将来を信じることもできなくなり，共通の利益のために協力も実践できなくなる。ある一定の条件下では，コミュニティ・エンパワメントのプロセスが信頼と希望のこうした喪失状態を癒しはじめる。それは，強力なリーダーシップをもつ小さな集団の活動がコミュニティでの協力を支える新しい規範を確立し，徐々に新規範を周辺の地域住民に広げていくプロセスである。

　希望の理論において，保健人類学者は，援助行動と情報の交換が増加し，不信と相互の傷つけ合いが減少し，コミュニティの人々の間で希望と信頼が強く表現されているプロセスを細心の注意を払って探さなければならない。

　希望の理論はコミュニティの変化を志向するもう1つのモデルである，ストリート・マルクス主義の理論と対比される。これは，コミュニティの住民が自分たちの健全な生活に必要な資源(職業や収入，インフラ，住宅，教育，公共サービス，住民参加の意思決定)に対して，自分たちによるコントロールを強化することが，変化のメカニズムであるという理論である。アメリカ都市部の疲弊したコミュニティでは，ストリート・マルクス主義は住民たちにとって親しみやすく説得力をもつモデルになっている。

第11章 アクション人類学

本章へのガイド

　この章では，アクション人類学と呼ばれる特別なタイプの調査について説明する。このタイプの研究では，調査者の役割はただ単に地域での生活を観察し分析するのではなく，地域の変革主体者とパートナーシップを組み，彼らが自分たちのために設定した目標を達成できるよう支援するものとなる。

　アクション人類学は，私たちの多くが訓練を受けたアカデミックな調査とは大きく異なる。なぜなら，調査者には一緒に仕事をする地域の変革主体者たちの価値観を受け入れることが要請されるからである。これは多くの場合，パートナーたちが実現しようとしている変革に抵抗する勢力に対して，反対する立場をとることになる。

　アクション人類学は，本書の第1章から第4章で概要を示した自然主義的理論としての知識と完全に調和する。この実践において調査者は，調査対象の人々と対等の関係で行動し，役立つ結果を求め，獲得した知識をその地域の人々の手にゆだねる。しかし，より効果的であるためには，アクション人類学者は知識の収集や分析のスキルに加え，リーダーシップのスキルも活用しなくてはならないだろう。したがって，自発的組織は課題を達成するためにどのように機能するのかについてある程度の理解が必要となり，住民を指導し変革を実現する方法を現地のパートナーたちが適切に判断できるように支援できなくてはならない。

　本章では，社会的変化に向けた自発的協力のプロセスについて述べ，ついで，アクション人類学がこのプロセスにどのように貢献できるかを説明する。

コミュニティ実践としての調査

　健康はそれ自体が人間社会の目標であるから，どのような知識理論に依拠するにせよ，コミュニティの健康に関する調査はつねに実践的な目的をもつ。自然主義理論としての知識は，真実は<u>有用性</u>の問題であるという<u>立場</u>にたつ。人類学的調査の有用性は本書の主要テーマの1つであるが，有用性の概念は人間の世界では決して単純ではない。これにはいくつか理由がある。

1. 有用性は立場によって異なった意味になる。クモの巣はクモには有用であっても，ハエにはそうでない。巧みな広告は販売員には有用かもしれないが，そのせいで私は役にたたないものを買ってしまうかもしれない。
2. あるものが使われるようになるには，最初にその有用性を教えてもらわなければならない。例えば，携帯電話や電子メールについてはじめは懐疑的だった人々が，今や仕事や自分の生活で手放せなくなっている。
3. 1つのことをすれば，何かを諦めることになる。自転車の購入費かパソコンの修理代のいずれかには十分であるが，持ち金では両方は無理だったりする。読書に時間を使えば，ギターの練習は断念するしかない。

　知識の有用性をめぐるさまざまな立場を明確にしておくことは，地域保健実践（CHP）では極めて重要である。CHPは健康増進と疾病予防を目的とし，そのためには地域の人々が慣れ親しんでいる思考様式，生活様式を変えることが必要となる。保健医療専門職と地域住民との協力が不可欠であるが，協力が成立するには何が有用であり，何が重要であるかに関して両者が合意しなくてはならない。住民の生活への変化が永続的であるためには，保健医療調査者は彼らのニーズを理解するだけでなく，彼らが暮らし方のある部分を変えたくなるような新しい視点を提示することで援助しなくてはならない。
　本章は保健医療専門職とコミュニティとの協力を達成するプロセスについてであり，<u>ニーズの理論</u>（第9章）と<u>希望の理論</u>（第10章）に基づく。したがって，健康はそれ自体が目標であるだけでなく，コミュニティの生活という文

脈で基本ニーズを充足する方法でもあると考える。いいかえると，健康状態を改善しようとする戦いは，安全で，尊敬され，愛されているという感情，そして，人生は意味があり楽しいものであるという受けとめ方を強化，促進させなくてはならず，決してそれをそこなうものであってはならない。保健医療調査者が主導する実践的行為は何であれこうした目標を支持しなくてはならないが，それがすべてではない。調査者とコミュニティとの関係が，こうした目標を包含していなくてはならない。住民たちの自尊心や意味づけに干渉する調査者は，健康のためどのような目標をたてようともそれに反する活動をしていることになるのである。

エンパワメントのプロセス

第10章で，自傷するコミュニティが問題を解決しようとする集団的行為によってどのように自己治癒するかを論じた。住民たちが連帯して共通の問題を論じ，計画をたて，問題解決の行動を起こすとき，次のようなことが生じる。

1. コミュニティのメンバーは，自分が1人だけではなく，地域には自分と同じ思いの人がたくさんいることを知る。これ自体が，エンパワーメントの経験である。
2. 一緒の活動を経験するにつれ，以前にもまして互いを信頼するようになる。それぞれが他のメンバーの支援や友情をありがたく思うようになる。
3. 意味ある活動を計画し実行することの成功体験が心地よいものになっていく。その結果，思っていた以上に自分たちには力があり，影響力を行使できるスキルもあることを認識する。
4. 彼らの価値観も変わりはじめる。皆にとってのコミュニティの健全さが重要性を増し，自己利益的関心はさほど重要ではなくなる。
5. 多くの場合，生活は住民たちにとってより満ち足りたものとなり，それまでよりも健康的になる。なぜなら，協働行為が尊敬，愛，意味づけ，刺激，そしてときには安全まで含め，基本ニーズの多くを充足するからである。

これが，エンパワメントという用語の意味するところである。
　注意が必要なのは，エンパワメントのプロセスが成功するためにはコミュニティの活動的メンバーがこのプロセスを，外部者に指示されて行うのではなく，自分や自分の近隣者のために自らが中心となって行っているものとして経験しなくてはならないということである。だから最初に，自分たちのために地域の何を変える必要があるのかに関して共通理解を得なくてはならない。そうすれば，計画を実行するために必要となる事柄についてお互いに学びあうようになる。
　エンパワメントのこのプロセスを開始するには通常，何らかの外部の援助が必要となる。そうした援助の例を以下に示す。

- インフォーマルな集まりを地域の中で組織する。そこでは，参加者は自分たちの問題について自由に，オープンに語り，解決策について創造的なアイデアを出し合う。
- その地域における現実の健康問題やその原因，そして，考えられる解決策について情報を収集する。
- 次の内容を行うグループセッションを組織する。作業目的を明確に設定し，参加者に課題を割りあて，進め方を説明し，スケジュールを決める。
- 地域でプロジェクトを実行する。所定の仕事が適切に，スケジュール通りに行われ，実行過程で計画の間違いを発見し修正していく。
- 活動の効果を評価し，その結果を計画の修正や新規活動の実行に活かしていく。
- グループのモラール（意欲・態度）を高く維持し，強いリーダーシップ，対立の解決，新規参加者の継続的確保により，エンパワメントのプロセスを持続可能にする。

アクションリサーチは科学に道徳的次元を注入する

　アクション人類学とは，エンパワメントのプロセスを促進するために調査者が外部援助者の役割をとるプロセスである。この役割が研究者の通常の仕

事とどのように違うのかを理解しておくのは重要である。

　社会科学の調査は，伝統的に，社会において2つの異なった位置を占めてきた。1つは，<u>アカデミックな調査</u>，<u>純粋な調査</u>で，その時代の研究者の間で関心をもたれている中心的な理論問題によって駆りたてられる知識の探求であり，人間的ニーズの比重は低い。理論の進歩とか基礎知識の不足を補う仕事として語られることが多い。アカデミックな調査者は一般に大学や民間研究機関に雇われている。アカデミックな社会的調査の例としては，ある地域の健康状態を，ストレス理論を応用して理解する試みや，協力と対立を測定する新しい方法の探索などがあげられる。

　2つ目は，<u>応用調査</u>であり，科学者は自分のもつ知識とスキルを，科学の水準を向上させるというよりも，現実の問題解決のために活用しようとする。これはアクション人類学と似ているように思われるかもしれないが，重要な点で異なる。応用調査者は伝統的に政府や企業に雇用され，その指示のもとでの活動となる。調査地域の住民が調査目標と方法の決定に関して自分たちの意見があっても，彼らが決定を左右することはできないし，調査結果も彼らに属するのではない。彼らの主たる役割は，調査者が指示された目標にしたがって変容させようとする「素材」としてである。心臓の健康状態に関する全国目標を達成するために，さまざまな運動と食事プログラムを比較することなどが，伝統的な応用調査の例である。あるいは，もう1つ例をあげれば，健康教育ビジネスのための教科書作成を意図して，さまざまな教授法の効果を調べることである。

　これらとは対照的に，アクション人類学は科学の目標からはじまるのではなく，また，コミュニティの外部にいる社会的変革主体者の目標ではじまるのでもない。アクション人類学者は政府機関，大学，NPO（民間非営利団体）に雇われるかもしれないが，目標はフィールドである地域の人々の手によって設定され，その結果は地域がもっとも適した形で活用できるように提示される。

　この違いは簡単なことのように聞こえるかもしれないが，現実に達成するとなると非常に困難である。いくつか理由があげられるが，部分的には第6章で論じている。どの社会でも科学的知識は専門的知識の典型として定義さ

れ，社会にとって潜在的に貴重なものであり，理解するには長い年月を必要とし，専門的レベルではごく少数の人間に占有されるものと考えられている。したがって，定義上，成功した専門的科学者には高い地位が付与され，同様に，その研究成果は権威あるものとされる。だから，貧しい人々が科学者を雇い自分たちが望むように科学者の成果を活用できるという考えは大多数には理解しがたいし，とりわけ科学者たちにとってはそうである。人は，自分が理解しないことは信用しないものである。

　アクション人類学者が直面するもう1つの困難は，その成果が当該地域で権力の源泉となる可能性があることである。貧しいコミュニティはアクション人類学者が提供する情報を，住民の生活を規制し健康に悪影響を与えている慣習や法律に挑戦するために利用する。この種の社会科学調査は，政府や商業慣習がコミュニティを害していることを暴き出すが，アクション人類学は問題となっているコミュニティのために，また，その住民が自分たち自身の利益のために活用できる形で，必要とされる知識を生み出す。アクション人類学のこの特性は，地域における既得権益者の間に不信感を醸成することは容易に想像できよう。

　一言でいえば，アクション人類学は単なる技術的スキルを遥かに超えたものである。真に現実的な意味で，道徳的立場でもある。その実践には概念や技法の習得以上のものが求められる。それは，勇気である。

アクションリサーチとコミュニティ・エンパワメント

　先にエンパワメントを，コミュニティの住民が自分たちの問題解決のためにとる集団的プロセスと定義した。これは，矛盾しているかもしれない。仮に，エンパワメントが独立した，ある地域でのプロセスであるとすれば，調査者は外部専門家としてどのような形で必要とされるのだろうか。共通の健康ニーズを課題として提起する際に，外部からの支援は主に2通りで必要となる。1つは，地域住民が自己意識化できるよう支援すること，もう1つは，

外部世界との連絡役として行動することである。

コミュニティにおける自己認識を発展させる

どんなコミュニティにも，住民の健全な生活のためにみなが一致して変えようとして協力しさえすれば，現状を改善できると考えている人は，何人かはいるものである。ただ概して，こうした人たちは少数すぎて自分たちではエンパワメントのプロセスを開始できないか，そのための必要なスキルをもっていないか，どこから活動を始めるか合意できないか，あるいは，互いの不信感が強すぎて問題について話し合うことができない。こうした障害のために，変化の導入ができないままとなっている。また，どの地域でも近隣住民と協力して自分たちの問題を解決したいと思っている人たちは多いにもかかわらず，次のいずれかのことが多い。(a)近隣の住民たちも同じ困難をかかえていることを認識できないか，(b)みなで協力しはじめるにはどう進めたらよいかがわからない。特に貧困地域の人々は物事を変えようと努力しても挫折するという長い歴史をもっていることが多いので，自分たちでは何も変えられないと考える習慣が身についている。

エンパワメントのプロセスをはじめるためにこうしたコミュニティが必要としているのは，共通の問題が何であり，協力態勢を築きはじめるにはどんなステップをふんでいけばよいのかに関する情報である。調査者は住民たちが理解できるように，この種の情報を提供できる。ただ，これは，<u>彼らに対し考え方や行うべきことを教える</u>のではない。調査者が教師の役割をとると，住民たちは再び外部者に依存していると思うので，コミュニティの力をそぐことになりかねない。そうではなく，次に示すようにアクション人類学は，住民たちが自分たちの力で自分たちの状況を理解し自立した行動が起こせるよう，そのための条件の創出を援助するのである。

コミュニティと外部者との連携を創りだす

研究分野として保健人類学が必要なのは，専門的な保健医療従事者や行政担当者が生活し働いている文化や環境と，彼らが支援する現地の人々の文化とが非常に異なっているからである。保健人類学者は，住民と外部者がそれ

それに伝えようとしていること，行っていることを相互に理解でき，また，協力度合いを高めていくために双方がとるべき一連の行動を認識できるように，通訳者の役割をとることができる。

例えば，地元の自治体がコミュニティ・エンパワメントのプロジェクトのために資源を提供するとき，実績の確認のために定期的に詳細な報告をプロジェクト・リーダーに求める。アクション人類学者は，コミュニティの住民に対しては彼らが理解できる表現で，なぜそうした報告内容が必要なのか，また，どんな情報を行政担当者が求めているのかについて説明する必要が生じる。他方，行政担当者に対しては，求められている報告内容（例えば，予防接種を実施した乳幼児数，配布済み教材の量）ではプロジェクトの進捗状況を的確に把握できないかもしれないことを説明する。

連携をめぐるもう1つの問題は，専門主義とコントロールに関するものである。保健医療従事者や行政職員は自分たちが専門知識をもっている領域に関しては地域の住民の生活をコントロールしがちである。しかし，こうした行為は地域の自己有効感を損ない，エンパワメントのプロセスを阻害しかねない。第9章で紹介したコールフィールドが好例であり，住民たちはどのように生活すべきかを保健当局者に指図されたくなかった。そこで，自分たち独自の方法で心臓病の問題を解決しようとしたのであった。

アクション・リサーチャーの限界

アクション人類学には他ではあまりみられない特有の点がいくつかあるので，それらについてプロジェクトを開始する前に十分考慮しておく必要がある。1つは，自然主義的調査に比べエンパワメントのプロセスは長い時間がかかり，たいてい数年間に及ぶ。調査者は必要な期間は当該コミュニティに関われるよう最初から計画するか，あるいは，現地住民がリーダーシップをとって進められるようになるまで自分が担当できなければ，そのかわりができる人たちを確保するようにする。

もう1つの問題は，予期せぬ問題が多々起きるため，エンパワメント・プロセスの効果が弱まりかねないということである。コミュニティの内部，あるいは，活動家たちのグループ内部で対立が起きるかもしれないし，コミュ

ニティの外部の反対者たちがプロジェクトを中止させようとして組織的なはたらきかけをすることもあろう。政治的・経済的・物理的環境の変化がプロジェクトの進行を逆戻りさせ、意義を失わせるかもしれない。こうしたことはどのような社会的変化の試みにもみられるが、アクション人類学の調査者にとっては特に大きなリスクにつながりかねない。なぜなら、エンパワメントのプロセスとは、活動家グループと地域とが協力して自分たちの考えに基づいて実践し、誤りから学習していくプロセスだからである。

アクション人類学の実践Ⅰ：コミュニティを知る

　それでは、アクション人類学の実際のプロセスについて、ステップごとに論ずる。言うまでもないが、それぞれのコミュニティやエンパワメントのプロジェクトは異なっているから、ここで示すガイドラインは必要に応じて現実に適した形にしなくてはならない。

　第7章で述べたが、アクション人類学者が対象のコミュニティを深く、詳しく知るにこしたことはない。理想的にいえば、現地の文化、歴史、環境に精通し、コミュニティが解決しようととりくむ問題がさまざまな利害関係者のニーズ、政治的立場、受けとめ方とどのように関係しているのか、また、そうした問題の背景にある文化パターンや歴史的傾向がどのように表出されているのかを理解できることである。

　しかし、こうした理想的な状況は現実には不可能である。コミュニティ開発や保健プロジェクトへの助成機関は一定のスケジュールで進めるから、調査者にはこのレベルまで状況を理解する余裕は与えられない。したがって、まず、アクション人類学のためにもっとも重要な知識領域を明示する。社会的変化を起こすために積極的役割を取る前に、最低限のこととして以下の諸点についてできるだけ把握しておくべきである。

　1. <u>権力と影響力の構造。</u>コミュニティでもっとも権力のある個人や集団はだれか、また、もっとも権力も影響力もない個人や集団はだれか、権力

の基盤は何か？　だれが<u>オピニオン・リーダー</u>か，つまり，だれの考えがもっとも信頼され尊敬されているのか，また，だれが反抗的で，だれがあてにならないのか，その理由は何か？　当該の文化では権力はどのようにして成立しているのか？

2. <u>主要な問題と近年の歴史</u>。どのような健康問題や社会問題がコミュニティでは重要と思われているのか？　そうした問題はどのくらい前から発生しているのか，また，住民たちはその原因は何であると考えているのか？　移住，技術革新，経済的・文化的動向をふまえると，問題は今後どの方向に展開していきそうか？　対処策に関してどのような意見が注目されているのか？　それぞれの問題についてどの集団が，いかなる意見を表明しているのか？　これまでに問題解決に向けてどのような集合的行動がとられたのか，その結果は？

3. <u>コミュニティの資源</u>。問題の解決への協働のためにコミュニティがもっている潜在的な活用資源と強さは何か？　信頼できるリーダーはいるのか？　協調してとりくもうとする雰囲気が住民相互にみられるか？　どのように活動を展開したらよいのかを知っている団体や組織が存在するか？　情報の共有が効果的にできるようなシステムがあるか？　教えたり，書いたり，話したりする能力，また，工事，調査，組織作りなど，だれがどの能力をもっているのか？　集団として活動する際に，活動場所，食料，移送手段，機器類，消耗品，資金，特別な知識などを提供できるのはだれか？

4. <u>主要な利害関係者と利害内容</u>。コミュニティが問題をかかえていることによって利益を得ているのはだれか，逆に，それによってだれが，どのように苦しんでいるのか？　利害関係者は歴史的にどのような関係にあったのか，また，彼らの歴史は変化のダイナミズムにどのような影響を与えそうか？　これらの関係性については当該コミュニティ内部だけでなく，コミュニティと外部選挙区の間でも把握する必要がある。失業が問題なのであれば，コミュニティ外部での雇用の潜在的可能性に関する意見が何であり，また，現在の状況がどのようにもたらされたのか？

利益と被害は物質的な意味だけでなく，ニーズ（地位，愛，名誉，意味づけ，刺激）の観点からも計算されなくてはならない。仮に，過度の飲酒が問題であれば，地域の酒屋は商売上の利益を得るだろうが，飲酒癖の人の家族はたぶん苦しむことになろう。しかし，他にも利害関係者はいるし，考慮すべき価値もある。飲酒は文化的複合体の一部として，飲み仲間のきずなを強めるという意味づけに機能しているかもしれない。退屈な生活を送っている多くに人々にとって，飲酒は安価でてっとり早い刺激でもあろう。飲酒推奨，飲酒反対，あるいは，両方であっても，どの立場であるかによって政治的権力をめぐる重要な駆け引きの道具にもなりうる。アルコール販売の収益は，教会や地域でのクラブ活動などのコミュニティ組織を支援する重要な一部分になっているかもしれない。アルコールの製造や輸送は，重要な収入源でもあろう。スポーツ，芸能，売春，ギャンブルなどでみられるように，アルコール関連行動に関係している人々も利益を得ているかもしれない。

アクション人類学の実践Ⅱ：変化を促進させる

本章のはじめに，エンパワメントのプロセスについて論じた。その際，変化のプロセスを開始するために必要となるコミュニティ内の支援メンバーの種類をリスト化して説明した。ここでは，各ステップでアクション人類学者がどのように援助できるかをさらに詳細に述べる。

集会を組織し，情報を共有する

エンパワメントのプロセスをスタートさせるにあたり地域での集会には4つの主要な目的がある。

・参加者は，他の住民や指導者に自分が気になっていることを伝え，自分の発言が関心をもって聞いてもらえていることを実感できる。
・コミュニティの他の人たちの発言を聞き，彼らも自分と同じように感じていることを知ることができる。自分1人だけではないことに気づく。

・住民が相互に，また，コミュニティについて関心を示し合うことで，尊敬，希望，信頼の感情を経験できる。
・コミュニティを変えていくことに関心をもつ住民たちは，将来計画の策定に向けてそれぞれ名乗りを上げ，協力の意思を表明する。

　初期の集会を成功させることは，決定的に重要である。近代社会に生きる人々は，日常生活で自分が完璧なまでに価値がない存在で，助けてもらえないものだと感じている。彼らは，いわゆる専門家から何をすべきか指図されることに慣れているし，それに同意しない場合，あるいは，皆の生活に何か役だとうと試みても無視されるという経験をしてきている。他者の無関心にさらされるほど苦痛なものはないから，他の人たちも同じ問題認識をしていることに気づかないまま，苦情を訴えて物事を変えようとするのをあきらめてしまう。初期のコミュニティの集会では，できるだけ多くの住民に対して，他の住民たちも同じ問題認識をしていて互いの考えを尊重していることを実感してもらう。そうすれば，尊敬と意味づけのニーズは満たされていき，エンパワメントの感情が少しずつ生まれていく。

　最初の集会は，呼びかけ人が参加した人たち１人ひとりに敬意を示す機会となる。これは，エンパワメントのプロセス全体を通して鍵となる態度でありスキルである。最初に参加したときに自分に敬意が示されていると感じれば，その人はその後の集会にも参加する可能性が非常に高くなる。

　この種の集会の具体的な開き方は，それぞれの地域の文化や歴史によって工夫されればよい。大事なことは，自分の考えを率直に話しても心配ないこと，話したからといって後で困ったことにならないことをしっかり伝えなくてはならない。これは，感情面だけでなく物質的な面を含む。コミュニティでもっとも力のない層の人々は特に，安心を保障されなくてはならない。成功させる秘訣は，初期の集会の呼びかけ人には，人望があり，参加者に厚く信頼されている人になってもらうことである。

　初期の集会では，コミュニティについて幅広い意見や感情が表明されることが重要である。集会の組織者が失敗しやすいのは，声の大きい人を際立たせすぎることである。そうした人たちの意見がコミュニティ全体を反映して

いるとは限らないし，彼らは嫌われていたり信用されていないかもしれない。

　初期の集会で語られた内容をきちんと記録に残しておくこと，また，この情報を，参加者間だけでなくコミュニティ全体で共有していくシステムをつくることも重要である。この情報がその後の集会の基盤になるからである。アクション人類学者は，次の点について最善をつくして自分の記録をつけていく。どの意見に支持があるのか，集団によって意見にも違いがあるのか，話し合いからみえてくる協力と対立の潜在的要因は何か，エンパワメントのプロセスを率いていくことのできるスキル，社会的特性，関心をもっている人間はだれかなどについてである。

活動を組織し，事実を収集し，アクションを評価する

　コミュニティには，一般の住民から厚い信頼を受け好感をもたれていて，かつ，エンパワメントの活動を組織していくスキルと時間をもった人間が，たいていはいるものである。中心となる組織者は3種のスキルを備えていなくてはならない。第1は，複雑な問題を明瞭で単純な課題へと分析する方法を知っていて，設定した課題の達成に向けて人々を指導しなくてはならない。第2に，参加する人々が自分に自信をもてるよう援助できなくてはならない。通常，自分の能力や知識，意思決定，目標達成，自分の仕事や活動への敬意と賞賛に気づくとき，人は自分に自信をもてる。第3に，積極的参加者同士と，彼らと残りのコミュニティの間に，相互の信頼と連帯感が育くまれるよう励ますことができなくてはならない。

　課題達成の目標と自信の形成とはバランスをとるのがむずかしい。強力な指導者が組織し率いれば課題はすみやかに達成でき，あまり問題は残らないかもしれない。しかし，ただ指示に従うだけでは自信の形成にはつながらない。そのためには，リーダーシップと意思決定をグループ内に広く分散させるのがベストである。グループで長い時間をかけて話し合い，多くの失敗と修正を経験しながらスキルを学習していく必要がある。

　エンパワメントのリーダーは，2つの原則の間でコースの舵取りができなくてはならない。これは，この章で教えることのできないスキルである。当該コミュニティの文化，活動グループの参加者のパーソナリティ，対処して

いる問題の性質によって，解かなければならない方程式は異なるからである。ここでの最重要のメッセージは，エンパワメントのプロセスを通してコミュニティの目標を達成する作業は長い時間を要するということである。

「見る・考える・行動する」モデル（LTAモデル）

コミュニティのエンパワメント・プロセスの大きな利点の1つは，取り組もうとする問題についてのかなりの知識がすでに活動に参加する人たちやグループの中にあることである。住民たちは，問題の発生にだれがかかわっているのか，問題によってだれが一番被害を受けているのか，これまで試みられ失敗した解決策は何かといったことについて，たいていは知っている。状況を変えるために必要となる資源をどこで調達できるかを知っていることもあろう。

だが，この種の知識は明確に整理されていないから，わかりやすい形にはなっていない。地域の住民の中に断片的に散在しているので，一緒にまとめていくために協働する必要がある。自然主義的調査の場合とまったく同じであるが，問題を明確化する作業が一度はじまると，コミュニティの人々は自分たちに不足している知識が何であるのかを発見し，それを入手するために援助を求めるかもしれない。

例 自助グループが人々と就労機会をつなぐことを学習する

コミュニティ展望改善連盟（COIL：Community Outlook Improvement League）は，フラットと呼ばれる低所得層居住地域の住民が，地域の健康改善のために立ち上げたグループであった。彼らは活動の初期段階で，失業が地域の多くの健康問題の原因になっていることに気づいた。仕事をみつけられない人たちは犯罪や薬物乱用にかかわる可能性が高くなり，栄養状態や居住場所も劣悪になりやすい。また，若者たちのロールモデルとしても好ましくはなかった。

COILのメンバーは雇用問題について調べ，その結果，近隣の郊外地域にこの住民でも就くことのできる多くの非熟練職種があることが明らかになった。そこでメンバーたちは床屋や美容院に働き口の可能性について張り紙をし

たが，だれも応募しなかった。地域で失業している人たちをインタビューすると，この地域の住民がそこで職に就くのは困難であることがわかった。車を所有している人はほとんどなく，通勤に必要となる両地域をつなぐ公共交通手段がなかったからである。

　COILのメンバーや支援者たちは，有用な知識をたくさんもっていた。(a)望ましい仕事はどこに多くあるか，(b)そうした仕事を求めている人はたくさんおり，通勤手段があれば職に就くことができる，(c)仕事を求める人たちがどこに住んでいるか，(d)通勤に要する時間や時間帯，(e)現行のバスの運行ルートの時間と場所についての知識である。彼らはバス会社に手紙を書き改善を求めたが，効果はなかった。苦情受付担当者は，要望のルートは費用がかかりすぎるとの返事をくれただけであった。

　この状況についてさらに議論を重ね，確認すべき点がいくつかあがった。(a)バスの運行ルートの検討や変更の決定プロセスはどうなっているのか，(b)彼らが希望するルート変更にはバス会社にどの程度のコストがかかるのか，(c)ルート変更のために行政当局に圧力をかけるには地域住民と市議会議員をどのように組織化するか，などである。

　リーダーの助けを受けながら，COILのメンバーはこれらの点についての情報があれば現状を改善できるかもしれないと考えた。活動部隊を作り，電話でのはたらきかけや市の職員との協議を通して必要な情報を入手していった。そして，試行錯誤の末，最終的には20人ほどの住民が公開の集会に参加し，この問題について記者発表もした。こうしたプロセスを経て，彼らは地元の自治体当局がどのように動いているのか，共通の問題に対して住民が行動を起こせるように組織するにはどうしたらよいのかなど，多くのことを学習した。また，自治体職員や地域のメンバーの中に関心をもつ人たちがあらわれ，彼らの主張を理解しようとしてくれた。最終的に，新しいバスルートが追加され，彼らはこの成功を誇りに感じ充実感を得た。そして，地域での評価が高まったのである。

　COILのメンバーは「見る・考える・行動する」モデル(LATモデル：look, think, act model)と呼ばれているコミュニティ・アクションの基本戦術を活用した。最初に，彼らは地域の健康問題を検討し，失業がその多くの要因であることを発見した。次に，失業問題を検討し，改善に向けたアク

ションプランを策定した。そして，行動の結果をみて，うまくいかなかったことに気づいた。さらに，問題について理解を深め，新たしく獲得した知識をもとに次のアクションプランをたてた。これも失敗した後，結果をみて，さらに何ができるかを考え，情報収集を追加し，さらなるアクションへと進んだ。

この一連のプロセスの要点は，以下のようにまとめられる。

・人々は実践的経験から学習できる。おそらくこれが，スキルを学習するもっとも効果的で徹底した方法である。
・協力を通して効果を発揮し，チームワークが促進される。
・複雑な問題を具体的な小さなステップに絞り込むことで，ある程度のスキルのある人たちではじめ，徐々に自信と能力を形成できる。
・忍耐，思考，観察，データ収集スキル，根気強さ，その他多くの場面でも活用できる力が身につく。

プロセスを持続させる

人々がプロジェクトにエネルギーを注ぎ続けるためには，活動は基本的ニーズを充足し続けなくてはならない。自分たちの活動対象である当の人たちから個人的に感謝され敬意を表してもらえることを実感できれば，尊敬と愛のニーズが満たされる。グループでの活動が重要であり，着実に前進しているといつも思えれば，意味づけへのニーズが充足される。刺激のニーズに対しては，活動が単調に過ぎず，ある程度の多様性があることである。安全のニーズも大事で，活動が安心感や楽観主義を損なってはならない。一言でいえば，エンパワメント・プロセスの持続可能性は，参加者の間に1つの文化を発展させる中核メンバーの力量にかかっている。その具体的課題は，(1)参加者のニーズの充足をつねに持続し，(2)積極的であれ消極的であれ，新しい参加者を継続的に確保することである。

アクション人類学者やエンパワメント・プロセスの他のリーダーの役割は，満足を持続させる文化的態度とスキルをモデル化し教えることである。

求められる態度とスキルをもっとも的確に記述しているのが，アーネスト・ストリンガー（Ernest Stringer, 1996）の著作『アクション・リサーチ』である。ストリンガーは文化的原則を，関係性，コミュニケーション，参加，包摂の4つの領域に分けている。私は西洋文化以外にも適用できるように彼の項目のいくつかに修正を加えた。

アクション人類学における関係性は，以下にあげられる。

・自分が尊敬され，参加しているみなに好感をもたれていると感じられること。
・仲のよい，打ち解けた雰囲気を維持すること。
・可能な限り内部対立を回避すること。
・対立が起きたらオープンに，そして，だれに対しても対等の立場で解決すること。
・あるべき姿を要求するのではなく，あるがままに人々を受け入れること。
・相手に無関心で，競争的・対立的・権威主義的関係ではなく，個人的で協力的な関係をはたらきかけること。
・他の人々の感情に敏感であること。

効果的なコミュニケーションにおいて，人は以下のことをする。

・他の人々の意見を，関心をもって聞くこと。
・彼らの発言内容を受け入れ，信用すること。
・だれからも理解されること。
・つねに，誠実で信頼されること。
・社会的・文化的に適切な方法で行動すること。
・情報を定期的に共有し，起きていることを他の人々にも伝えること。

参加がもっとも有効なのは，以下である。

・だれもが積極的に関われるようにすること。

- 参加者が自分たちのために達成できる活動を推奨すること。
- 人々が，意味のある，重要な課題に取り組めるようにすること。
- 自分たちのために活動しはじめた人たちを励まし支援すること。
- 人々の代表者や代理人ではなく，普通の人々と個人的に接すること。

アクション人類学における<u>包摂</u>は，以下である。

- 関連するすべての個人，つまり，プロセスに関心をもち，参加しようとする人はすべて関われるよう最善の努力をすること。
- 影響を受けるすべてのグループを含むこと。
- 行政的・政治的アジェンダを無理に狭く限定するのではなく，社会的・経済的・文化的・政治的な関連諸点をすべて含むこと。
- 他のグループ，行政機関，団体や組織との協力を確実にすること。
- すべての関連集団が活動からできるだけ恩恵を受けられようにすること。

　ここにリスト化したルールからは，エンパワメントの文化を発展させるのは簡単なことのように思われるかもしれない。しかし，それは幻想に過ぎず，実際には非常にむずかしい。1人ひとりの人間はユニークであり，世界の見方は人によって異なり，状況に応じて感じるニーズも一様ではない。仲の良い雰囲気や協力を創出する仕事は，極めて複雑である。エンパワメント・プロセスにおけるアクション人類学者の適切な役割とは，本書を通して論じてきた<u>調査者の視座</u>と，協働行為により地域の生活の改善に傾倒している<u>活動家の視座</u>を組み合わせることである。
　<u>調査者</u>は，次の役割をとることができる。

- 人々が考えていることや物事の動きにいつも好奇心旺盛で，敬意を表し，求められたときだけ自分の意見を述べる，学生の役割
- 現地の人々がしていることを自分も同じようにしながら学んでいる，参加者の役割
- 日常生活の複雑さにおける規則性と解釈を求める，分析者の役割

- コミュニティの内外で人々が当該地域の生活について有効な洞察が得られるように支援する，コミュニケーターの役割

<u>活動家</u>は，次の役割をとることができる。

- 全体の目的に向けてグループが決めた担当課題(リーダーシップを含め)を引き受け，問題の解決と課題の達成に日々貢献する，連帯者・参加者の役割
- 求めに応じて専門的見方を提供する，助言者としての役割
- 他の人々による必要な文化的スキルの開発を援助し，グループ内で実際にスキルを活用しその結果を明示する，ロールモデル
- グループが必要としているものを外部者に説明しその主張に支持を要請する，支援者の役割

　しかしながら，アクション人類学者にとっておそらくもっとも重要なスキルは，<u>適応力</u>である。エンパワメントのプロセスは長期間におよび，複雑で，予測困難でもある。予期せぬ問題や新しいチャレンジに直面する。アクション調査者は，活動の進捗につれ，また，大きな政治的・経済的動向を視野におきながら，活動家たちのグループ内の変化につねに細心の注意を払い，進展する状況に対応する戦術を調整できなくてはならない。こうした考えは，本書で論じてきた自然主義的調査方法には不可欠な一部分であるから，すでに親しみ深いものになっているであろう。

要　約

　アクション人類学は，健康科学者と調査を実施し支援を意図している地域の人々との間にパートナーシップを形成する方法として非常に有効である。しかし，それだけでなく，私はこの方法には重要な教育的機能があると考えている。自然主義的理論としての知識とその哲学的起源であるプラグマティズムは，有用性が真実の究極的な検証であるという立場にたつ（序文を参照）。アクション人類学は私たちの知識を有用性の検証にかける強力な方法を提供する。私たちが科学者として，調査対象の人々が自分たちの問題への解決策を考案するのを援助することができれば，ある意味，私たちは自分の考えの正しさを証明したことになるといえる。

　むろん，これは100年以上もの間，最初から社会科学の目標であった。本書のはじめで言及したように，その結果は極めてはかばかしくなかった。ではなぜ，アクション人類学がこの点で，伝統的方法の改善を示すものだといえるのだろうか？　次に，私の考える答えを示そう。

　人間の社会は複雑であるがオープンさをもっているため，社会的変化は決して完結することはなく終わりのないプロセスであり，その結果はつねに不確実なものである。コミュニティのメンバーが自分たちに共通する問題を解決していくプロセスにおいて活発に活動すれば，彼らは自らの行為の結果を理解できる考え方や行動の仕方を学習し，より良い解決を探求するプロセスを継続できる。アクション人類学を通して，コミュニティの人々はこうしたスキルを学習するだけでなく，その実践により必要な要件である楽観主義と自信とを獲得していく。

第12章

保健人類学を教える

本章へのガイド

　本章では，私と同僚が用いた方法について述べる。私はこの方法を学生中心教育法と問題解決型学習法（PBL：Problem-Based Learning）と呼んでいる。伝統的な教師中心教育法が広く用いられているが，社会科学のこの新しい指導法は自然主義的人類学には特に適している（それだけでなく，私は教育方法一般としてもはるかに有効であると考えている）。

　18年間にわたり私と同僚は人類学の授業で毎年50～60人の看護学，医学などの学生を教えてきた。学期終了後や学期中であっても，「この授業は私の人生を変えました」とか「この大学で受けた授業の中で一番良かったです」という感想を述べ，感謝の気持ちを伝えにくる学生たちがいた。こうした学生たちとは卒業後彼女らが仕事についてからも会うことがときどきあり，そうしたときにも授業の思い出が語られる。このような学生の反応から，私たちの教育方法の有効性について手ごたえを感じている。

教育と調査の同時一体的進行

　これまでみてきたように，自然主義的人類学における調査者とフィールドであるコミュニティとの関係は，実証主義的調査の場合は大きく異なっている。自然主義的方法では，調査者は信頼関係を築くためにコミュニティに参加しとけこもうとする。そして，できるだけそこの住民の観点でものごとを

理解しようとする。この方法は，専門知識の素材を提供してくれた住民に対してではなく他の専門的研究者たちに対して直接調査結果を報告しようとする，<u>外部専門家</u>としての調査者の役割とは相容れないものである。

　自然主義的調査では，通常調査者はフィールドに長期間滞在し，独立した立場で活動する。調査地は，最初はなじみのない場所であり，フィールドワークでは自信，忍耐，そして，調査に対する多少の遊び心のある態度が求められる。また，複雑な事実の解釈が複数浮かび，どれも魅力的であるために1つに絞りにくい場合や，探求の方向に迷ってしまい判断がむずかしい場合など，多くの状況があるものである。調査者は不確実性やあいまいさに対して十分な許容力をもたなくてはならないし，むずかしい選択判断を，自信をもってできなくてはならない。

　実は，調査への自然主義的アプローチと非伝統的な教育アプローチの間には強い類似性がある。

伝統的教育方法

　社会科学を教える伝統的方法は，自然主義的アプローチよりも実証主義的アプローチに適しているものであった。<u>伝統的方法</u>とはアカデミックな授業のモデルで，広範に利用されている。その特徴は，教師が最終権限をもつ親のような役割をとり，規律を教え，学生の模範となる点にある。このモデルでは学生は新しい知識を吸収し新スキルを練習することが期待され，学習内容，学習方法，進行程度を決めるのはつねに教師である。学生が選択できるのはたいていどの科目を履修するかに関してであるが，それでさえ多くの大学では学生アドバイザーである教員によって指定される。

　個々の学生は教師から知識を与えられ，提出物を出し，成績評価を受ける。もっとも重要な関係は教師と個々の学生の関係であり，学生は教師から良い評価を得ようとして相互に競い合う関係になる。教師が<u>相対評価</u>を採用すれば，この傾向は加速しやすい。

　伝統的システムでは，学生は正しい方法は1つで，他に間違った方法がたくさんあることを学習する。このアプローチは数学，言語学，そして，結果の誤差やあいまいさの除去を目的とする自然科学などの領域では有効であ

る。しかしながら、これは社会科学一般にとっては非常に制約が大きく、特に自然主義的調査の知識の学習には適さない。これまで論じてきたように、自然主義的調査は絶対的真実を特定しようとするのではなく、人間の生活に関して有用性が最大となる解釈的な見解を生成しようとする。対象となる人々のニーズや思考習慣に応じて、役立つ見解はたくさんありうる。

より良い方法：学生中心教育法

保健人類学を教える上で必要となる方法は、伝統的方法とはいくつかの点で異なっている。適切な方法には以下があげられる。

- 専門的権威者としてではなく多彩なスキルをもつ学生としての科学者（教師/ファシリテイター）のモデルを提示する。スキルの豊富な学生とは、好奇心と創造性が旺盛で、他の人々から学ぼうとする意欲があり、あいまいさを受け入れ、間違いを恐れない。
- 競争的雰囲気ではなく、学生たちが互いに尊敬、信頼、関心をもつ雰囲気を創る。これはちょうど、調査者がフィールドで住民との間に創り出そうとする雰囲気に非常に近いものである。
- 学生たちが間違いを恐れず、また、率直で真剣な議論ができる安心した状況で、自分の創造的な考えを説得的に伝えようとする雰囲気を創る。
- 多様な考えを生成する。そうすれば学生は問題に対する解決策を比較検討でき、それぞれの有用性と説得力を評価できる。
- データ収集と分析を長期間、ときに不確実な課題に直面しながら行っていけるよう学生の自立心、自信、調査への情熱をサポートする。
- 知識と学習は開かれているものであること、いつでももっと知るべきことがあること、不足している知識に気づくことは失敗ではなく健全なことであることを学生がしっかり理解できるようにする。

学生中心教育法はこうした目標を達成するために、次の8つの原則を用いる。

1. 講義や教師主導の意見交換ではなく、すべての参加者が自由に意見を述

べ合い議論することを教室での活動とする。
2. 学習グループの情緒的雰囲気につねに細心の注意を払う。これは，オープンさ，創造性，自信を刺激する雰囲気を創るためである。
3. 権威やコントロールではなく，好奇心，他者への敬意，柔軟性のモデルとして，教師/ファシリテイターの役割を用いる。これには，学習者が信頼と自信を築けるよう教師/ファシリテイターと学生の間，また，学生相互の間の社会的距離を縮めることが含まれる。
4. 答えの「正しさ」ではなく，学習プロセスに焦点をおくこと。これは，多様な考えの検討や試験的実施を推奨し，不確実性への許容力を高めるためである。
5. 自律性と意思決定のスキルを発展させるため，学習プロセスにおける学生の責任とチームワークを最大化する。
6. 教材の選定は学生の関心を重視して行う。
7. 学習経験として，現実の複雑な状況を頻繁にとりあげる。学生が，実際の社会システムの複雑さとあいまいさに正面から向かい合う力量をつけるためであり，自然主義的フィールドワークに必要となる社会的スキルを習得できるよう援助する。
8. 具体的，個人的な形で調査のプロセスを理解できるよう，PBL方式(後述)を用いる。

学生中心法の利点とコスト

18年間にわたり学生中心法の開発と実践に従事してきて，私は，この方法は自然主義的人類学に適しているだけでなく，社会科学一般，さらにはおそらく他の分野においても教育方法として有効であると考えるようになった。私の経験では，学生たちは次の理由から，この方法を楽しんでいる。

・学生たちは尊敬のニーズを満たしやすく，快い社会的，知的刺激を豊富に受けとることができる。
・楽しんで学習すれば，皆リラックスし，創造的に考えることができる。

- 大きな責任を与え尊敬の気持ちを伝えることで学生たちの学習動機は強化され，やる気になった学生たちは個人的にもっとも関心をもっている問題をとりあげるようになる。
- 現実の状況で問題を解決させると，学生たちは学んだ内容を記憶し，自分の仕事で有効に活用する能力を向上させる。

さて，学生中心法と前章で述べたコミュニティ・エンパワメントの方法とは非常に類似していることに気づいたであろう。私は，この2つのプロセスは基本的に同じ形で展開すると考えている。信頼と尊敬に基づいた緊密なグループで一緒の経験をしはじめると，4つの重要なことがおきる。第1に，彼らはお互い同士をそれまで以上に信頼，尊敬するようになるので，それまで以上に有効に作業を進められる。第2に，自分たちの能力を発見し，周囲からの尊敬の気持ちを受けると，さらに動機が強まる。第3に，こうした肯定的な経験を共有すると，他の人々と協力する意欲も能力も高まる。第4に，これらのことを学ぶと学習グループの中だけでなく外部においても他の人々の指導や教育を，より効果的に行えるようになる。

この方法の主なコストは，教師/ファシリテイターと個々の学生との間で密接な相互作用が求められることであり，これはときには極めて深刻なコストに発展しかねない。したがって，小グループではじめるのが無難である。大人数の授業では有効性が失われる。また，伝統的な教育方法に比べると，教師/ファシリテイターは授業の準備や運営に多くの時間を求められる。学生中心教育法は質の高い教育法であるが，他の高品質のものに似て手間暇がかかる傾向にある。

学生中心教育の方法

次に，グループ規模，学生の選抜，場所，設備・資源，スケジュール化，準備の基本的な事柄について説明していく。

グループ規模

　学生中心教育法の理想的な規模は6〜15人の間である。異なる多様な考えをもっている学生たちによるやりとりが重要なので、6人以下ではうまくいかない。一方、15人以上でも可能ではあるが、人数が増えるとそのぶんむずかしくなる。これは、1人ひとりの学生が授業に積極的に参加でき、自分の参加が他の人にはない貢献をしていると感じられるのが重要なためである。比較的規模の大きい授業で学生の参加を改善する方法については後述する。

学生の選抜

　可能であれば、考え方やそれまでの人生経験が異なっていて、かつ、同程度の準備状況にある学生を集まるのがベストである。学習のペースとレベルは、授業での学生の様子をみてある程度調整する。上級レベルの学生には退屈で物足りなく感じられるが、他方、準備が十分でない学生は基本的な教材で悪戦苦闘になり、やる気を失って継続をあきらめるかもしれない。男性と女性、年配者と若者、医学・社会科学・看護学など教育課程の異なる多様な学生が混ざっているほうがよい。すべての学生が保健人類学の実践や仕事での活用に強い関心があるのなら、もちろんそれがベストである。

場所

　どの授業も同じだが、教室は参加者が快適に感じられる明るく開放的な部屋がよい。私は窓が大きく、自然の光や空気をとりいれられる部屋を好むが、実際にはなかなか希望通りにはいかない。教室の大きさは、大きすぎず小さすぎず、参加者が快適に感じられるサイズが望ましい。適切なサイズの教室は、グループの親近感をかもし出す。（しかし、これはもっとも重要なことではない。私は、戸外や使用されなくなった生物学実験室など変わった場所でもこの教育法を実践し、うまくいった経験がある。）可動式のいすや机があれば円形かテーブルの周囲に配置し、どの参加者も他の人の顔を見ることができるようにする。そうすれば、他の人たちと同じ立場で、同じように自分

も参加していると感じられる。教師/ファシリテイターも同じ輪の中に入り，学生たちと同じレベルで参加する。

教室の設備・資源

　その日の授業活動や，ときにはそれ以前の内容を示す方法は重要である。みながみて，確認することで復習になる。ホワイトボード，ポスター，OHP，あるいは，パソコンからプロジェクター映写ができれば十分である。プレゼンテーションなら修正は容易にできるし，授業中の議論を受けてその結果を簡単にとりこめる。授業が長引いたり，学生の昼食時間に開かれたりする場合には，軽食を用意するかランチを持参させる。

スケジュール化

　学生中心法の授業のスケジュール化は，学生たちが数週間にわたって1つのクラスで学習する集中型コースか，さまざまなカリキュラムで科目の1つとして1週間に2～3時間の授業かのいずれかが考えられる。可能であれば1回の授業に最低2時間は必要で，これには2つの理由がある。第1に，この授業は学生たちが相互にやりとりをするゼミ的な性格をもつから，彼らはお互い同士，また，教師/ファシリテイターをよく理解し合う必要がある。十分な授業時間がとれると，この点は促進される。第2に，学生たちが複雑な問題について掘り下げた議論ができれば，授業は彼らの関心を高め，より充実し，示唆に富むものになる。2時間以下では突っ込んだ議論をするには短すぎる。また，最低8週間は少なくとも週に1回は授業がある方がよい。間隔があきすぎると，せっかく形成された感情的一体感が消散し，学習経験の質が低下する。授業期間が短いと，学生たちが相互の信頼感を築くことが十分にできないので注意を要する。

準備

　授業の準備としては，この科目の目的と内容，用いる方法，授業中およびそれ以外で学生が行う課題と期待水準，成績評価の原則，議論の際に留意すべき基本事項などを学生たちにていねいに説明する。加えて，教師/ファシ

リテイターは授業で学生たちが従うべき原則，つまり，発言者に敬意を示しつつ議論することと学生としての責任についての説明も重要である。彼らの積極的参加がこの授業の成否を決めることも伝える。これは，例外なくすべての学生が有効なスキル，経験，見解を授業で提示し，各自が他の人たちから学び，そして，教えることにより科目の目的が達成できることを意味する。
　そのためには，個々の学生には以下のことが必要となる。

- 課題はすべて行い，すべての授業に出席する。
- 毎回，課題について議論に参加できるよう準備をしてくる。質問を提起しその答えを考える，ある立場をとる，情報を追加する，観察する，などである。
- 他の学生への敬意を積極的に表現する。他の人の発言はさえぎることなく注意深く聞き，発言は順番を守り，自分のコメントはそのときのテーマに限定し，学期中を通して授業での他の学生の感情に配慮する，などである。
- 授業の内容だけでなくその組み立てや進行全般についても批判的に考え，自由に発言する。議論の時間が短すぎたり長すぎたり感じるとき，他の教材や方法の方が適しているときは，そのことをしっかり発言する。

教師/ファシリテイターの役割

　著名な指揮者，小澤征爾はかつて「オーケストラの指揮はゴムバンドで重い物体を引っ張るようなものである。強く引かないと動かない。しかし，強く引きすぎると，ゴムが切れてしまう」と語っている。学生中心教育法もオーケストラの指揮と似たところがある。経験豊富な教師/ファシリテイターは，学生を指導することと任せてやらせることのバランスを見極めている。教師/ファシリテイターの主要な課題は以下のようにまとめられる。

1. 学習の計画を策定し，当面授業で扱う内容を選択する。内容に関して学生が追加や修正を提案できるようにする。そうすれば，よりいっそう彼らのニーズに合致し，責任と尊敬の原則とも調和する。
2. 学習プロセスと授業のダイナミズムを学生に説明する。学生たちは，自分たちに何が期待されているのか，その理由は何かを理解しなくてはならない。
3. 自然主義的伝統における学者や教師/ファシリテイターの行動のモデルを示す。すなわち，教師/ファシリテイターは，
    - 自然主義的調査や教育がどのように行われるのかを実際にみせながら，授業や1人ひとりの学生から学ぶことへの情熱を示す。
    - どの学生にも敬意の念を示す。積極的に耳を傾け，有益な貢献は賞賛し，学生にとって重要なことは細かいことでも覚えておき，学生たちが授業の内外で困ったときには援助し，適切に責任をもたせ，学習にイニシアチブをとることができる学生にはいつでも任せるようにする。
4. 教室での情緒的雰囲気は学習を促進させるので良好な状態を維持する。うちとけていて，好奇心に満ち，遊び心があり，情熱的で，エネルギッシュで，自信ある雰囲気を保つ。
5. 個々の学生と授業全体の進行について継続的に評価する。どの部分で学習経験がうまく進行しているのか，逆に，改善が必要なのはどの部分かを判断するためである。
6. この科目の有効性を改善するために，学習計画や内容の改正や調整を続ける。

学生に自信をもたせる教室での戦略

　先述したように，学生中心教育における教室での活動は，学生たちを学習プロセスに積極的に関わらせ，自然主義的知識の考え方をモデルにして展開する。経験的問題に対して正しい答えを得ようとする実証主義の考え方ではなく，現実の問題への有効な解決策を求めようとする自然主義的知識に立脚する。

こうしたルールを前提とすると，学生中心法では学習経験の情緒的雰囲気に細心の注意を払うことが重要となる。これには2つの理由があり，1つは，学生がリラックスして，好奇心をもって，自信を感じていれば，学習はスピードが上がるし知識も確実に記憶されるからである。教師/ファシリテイターの仕事は，こうした感情をサポートする環境を創り出すことである。第2に，フィールドにおける自然主義的社会科学の調査者は，調査期間を通して同様の感情を持続しその方向に他の人々を動機づけていけば，高い成果が得られる。教師/ファシリテイターは自分の教室でこうした感情的雰囲気をかもし出すようさまざまな試みをすることができるが，次に述べる方法は私や同僚たちの経験で有効であったものである。

■ユーモア

絶望的なまでに悲惨でなければ，人間のいる状況にはユーモアの余地がある。授業でとりあげるのは深刻なテーマであっても，本筋からそれることなく教師/ファシリテイターはユーモアを引き出し，また，学生たちにもそうするようにはたらきかける。もちろんお互い節度をもってということである。

■学習ゲーム

学生たちの緊張をほぐしエネルギーのレベルを高く維持するためにちょっとしたゲームをするのも一案である。例えば，最初の授業で私は学生たちに順繰りに自分の名前と同じアルファベットで始まる果物の名前をいってもらう。2人目からは順に，それまでの人の名前と果物名をすべていってから，自分の分をいう。これは互いの名前を覚えるのに役立ち，教室の雰囲気作りにも貢献する。別の例をあげると，人間の結び目というゲームがある。何人かの学生に一緒に立ってもらい，ランダムに各自が右手で他の人の左手をつかみ，左手で別の他人の右手をつかむ。そうすると手と腕と身体がこんがらかった状態になる。そして次に，両手を離さず，床から足を上げずに，結び目を解くようにする。これはいつでもできるし，皆を笑わせる。その結果，自信やチームワークができはじめる。この種のゲームをたくさん紹介した書籍が参考になろう。

■ブレーンストーミング
　ブレーンストーミングには多くのやり方があるが，これは教師/ファシリテイター（あるいは，学生の1人）がある問題について全員にできるだけたくさんの答えを考えてもらい，だれかがホワイトボードかポスター紙にすべての答えをリストの形に書いていくものである。次にリストを使って以下を行うことができる。(a)個々の項目がなぜ問いの答えなのかを説明する，(b)類似性と差異性の観点から答えをカテゴリーにまとめる，(c)同じ答えを別の問題にあてはめてみる，などである。この経験から学生は批判的思考法を学び，他の人の答えをみることで1つの問題について多角的に，広く考えることを身につける。これは教師/ファシリテイターにとっては，学生の出した答えをほめ，学生たちが安心できる雰囲気でのびのびと思考訓練ができるようにすることで，彼らに自信をつけてもらう絶好の機会となる。

■ディベート
　学生たちが知的な問題を学んでいるとき，教師/ファシリテイターは彼らに当該の問題についていくつかの解決案をリスト化してもらう。そして，学生をグループに分け，各グループにそのうちの1つを割り振り，支持する論理を考えさせ報告してもらう。この練習は，(a)学生たちにとって防御しなくてはならない立場が本当は自分には気に入らない場合でも創造的であるよう強いるのであり，(b)学生たちが負けまいとして途方もない議論をもち出したり，他のグループの主張にいろいろと面白い突っ込みを入れるので，ユーモアの雰囲気が生まれやすく，そして，(c)チームとして協力して戦略を練らなくてはならないからチームワークの形成を促す。楽しみを加味するために，ディベートの勝利チームを投票で決めてもよいだろう。

■ロールプレイ
　学生が社会システムの分析といったスキルを学習する必要があるとき，彼らを異なる役割をとるグループに分けることができる。未成年のアルコール乱用が分析課題となっているある村を例としてとりあげるとしよう。未成年者役のグループ，親役のグループ，警察官役のグループ，そして，保健医療

従事者役のグループに分ける。次に，各グループはその役の立場にたって現在の状況を説明する。インタビューのスキルも教えているのであれば，学生たちをペアにして，面接者の役と被面接者の役を演じさせ，その後で役割を交代する。

■チームによる問題解決
　参加学生を2人から6人の小グループに分ける。どのチームのどの学生も重要な役割が取れるよう人数は少なくする。各チームは，授業内あるいは宿題として協力して解決すべき問題を与えられ，その結果を授業で報告する。この共同作業によりチームワークと相互の信頼が形成されるが，それだけでなくチーム間の競争の要素もあるから，結果，彼らの動機づけを強化する。他のチームがどのような戦術を用いて解決したのかを知ることで，学習効果も上がる。

■積極的参加
　すべての学生が積極的に参加することが重要である。学習が短時間に効果的に進むのは学生が参加している間であるから，教師/ファシリテーターは教育プロセスの評価と調整のために，個々の学生の参加具合を観察する必要がある。学生数にもよるが，学習レベルやパーソナリティには違いがあるから，通常，他の学生よりも積極的な学生がいる。注意が必要なのは，学生たちに責任をもたせると特定の学生が仕切ってしまい，他の学生の参加が弱くなる危険である。教師/ファシリテーターはこの点について観察し，授業の議論のときにどの学生も同じように積極的であることを確認する。いくつかのやり方があり，発言のない学生には発言するまで待つのではなく，直接質問する。同様に，発言を繰り返す学生には他の人の順番が終わるまで待つように注意する。

　あるいは，チェックイン方式を使ってもよいだろう。これは，出席している1人ひとりの学生に順番に発言してもらう方法である。あまり積極的ではない学生には課題を与え，教室で報告してもらう。後述するが，順繰りに学生に授業の進行を担当させる方法もある。

■映画，ビデオ，ゲスト・スピーカー

　他の科目でも同じだが，教室で映画の一部分やビデオをみると学生たちが議論する上でとても良い刺激になる。この種の教材は感情的に生き生きとしていて，授業で指定した文献とおおむね同じテーマを扱ったものとする。ゲスト・スピーカーはこの効果をさらに高める。ある特定の社会問題について教える際に，専任教員ではなく，普通の市民あるいは臨床家として当該の問題に深く関わっている人の話を聞くことは，学生にとって得るところが大きい。例えば，貧困と健康についての科目で，私はソーシャルワーカー，看護師，そのサービスを受けている低所得者の人たちをできるだけゲストにまねくようにしている。学生たちは抽象的な分析の講義よりもこうした人々の経験からはるかに多くのことを学ぶ。ゲスト・スピーカーを迎えたときには，学生との意見交換の時間もとるようにする。

■学生のファシリテイター

　教材理解に向けた学生の意欲を高め，自信を培い，学習者としての学者の役割を実践する非常に優れた方法は，学生たちが順番に教員と一緒に授業運営することである。私の授業では，通常2～3人の学生が一緒になって担当する授業の計画をたてる。私は彼らの準備を手伝うが，実際の授業の際には学生たちが進行に責任をもち，教師/ファシリテイターである私は口を挟む必要がない限り任せている。私の方法とは異なる方法にも接するので，学生主導の授業はいつも活気がある。

■軽食の用意

　奇妙に聞こえるかもしれないが，私の経験では，授業のたびに簡単な食べ物と飲み物があった方が学生中心の授業は成功する。適度の飲食は学習効果を高める。血糖値が上昇するので，集中力が増し活発になる。安心感と配慮を実感し，緊張がほぐれ相互のやりとりが自然にしやすくなる。友情の雰囲気が生まれ，お互い同士（そして，教員/ファシリテイターにも）好感をもち，それをこだわりなく表現し合う。軽食は学生が持ち寄るときもあるし，私が用意するときもある。気の利いた学生が，みなのために用意してくることも

ある。

学生数の大きい場合の教室での戦略

　少人数のグループでの授業が困難なときもあるが，学生中心教育法は30～100人以上の学生の場合にも活用できる。次にその方法について述べよう。

■出席の学生たちに質問する

　担当教員は教室の学生たちに質問をし，答える学生が手をあげるのを待つか，指名して発言をしてもらう。もちろん，学生たちに圧迫感を与えたり萎縮させないように配慮し，探究心，好奇心，愉快さを感じされるようにしなくてはならない。この目標の達成には以下のような方法がある。

1. 簡単な質問．学生が関心をもっていて，何かしら知っていることについて質問する。「病気になったときは，どんな感じだったか」とか「グループの司会をしたことがあれば，そのときどうだったか」など，多くの学生が身近に経験していることについて話してもらう。
2. 当該の質問について自分も良い答えがみつからないので，多くの学生から意見を聞きたいと説明する。
3. 最初は，学生たちがどんな答えを述べたとしても，教室全体には良い点だけを指摘する。全員の前で学生同士を対立させない。特に優れた答えがあれば，繰り返して伝え，どの点が優れているかを説明する。
4. ユーモアを活用する。教員と学生とのやりとりを面白いものにする。
5. 学生に事前に準備させる。授業の前にどんな質問をする予定か伝えておく。

■学生グループに順にプレゼンテーションの準備をさせる

　グループに分かれ，教室で全体に対してプレゼンテーションを行うという課題を事前に学生に伝える。グループ分けの方法を考えておき，授業時間外に個々のグループと会って良い報告ができるよう助言する。プレゼンテー

ションは長くても，短くてもよい。とりあげるトピックの一覧が記載された希望記入シートを学生たちにまわし，好きなトピックの箇所に自分の名前を書かせる。希望の多寡は調整し，グループ規模のバランスをとる。プレゼンテーションが終われば，それぞれのグループによかった点を指摘し，教室の他の学生たちに対して建設的なコメントをするように伝える。

■教室内でディスカッション・グループを作る
　科目履修の学生数が多くても，彼らが議論する時間をとることはできる。6～7人のグループに分かれ，ある特定の理論的問題か現実的問題について時間を決めて(30分以下が目安)話し合ってもらう。グループにはそれぞれ<u>報告者</u>を決めておき，グループの議論の結果を簡単に教室で全体に報告してもらう。
　この方法をとると，学生たちは学習意欲が高くなり，自信をもち，学ぶことを誇りに感じる。それ以上に重要なのは，学生に授業運営の責任を任せると教員と学生の力関係の距離が縮まり，自然主義的調査における調査者とコミュニティとの理想的関係に近い関係モデルが試される，ということである。

■グループで教える
　社会科学では科目によって1人の教員ではなくグループで担当する。学生中心教育法は学生と教員の密接なやりとりに基づくので，担当する教員たちは互いに意思疎通を密にしておくことが必要になる。科目の目標，採用する方法とその目的，教員側の学生への期待水準，そして，意欲の低下した学生，授業をさまたげる態度や習慣などの問題への対処の仕方について，教員たちは理解し，合意していなくてはならない。教員側のスタイルや期待が一貫性を欠くと，学生，教員双方にとって悪影響をもたらす。ただ，だからといって教員がまったく同じに教えるべきだということではない。それぞれの<u>教員のパーソナリティ</u>も貴重であり，学生たちは授業スタイルの多少の違いは受け入れられるようになる。
　教員グループは，したがって，こうした問題について話し合うために定期的に会議を開くか，少なくとも電子メールで頻繁に連絡を取り合うべきであ

る。先に指摘したが，学生中心教育法は授業の際に2人の教師/ファシリテイターが参加していると特にうまくいく。担当教員間で教育方法に一貫性をもたせるには，教員同士でペアを作り，少なくとも一巡するまではペアで授業をすることである。

宿題と授業外の課題

授業内での練習と同様に，学生を人類学的探求になじませるために活用できる授業外での課題にはいろいろなものがある。

文献課題

学生中心教育法の真髄は授業中のディスカッションにあるのだが，それには学生が十分に準備してくることが肝要である。準備とは，どの学生も同じ文献を読み，注意深くその内容について考えてくることである。では，注意深く考えるとはどういうことかというと，文献が提示する見解に疑問を呈し，その内容を自分の経験，自分のニーズや関心にあてはめることである。課題には文献の他に録音記録やビデオ録画，あるいは，上映されている映画の場合もある。

1回の授業では，学生は議論のもとになる2~3の重要な考えを学ぶことになる。課題文献について考えることが読む量よりも重要であるから，文献はあまり多くなくてよい。

感想記録

学生中心教育法を採用しはじめた頃，私は授業時間外に学生と1対1のコンタクトをとる必要があると思っていた。学生の考えや心配に耳を傾け，それぞれがどんな考え方をするのかを知れば，彼らのニーズに関連させて授業でのディスカッションや課題を出せると考えたからである。しかし，授業時間外での個別面接は時間と場所の設定だけでも大変な作業になった。

それから数年後，助手の1人，キラ・フォスターがすばらしい提案をして

くれた。授業についての考えを学生に記録しておいてもらい，定期的に提出してもらうほうが簡単で，しかも，効率がよいという話で，実際，このアイデアは効果絶大だった。今では学生たちに，毎週授業の感想を記述しておいてもらい，直接提出するか電子メールで送るように指示している。毎週全部に目を通し，すべてにコメントしている。この方法のおかげで，学生と教師/ファシリテイターの対話は強化され，内容の濃いものとなった。それぞれの学生が気にしていることに対応でき，優れた発想や考えはほめてやり，さらに考えを深めるべき点については疑問を提起する。こうした感想記録のトピックは広範囲にわたり，私が読んだことのない文献の推奨から，教材で使った資料についての卓越したオリジナルな分析，そして，授業や今後のキャリアに関する自分自身の不安まで含まれる。すべての感想を読むには時間がかかるが，それだけの価値があると考えている。

フィールドワーク

「聞いただけなら，忘れる。見たなら，覚えている。やってみたなら，知っている」……これは教師たちがよく使う表現である。人類学の資料を収集し分析することは，教室の中での勉強だけでは習得できないスキルである。学生たちは現実のコミュニティを観察し，実際にインタビューを行い，さまざまな資料やデータの解釈に悪戦苦闘しなくてはならない。自分の個人的な経験を，学んだ概念と関連づける必要もある。こうして，彼らは本書で述べたステップを知ることになるだろう。何かを知るということは，それがどのようにはたらき，なぜ重要であるかを理解することである。それは，情報源を信用するからではなく，自分自身の人生でそれを自分のために使用してその効果を個人的に経験しているからである。これはPBLの形であり，本章の次のトピックである。

フィールドワークの実践方法にはたくさんのものがあり，学生が選択する問題の種類も多岐にわたり，彼らが研究する場所も多くの種類があるので，ここでは例示はしないことにする。以下で説明する項目は，フィールドワークの課題の学習目的を明確にするスキルである。

■類似性と差異性に着目する

　人間のコミュニティはすべて高度にパターン化されている。ある点では，すべてのコミュニティは似通っている(例えば，住居や食料を必要とし，子どもを養育し，争いを解決する)。他の面では，文化，環境，歴史がその地域特有のパターンを発展させる(住居のタイプ，食料の生産や調理の仕方，子どもに教える内容，いい合いのおさめ方など)。また，別の面では，どのコミュニティも独自でユニークな存在である(住居の厳密な配置，それぞれの歴史，だれがどの種類の食料を好むか，どの子どもをどのように養育するか，だれがだれと何をめぐって争っているのかなど)。だが，日常生活で私たちは人間の環境や行動におけるこうしたパターンを普通は意識しない。そのため人類学を実践する最初の課題は，観察の仕方を学習し，そうしたパターンが現地の人々の生活をどのように特徴づけているかを理解することである。

　私たちは授業の一環として，学生たちをサンフランシスコの対照的な2地区，高額所得層の居住地区と低所得層の居住地区に連れて行き，まず，家々，通り，店舗，人々，車，公園をよくみて，何らかのパターンに気づいたらその意味を考え，教員に報告するように指示した。窓に金属柵がはめられているかどうか？　店ではどんなものが売られているのか？　人々の身なりや振る舞いはどうか？　ペットはどんな種類が多いか？　ある低所得者地域では交通量の多い，混雑した道路と道路の間に小さな公園がたくさんあり子どもたちが遊んでいた。建物の壁には明るい色を多用した壁画が多く描かれている。これは何を意味するのか？　調査のプロセスは通常，こうした疑問から始まり，調査者は徐々に，そのコミュニティの歴史と文化を深く理解していく。

■ノートをとる

　学生たちはノートのとり方の基本を学ばなくてはならない。どんなことを記録する必要があるのか？　まわりの人たちの邪魔にならないようにノートをとるには，どうしたらよいのか？　時間を無駄にしないよう，すばやく記録するにはどうすればよいのか？　どんな録音機器が一番有効か？

■参与観察

　調査の課題として，学生たちはコミュニティで何らかのボランティアをすることになる。自分の役割を地域の住民にどのように説明するのか，どんなカルチャーショックを受けるのか，無能な外部者であることをどう感じたか，ラポールを形成し情報を得る方法としてコミュニティへの参加をどう活かしたらよいのか。

■インタビュー

　インタビューの練習で，学生たちは次のことを学ぶ。ボランティアについて住民にどうアプローチしたらよいか，どのようにインタビューの予定を組むか，ラポールを確立し協力者のプライバシーを保護し自由な会話をうながし，協力者の方言で質問をし，話しながらノートをとり，深刻なトピックや気むずかしい協力者のときに動揺しないよう自分の感情をコントロールすることなどである。

■データの分析

　実際にノートをとりそれを分析する作業は，次のような重要なスキルの学習になる。すなわち，どんな質問や観察がもっとも有益な情報をもたらすのか？　後に簡単にとり出すには，情報をどのように記録しておけばよいのか？　データ管理のどのステップが一番効果的なのか？

問題解決型学習法（PBL：Problem-Based Learning）

　複雑なスキルを効率よく，効果的に教える方法として PBL に関する著作は現在数多く出版されている。PBL の基本原則は，現実の（あるいは，現実に近い）実践的問題を解決するプロセスについて情報を与えられると，学生の理解は早く進み，よく記憶できる（この立場が，真実とは有用性であるとする自然主義理論としての知識をいかによく補完しているかに注目してほしい）。PBL のもう 1 つの重要な利点は，学生がどのように学んだらよいかを

<u>学べる</u>ようになることである。つまり，学生たちは，問題解決に必要な知識とスキルを自分や他の学生に伝えることになるから積極的な学習者となっていく。この方法で彼らは，問題解決に向けた自分の判断による方向づけ，専門的材料と技法の活用など，円熟した学者に特徴的な能力の一部分を個人的に経験できるのである。

単純化すると，PBLのステップは次のようになる。

1. 学生のグループ（通常3〜10人）は，解決のためには現在学習中の知識を必要とする複雑な問題を与えられる。医学教育であれば，出される問題はある特定の症状をもち，固有の生活史，年齢，性別などの情報を加えた患者像である。学生の仕事はこの患者の病気あるいは怪我の診断である。人類学の教育であれば，課題は，独自の文化，環境，歴史をもつ，ある特定のコミュニティにおける社会的，あるいは，健康に関する問題であろう。学生たちには，とりあげた問題にどう対処したらよいのか，公衆衛生当局に提出する勧告案を最終的に作成するよう指示する。
2. 学生たちは自分たちで当該の事例について話し合い，問題の原因について仮説を検討するよう指示される。自分の専門分野の知識やこのケースについての情報を駆使して作業にあたる。自然主義的理論でいえば，これは問題の直観の形成と呼ぶことができる。問題が適切に提示されていれば，直観にはいくつかの有望な仮説が含まれているはずであるから，それらを書きとめる。教師/ファシリテイターは学生たちに対して仮説の生成過程について，彼らの明晰な思考を刺激するために，質問するかもしれない。ただ，この段階では彼らの決定に口出しはしない。
3. 次に学生たちはリスト化した仮説について議論し，個々の仮説をさらに検討するために不足している知識を項目ごとにリストにまとめるよう指示される。自然主義的理論では，これは直観の構成部分の<u>特定化</u>と呼ばれる。欠けている知識は，当該事例についてのさまざまな事実の一覧で，その内容は他の仮説を除外するかもしれない。あるいは，不足の知識は，何が問題と理論的につながっているのかに関する技術的知識なのかもしれない。通常は，両方である。

4. 学生たちは，リストを絞り込むか，有望な新仮説をみつけるという方法で，仮説リストの改善に必要な知識の収集作業を分担する。個々の学生が1つから複数の問題を担当するか，小グループで特定の複雑な問題にとりくみ，グループ内で担当を細分化する。学生たちは必要な知識を時間をかけて探すことになるので，この作業は宿題とする。知識収集は類似した結果を示す他の事例の検討を含むので，これは自然主義的理論では<u>事例の比較</u>と呼ばれる。
5. 知識収集の作業が終わると，学生たちは再び集まり，当初の直観や仮説リストを再検討し精緻化する。どのくらいの時間をかけられるかによるが，ステップの3～5をくり返し，学生たちにこの段階としてのベストな仮説を提示させる。
6. 学生たちが方向性を絞れてくれば，当該の問題を軽減するための方法をリスト化して勧告案にまとめる。
7. 教師／ファシリテイターはその内容を一緒に検討し，ここまでの学習作業でどんな問題に直面したか，どのように解決したか，そして，どのような課題が残ったかを話し合う。

例 PBLの練習

　私たちの目的は，8名のタイの看護教員のグループに，学生中心法で人類学のデータ収集と分析の方法をサンフランシスコで教えることであった。まず，彼女たちが慣れた言語を使ってとりあげる問題が適当であろうと考えた。サンフランシスコにはかなりのラオス人が居住しているので，共同担当者のジェレマイア・モック博士は彼女たちに，市内の多文化高齢者センターで数名の高齢ラオス人をインタビューするように段取りをした。

　<u>第1ステップ：問題を選択する。</u>私たちは，彼女たちが高齢ラオス人について何を学びたいかを話し合ってもらった。その結果，「サンフランシスコの高齢ラオス人の健康にとっての主な生活課題と活用可能資源は何か？」という問題が提起された。

　<u>第2ステップ：直観を形成する。</u>彼女たちはこの問題について考え，課題と

資源に関して仮説リストをまとめた。概要は，以下のようであった。

- 生活課題：(1)お金の不足，(2)基本サービスの欠如，(3)英語が話せない，(4)保健医療サービス，栄養，運動についての知識の欠如，(5)危険な環境（犯罪が多い），(6)劣悪な住居，(7)他のラオス人と会ったり，家族や友人に会うためにラオスを訪問する機会がないことによる社会的な孤立や孤独。
- 資源：(1)結束の強い家族，(2)同じ地域の他のラオス人，(3)公的健康保険，(4)伝統的医療の知識。

<u>第3ステップ：インタビューを計画する</u>。彼女たちは次に，この直観を洗練するために高齢ラオス人への質問項目をリストにまとめた。(1)年齢，職業，アメリカ合衆国に来た時期，現在の居住場所，近親家族，(2)健康問題と現在の健康状態についての受けとめ，(3)収入，(4)受診頻度，通院先，そこでのサービスについての感想，(5)健康保険の有無，(6)使用言語と習熟度，(7)ラオス人以外の友人の有無，(8)食事，(9)運動，(10)現在の居住地域で安全に感じているか，(11)住宅の状況，(12)家族の居住地，(13)家族による援助の有無，(14)他のラオス人と会う頻度と場所，(15)さびしいと感じているか否か，(16)ラオスへの帰国歴の有無，今後の帰国予定とそのことへの思い，(17)伝統的なラオスの医療についての知識および利用の有無。

高齢者が意味を理解しやすいよう，この後，質問の表現について個々に検討して完成させた。

<u>第4ステップ：インタビューを行う</u>。彼女たちは2つのチームに分かれ，それぞれ最低2名の高齢ラオス人を，できるだけ別々の機会に，1時間前後の時間，インタビューした。

<u>第5ステップ：分析</u>。インタビュー後にまとめた結果は以下のようであった。(1)お金に困っている高齢者はほとんどいなかった。所持金は少なかったが，ラオスでの生活と比べると現在の生活水準は十分であると感じていた。(2)大半が，健康状態は良好と受けとめていた。(3)周辺環境への不安はたいしてなく，安全なほうだと感じていた。(4)公的健康保険はもっていたが，言葉の問題のために医療サービスを受けるのは困難であった。(5)孤独感は，人によって違っていた。(6)深刻な抑うつ状態の人もいた。インタビューで涙を流した人もいた。

(7)英語力の欠如が深刻な問題となっており，テレビが楽しめず，公共交通機関の利用がむずかしく，さまざまなサービスも利用できず，買い物にも不便を感じている。近隣の人たちとの会話や,医療機関での受診も不自由である。(8)多くが一人暮らしで，子どもたちは仕事を求めてこの地域を離れていた。(9)他のラオス人の高齢者と会えるので，高齢者センターに通うのをたいへん楽しみにしていたが，彼らのためのプログラムは週に2回だけであった。

　<u>第6ステップ：直観を洗練する。</u>こうした限定された情報ではあるが，直観のもっとも重要な部分は，言語の問題と社会的孤立であると思われた。英語力の問題は保健医療サービス，栄養，運動を阻害し，他の人々との社会的接触を妨げており，これらはすべて健康への課題であった。社会的孤立は，家族の地理的分散とラオス人コミュニティが広い範囲に点在しているためであった。他のラオス人と簡単に集える機会を作るのはむずかしかった。資源としては，生活を継続できる程度ではあるがアメリカの福祉制度と，現在も通っている多文化高齢者センターであった。

　<u>第7ステップ：改善案。</u>結論について検討する時間が十分とれればそれにこしたことはなかったが，これは練習であり，限られた条件の中で彼女たちは状況を改善するために必要な事柄をまとめた。もっとも重要なニーズは，高齢ラオス人たちに英語を教える人であった。彼女たちはアメリカ人の高齢者にボランティアとしてこの役割を果たしてもらう可能性を話し合った。2番目のニーズは，高齢者センターのラオス人高齢者のためのプログラムの拡充である。第3のニーズは，彼らの言語による文化的に適切な精神保健サービスである。

問題解決型学習法(PBL：Problem-Based Learning) 263

要 約

　コミュニティをベースにした健康と保健医療サービスへのアプローチにはたくさんの明確な利点があり，これは限られた資源しかない地域にとって特にいえることである。そうした利点を認識するためには，保健医療従事者や保健医療サービス立案者は当該地域の健康と病気の社会的・文化的・経済的・環境的背景を理解しなくてはならない。現地の住民たちは自分たちの生活や健康をどのように受けとめているのか，また，ニーズを満たすためにどのような方策を講じているのかについての知識は重要である。保健人類学はこうした知識を得る方法を提供する。

　しかし，コミュニティのレベルで健康を達成するには，住民たちが思考方法や行動様式を変えるのを支援する必要がある。そのためには，当該のコミュニティ自体が改善策を検討する態勢にならなくてはならない。これはさらに，外部専門家の役割から学生・助言者，協働者の役割への変更という健康科学における専門性について新しい見方を要請するものでもある。

　大学などによっては，保健医療専門職の学生が自然科学的調査を前提とする専門主義モデルを理解し，受け入れるのはむずかしいかもしれない。学生の多くは，伝統的な科学論で考える訓練を受けている。距離の離れた，高い地位にある，高度な知識のもち主という捉え方である。必要となる知識とケアは，そうした専門家によってもたらされると考える。さらに悪いことには，学生によっては，学位や修了書を授与されれば指導や治療の能力が保証されたと信じ込んでしまう。そうなると，本書で詳述している困難なスキルや知識を実際に習得しようとする動機も希薄となる。

　学生は，本書が提案する態度に導かれた成功事例を観察したり，参加することで求められる態度を身につけることができる。抽象的な教科書での学習よりも，はるかに有効な学習が可能となる。学生中心教育法は専門主義への態度がモデル化され，実践され，学習されることが組み込まれたマイクロ文化を創造する。この文化では，学生たちが協力的スキ

ル，好奇心，自信を発展させ，やる気をもって楽しんで学べる。

　本章で説明した内容は，主にアメリカの健康科学の学生を対象に開発され，タイ，南アフリカ，ラテンアメリカからの学生にも適用された方法の例である。ここで論じた方法や考え方以外にも，同程度もしくはそれ以上に有効なたくさんのアプローチがあるので，教える立場にある人は本書の方式を試し，自身の状況や学生の特性に合わせて調整しながら活用してもらいたい。

第13章

自然主義的社会科学における専門主義

本章へのガイド

　この章では，社会科学研究における専門主義の現状について，とりわけ本書を通じて言及してきた証明と客観性の問題について検討を加えたい。まず，自然主義的な保健医療調査者がこれらの問題にどのように言及するかを説明し，その後に私の考える解決法を提示する。

　大多数の保健医療専門職は，生物学，化学，物理学，実験心理学などの実験科学と，病理学，解剖学，薬学などその臨床的関連領域に基づく知識の修得に何年も費やしている。近代的な診断と治療の根底にあるほとんどすべての発見は，結局のところ，これらの科学がもたらしたものである。しかし，自然主義的科学を身につけようとする人たち——つまり，コミュニティや文化やパーソナリティなどのように構成要素に細分化し変数として扱う実験室型の研究には適さない現象を理解しようとする社会科学者——にとっては，こうした実験科学の基盤は問題となる。

　この本を通して，私は実験的妥当性と自然主義的妥当性の違いをさまざまな形で説明してきた。読者はすでにその違いを十分理解しているであろう。どちらの方法にも一長一短があるので，この章では，研究の進歩という究極の目標に向けてこれらを一緒に活用する方法について述べる。

自然主義的調査の質

　多くの健康科学者は，社会的・心理的次元が含まれている問題を解決しようとしてすでに自然主義的方法を用いている（健康問題についてコミュニティで解決にあたろうとすれば，つねにそうした側面がある）。しかし，実践の質については実践者たちの間ですら，合意も基準もないに等しい。権威ある医学学術誌に最近掲載された論文が指摘しているように，「質的方法は健康科学において現在，広く活用され急速に受容されてきているが，質的研究の質は多くの保健医療サービスの研究者にとって依然として神秘に満ちている」(May & Pope, 2000, p.320)。

　質的社会調査の実践的価値がさまざまな応用領域で受け入れられるにつれ，この種の研究の質の問題に関する研究論文も多数発表されている。たくさんの見解が提示されている状況は混乱をまねきかねないので，まず，現状における主要な問題点とその解決法の要約からはじめ，ついで，議論を私の考えるベストな解決法，すなわち，妥当性の特化した形としての有用性の基準へと論を進める。

実証主義親和型の自然主義的方法

　第3章を中心に本書で論じてきたように，自然主義的方法で調査をしようとすると証明と客観性の概念的問題に直面する。

　復習になるが，証明の問題は，自然主義的研究のデータは再現実験が可能な実験的データのようには検証できないという事実から提起される。その結果，複数の自然主義的研究の結果が相互に相容れないとき，実験科学の実証主義的基準を用いると，その中のどれを選択すべきかという基準が明確でないことになる。

　客観性の問題は，社会調査それ自体が文化的行動の表現であるから，報告する人間が理解した内容を表現したものであり，客観的現実をあらわしてい

るとはいえないという事実から提起される。

　証明と客観性の概念的問題に関しては何人かの質的研究者がとりあげてきており，理論的な解決方法を提示してきている。ここでそのいくつかを要約し，その後でそれらとは異なる私の解決法を説明する。

　メイとポープ(May & Pope, 2000)は証明の問題に特に関心をもち，修正実証主義的アプローチをとることで解決できると提案している。この立場は，多様なアプローチを比較することでいかなる調査上の問題も理解でき，また，各々の相対的客観性と妥当性を判別しうるという主張に立脚している。そして自然主義的調査は，以下の調査プロセスをとるのであれば，数量的方法と同等かそれ以上に優れた質を獲得できると考えられている。

1. 透明性。調査者は，データの収集と分析のプロセスを，読者がそのプロセスを想像でき，用いられた論理を判断できる方法で，明瞭かつ詳細に説明しなくてはならない。
2. 説得性。当該研究の一部分を今後活用する可能性のある人は，そのトピックについてある程度の知識をもっていると思われる。具体的には，研究対象の集団について，あるいは，その研究がとりあげた健康問題について，もしくは，その両方についてである。厳密ではないにしても関連する背景知識が豊富にあれば，読者はその調査が一般的な観察や演繹的原則にのっとって行われたか否かを判断できる。
3. 徹底さ。理想的には，調査者は多様な方法を用い，データ提供者の懐疑主義，否定的ケース，代替説明など自分の結論とは合致しない情報を慎重に検討する。
4. 関連性。当該調査は読者が関心をもっている問題を本当にとりあげているのか。ある特定の集団や状況に対してごく一般的なデータを使い，自分が考えるリサーチ・クエスチョン（研究上の問い）の観点からデータの解釈をしたくなってしまう。しかし，これは危険である。読者は，自分のそのときの関心に関連する調査だけに偏らないように注意が必要である。この問題は後述する。

ヘンウッドとピッジョン(Henwood & Pidgeon, 1993)も，ほとんど同じ立場をとっている。彼らにとって自然主義的調査の目標は，実証主義的研究の場合とは多少異なっていて，確実性よりも役立つ理解をめざすことにある。しかし，自然主義的調査は次の事項を満たす限りにおいて有効なものとして承認される。(a)解釈は記録されたデータに支持されている。(b)解釈内容は<u>内省的</u>である。つまり，調査者は観察された現象への観察自体の影響を説明しようとしているという意味である。(c)結果は<u>多様なレベルの抽象を統合</u>している。その有効性は直接観察した事例についてだけでなく，他の調査や類似したテーマにも認められるということである。(d)結果は十分に証拠づけられている。(e)観察されたデータが代表すると思われる母集団への注意が払われている。(f)分析結果と合致しない事例は説明において考慮されている。(g)データ提供者は結果の確認を要請されている。(h)当該主題に関する先行研究に照らして，結果が説得的である。

　また，もう1つの実証主義親和型の解決法が社会学者のマーティン・ハマースレイ(Martyn Hammersley, 2001)の論文と，ハマースレイとアトキンソン(Hammersley & Atokinson, 1995)の論文によって提案されている。ここでは，客観性の問題が重要な問題としてとりあげられ，徹底した議論が加えられている。しかし，ラディカル相対主義(すべての事実は本質的に社会的に構築されたものであるという立場)は，最終的に次の2つの理由から却下されている。第1に，論理的結論を迫られると，いかなる説明であっても客観性を判断する方法はありえず，したがって，すべての解釈は等しくバイアスがかかっているという立場に行きつく。いうまでもなく，これは社会科学の探求全体を意味のないものにする。現実主義否定論に対抗する第2の議論は，それが社会科学の政治化にいたるということである。仮に調査が絶望的なまでに主観的プロセスであるとすれば，アプリオリに自分の政治的解釈を支持するために利用されるも同然であろう。

　したがって，分析に関して<u>あたかも可能であれば</u>という条件を完全に超越することはできないのだが，ハマースレイとアトキンソンは，メイとポープが質的調査の質の議論で提示したのとほぼ同じ方法で，現実の世界に関する確実性に向けて歩を進めることができると主張する。ハマースレイ(2001)は

この立場を巧妙な現実主義と呼び，それを，真実は現実の世界に存在するという実証主義の大前提を迂回して，客観的に正しいものは存在することを，論理的に了解可能とする自信を獲得するための戦いとして説明する。メイとポープのように，ハマースレイとアトキンソンも自然主義的調査の確実性のレベルの判断において重要となる関連性の基準を考えている。「(自然主義的知識だけでなく)すべての知識は前提と目的に基づいており，人間の構築物である……」(Hammersley, 2001, p.109)。そして，「(エスノグラファーの)研究は研究対象の現象に関して数多くある有効な説明の1つにすぎないのであるから，エスノグラファーは自分の解釈がよってたつ関連性を明確に提示する必要がある」(Hammersley, 2001, p.110)。

　妥当性の問題に関してハマースレイは(彼はこれを客観性の問題と分離しないのだが)，自然主義的調査の再現は不可能ではないにしても極めて困難であるという主張に同意する。しかし他方では，そうした調査は次の事項がなりたつレベルにおいて，ある程度妥当であると主張する。(a)分析は，当該テーマに関するそれまでの研究状況をふまえると納得いくものである。(b)調査者，調査地，テーマについての知識を前提にすると，分析は信頼できる。(c)データも違和感がなく，信頼できる。そして，(d)結果は，学術的報告において重要とされる諸点に言及している限りにおいて，重要である。これらの基準が，科学的探究の基本ルールという文脈において，ハマースレイが十分とするものである。この基本ルールは，私たちにもなじみ深い。(a)すべての結果は専門的研究者による評価の対象である。(b)調査者はつねに，より強力な証拠の提示をもとに自分の研究への評価を変更することにやぶさかではない。(c)こうしたルールを自ら進んで受け入れる者が，評価に参加する(Hammersley, 1998)。一言でいえば，自然主義的調査の結果の再現性は，当該研究のテーマ，あるいは，その領域一般に詳しい専門的研究者たちが妥当であり，信頼でき，興味深いと判断すれば，必要ないということである。

妥当性としての有用性：より優れた解決

　これらは証明と客観性の問題を解決する試みとして理論的に興味深いが，私は完全には満足していない。実証主義の認識論を強固に受け入れている健康科学者が自然主義的方法を適切に活用するためには，十分な助けになっていないと考えるからである。

反論その1：価値の問題

　第1に，実証主義親和型の解決には，深刻な論理的欠陥がある。彼らは永続的な客観的法則(観察内容間の合意，観察者または参加者の間の合意，方法間の合意，分析レベル間の合意，学者間の合意)の探究に言及しているが，同時に，社会分析の論理は普遍的ではないことを認め，調査の適切さの判断において関心あるいは<u>有用性</u>のもつ道徳的，非論理的重要性を承認している。私はこれを<u>価値の問題</u>と呼ぶ。

　科学的真実に関するこの考えを直接的に支持する知識哲学には，長い豊饒な歴史がある。<u>プラグマティズム</u>と呼ばれる伝統である(Dewey, 1984)。しかし，実証主義親和型の理論家たちは，プラグマティズムの伝統に言及していない。ここはプラグマティズムについて踏み込んだ議論をするところではないので，プラグマティズムは科学哲学において尊重されている伝統である点を指摘し，<u>科学的観察の妥当性の本質的検証とはその実践的有用性のことである</u>という立場であることを述べておこう。本書を通して，健康科学者がプラグマティズムの基幹概念である有用性を用いることで，実証主義にたつ同僚たちに自然主義的研究の価値と<u>妥当性</u>を明確に示す方法を説明してきた。

反論その2：共有された伝統の問題

　証明の問題に対する実証主義親和型の解決に反対する第2の理由を次に述べる。彼らの提唱する解決法は，調査者と調査結果の利用者に，観察と分析のすべてのレベルに関して<u>相応の適切さ</u>を判断する専門的感覚を要請する。妥当性を判断する専門的感覚をもつということは，自然主義的調査の実施者

や結果の活用者は，専門的社会科学者と同様に，判断の感覚を身につけるためにこの種の調査や応用にかなりの経験をもっていなくてはならないことを意味する。関連する学会にも参加していなくてはならなくなる。こうした現実的の条件を考えると，実証主義親和型の解決はほとんどの保健医療専門職にとって手の届かないものとなる。看護師，公衆衛生従事者，医師，健康科学の教育者，保健政策立案者など，こうした人たちの多くは質的研究の潜在的恩恵については認識している。だが，実際に調査を実施したり結果を活用するには，不安を感じ躊躇している。なぜなら，社会科学者たちが使っている水準に照らして，適切さを自信をもって判断するだけの経験がないことを知っているからである。私はこれを，共有された伝統の問題と呼ぶ。

妥当性としての有用性の考えは，自然主義的科学では有効な問いの答えは現実の問題の理解を深めるという考えにたち，価値の問題を解決する。正確さを他の人々に説得できなければどの解決方法も実際には役にたたないのであるから，調査者は当然，どのような証拠が同僚たちに説得的であるかを理解し，自分の調査がそうした証拠によってどのように支持されているかを示さなくてはならない。

価値の問題の解決に加え，妥当性としての有用性の概念は，共有された伝統の問題へのかなりの援軍にもなる。プラグマティズムは，実証主義親和型の理論家たちが自然主義的社会科学のための弁明において，横のドアからこっそりもち込もうとしているものを正面に位置づけ，完全な形で統合している。すなわち，人間が通常物事を知り，問題を解決する方法が社会科学にとっても十分なものであり，この日常的方法は私たちの関心や意図と不可分であるということである。健康科学者は（医学，看護学，公衆衛生学などの）専門分野に属しており，これらの分野は，何が有用であり，何が有用でないかに関しては十分すぎるほどの伝統をもっている。疾患と治癒の因果的道筋，診断方法，処置基準，ケアの原則，健康増進の技法，専門的倫理，教育スキルなどに関する標準的・実験的・代替的な考えが，それぞれの専門分野において実践の文化の全体を構成しているのである。こうした実践の文化は，保健医療専門職の関心を構造化し，調査すべき問題の選択や調査結果の質の判断に影響をおよぼしている。妥当性の基準としての有用性の原則は，こうし

た伝統の知識をよりどころにしてそれぞれの専門職が，調査の価値を判断し，その価値を同僚たちに説得しやすくする。

　知識を他の理解と識別するのは有用性そのものであるとする認識，そして，優れた知識とそうでない知識を分別するのは有用性の程度であるとする理解。この2つが加わることで，自然主義的健康科学の調査者は，下記のような2つの武器をさらに増やすことができる。

　第1に，自然主義的科学を，確実性を水で薄めたものであるかのように弁明的に記述する必要から解放する。自然主義的研究は複雑な人間の問題に適用される場合，疑似実験的研究よりも実際にははるかに有用である。また，その有用性は正確さの欠けているところを補えるのである。

　第2に，科学的研究結果の評価において自分自身の価値や倫理の適用を弁明する必要から自由になる。自分の価値観を（自身と他の人々の両方に対して）明示するという条件のもと，他の科学者が理解できる形である特定の分析への支持を表明できる。

　科学的知識の評価基準から普遍性を外して有用性を含めることへの主な反論には，科学を政治的偏向の非難合戦に巻き込んでしまうというものがある。そうした可能性に対しては2つのタイプの防御方法がある。1つは，客観性の問題が解決困難であれば，すべての社会科学はどのみち価値を含むという，長く続いている議論がある。したがって，最初にこの事実は認めておくほうがよい。優れた社会科学者は，自分の価値観と目的を最初にできるだけ明瞭に表明し，自分の仕事の評価にそれらが含まれるようにしている（Gouldner, 1963；Hammersley, 1995, p.16 と比較）。もう1つは，ある社会状況のすべての利害関係者の思惑や戦略を明らかにすることで，社会科学は利害関係者ならだれでも占有したがる知識-権力 knowledge-power を部分的にせよ再配分する格好になり，そうすることで結果的に人間の平等という中核的価値を支えることになる。もっとも広範囲にわたる有用な知識を求めるため，社会科学調査者の政治的スタンスは通常は<u>非政治的</u>である。すなわち，人々が現状あるいは現在進行中の変化の方向性に関して，より意識化し，自身で問いをたてはじめるようにはたらきかけるのである。

コミュニティにおける健康に関する
諸観念のアセスメント

　この議論の論点を明確にするため，1つの例を吟味しよう。(第9, 10, 11章で扱ったように)保健医療専門職や応用社会科学者がコミュニティの本当のニーズを把握しようとして自然主義的調査を用いる際によくみられる例である。行動や環境を変えるためには人々を動員する必要があり，それには世論が大きな役割を果たすので，多くの保健医療機関は，高血圧率や感染症発生率など健康状態に関するいわゆる客観的指標に加えて，コミュニティの住民が健康をおびやかすと考えている主観的観念を理解することの重要性を認識している。適切に行われれば，自然主義的方法は観念，行動，文脈の相互作用に敏感に反応できるので，そうした微妙な考えを把握するには特に適している。しかし，ほとんどの保健医療専門職は実証主義的方法で訓練を受けているので，健康をめぐる住民の考えを理解しようとしてもいくつかの相互に関連した問題に悩まされる。

　健康に関する諸観念が現実の世界に客観的な形で存在し，それを客観的に測定するのが自分たちの仕事であるという想定からはじめがちである。その過程で，健康に関する諸観念が状況依存的で，相互作用の結果であるという基本特性を見落としてしまう。彼らが引き出そうとする観念はグブリューム(Gubrium, 1988, p.13)が実践論理と呼んだものの産物である。つまり，コミュニティで共有されている社会的行為から発見可能な原則が，実際には調査の文脈による深い影響を受けているという考えである。

　こうした解釈的立場は，人々が調査に対して示す反応のもとにある論理とは何かについての複雑な深い理解からもたらされている。すなわち，調査者や調査の状況をどのようにみているのか，自分たちの文化や経験に照らしてこれはなぜ意味があるのか，どんな行為がここでは釣り合っているのかなどが考慮されるであろう。社会調査において徹底した専門主義が欠如している中，科学的客観性のレベルを向上させる方法でこうした事柄を把握しなくてはならないとなると，意欲と情熱のある保健医療専門職であっても頭をかか

えてしまう。こうした問題に直面すると，自然主義的調査から離脱したり，起こりうるインパクトについて十分な知識がないままに，解決策を<u>まとめる</u>という日ごろの専門的習慣に回帰してしまうであろう。そうなると，妥当性の実証主義的基準に基づいてデータを収集できるかもしれないが，科学的方法としては広く共有されていても，実際にはひどく役にたたないアプローチである。因果関係を推論し，それに基づいて現地で行動を起こしても，あるいは，その結果を一般化しようとしても，ほぼ確実に失敗に終わる。

地域の健康の観念に関しては，プラグマティズムのアプローチのもと，別の視点からみることができる。つまり，保健医療専門職がフィールド調査を客観的なアセスメントとしてではなく，関係者による交渉と位置づけるのである。交渉とは，地域住民がいだいている関心やニーズ，調査者たちの関心やニーズが，できるだけ多くの参加者が満足できる共通の理解に向けて詳しく検討される作業を意味する。そして，そうした共通理解は，実際問題，健全なコミュニティへと改善するために何をなすべきかという行動提案の形にならなければならない。それは，データ収集，分析，応用による結論の検証を組み合わせたプロセスとなる。ジョン・デューイは妥当性としての有用性の概念における中心的構築者であった。彼は「普遍の現実を確信し，厳密さにとらわれた確実性の探求は，出来事が変化しながら展開するのを積極的にコントロールすることで安定性を求める探究に，とってかわられる」(Dewey, 1984, p.163)と述べている。

そのようなプロセスの結果を社会科学としてまったく認められないという主張もあるだろう。自然主義的調査から技法や用語を都合よく借用することで，インフォーマルで混沌としたプロセスをもっともらしく装うだけなのではないかとみられるかもしれない。一見したところ，あるいは，場合によっては，それも1つの有効な見方かもしれない。しかし，この議論は別の面で考えると，(a)関心のある健康科学者はだれであっても科学哲学を参照し，妥当性としての有用性の概念が科学哲学においては正統な位置にあることを確認できる。さらに，(b)保健医療専門職を自然主義的研究から遠ざけている問題をプラグマティズムの認識論で切り開くことにより，実験科学と自然主義科学の新しいパートナーシップを生み出すことができる。こうした点か

ら，双方の科学者が互いの研究成果をより創造的に活用する方向性が現実になろう。そして，最終的には，関心を共有する学者と実践家が増加していき，社会科学と健康科学の統合につながるかもしれない。

要　約

　自然主義的社会調査の方法と結果を自分の仕事にとり入れようと決心する保健医療専門職は，個人とコミュニティの両方のレベルで有効な保健介入を開発するための可能性のある，強力なツールを採用することができる。同時に，その決断は本質的な挑戦を受け入れることにもなる。同僚たちとの専門的文化の中で，自然主義的成果の一般的認知をどのように獲得するかという問題である。この章では，この問題についての近年の先行研究を要約し，次に私が考える改善方法，すなわち，科学的妥当性の原則的指標として有用性の概念を正面に定置することを提示した。この立場——つまり，プラグマティズムであるが——は，科学哲学において確立され，承認されているものである。その意味を保健医療の専門主義の文化の中に理解可能な形で表現できる健康科学者は，自分の専門の文化に自然主義的社会科学のゆるぎない力をとり入れる方法を見出すはずである。

付録：ニーズ充足の評価システム

　ニーズの理論(第9章)は，個々人のライフスタイルや意思決定は文化と環境の文脈において自分のニーズを充足させる方策として理解可能という考え方に基づく。この理論を通常のエスノグラフィックなデータに分析的に適用することで，そうした個人の試みをおおよそ理解できる。

　個人のニーズと充足についてできるだけ網羅的で完全に理解し，さまざまな場を比較し，時間の経過による変化を理解するためには，ニーズ充足の方策がどの程度機能しているかを把握する標準的評価システムがあると便利である。ニーズの理論を健康関連行動の理解に活用しようとする調査者には，この方式の利用を推奨する。その際，自分独自のリサーチ・プロブレム(研究すべき問題)や活動場所に合うように必要な調整を行う。

　次に述べるシステムは，説明が不要なほどわかりやすいものである。5つの基本的ニーズのそれぞれについて，状況，行動，考えを，当該ニーズの潜在的充足源であるか，それともそのニーズの欠乏であるかの観点から仕分ける基準をリストにしている。複雑な行動は，1つのニーズ，あるいは，複数のニーズのいくつかの基準を満たすかもしれない。場合によっては，行動がある点ではニーズ充足に機能し，別の点ではそれを阻害することもある。また，評価の結果は個々の行動ごとに得点化することもできよう。

　調査協力者の理解や調査者の考えによって，ある行動の評価が異なることは少なくない。そのため各行動は，調査者からみた場合と，協力者からみた場合の両者の視点から評価されるべきである。

Ⅰ．安全

A．充足

　この状況，行動，思考様式は：
・現在および将来にわたって，収入，住居，食料，健康あるいは保健医療サービス，危険からの自由，暖かさなど，生活に必要な資源を強化するか？自分の仕事，家族，自己対応スキル，健康，まわりの環境からどの程度

の資源が得られると考えているか，友情，名声，神の助けあるいは魔術についての信仰，財貨の蓄えといったものすべてが満足を提供する。
- 居住の場所と時期，現在の安定状態がおびやかされたときに起こりうることなど，肝心な部分の不確実性を減少させ，将来を今以上に予測できるものにしているか？　生と死に関する信仰と実践はここに含まれる。
- 上記のいずれか一方に寄与する社会関係を強化するのか？

B. 欠乏

この状況，行動，思考様式は：

- 健康，収入，その他生活環境で支えとなっている部分など，安全の源泉を弱体化させるか？　技術革新，雇用や収入の不安定さ，病気や老化による心身機能の低下，支えてくれる社会関係の不安定化は，典型的な例である。
- その人の知識やスキルを役にたたないものにしているか？　慣れ親しんだ仕事や環境，親しんできた環境や社会関係が，なじみのないものに変わり，安心感が低下するかもしれない。移住や転居もこうした影響をもたらす。

II．尊敬

A. 充足

この状況，行動，思考様式は：

- 現在および将来にわたって，社会的地位を維持，あるいは，上昇させるか？　金銭面，競争やゲームにおける成功，恋愛と結婚，あるいは，社会的に承認されていることの達成（子孫を設けることも含め）がこれに該当する。また，新しい品物，スキル，（美や知恵など）価値のおかれている個人的な特性の獲得，寄附や奉仕など社会貢献活動，リーダーシップの発揮や公共的な問題への取り組みも含まれる。高いステータス集団への参入も重要である。
- 障害を克服したり，貧困や下等とされる職業や不名誉などのスティグマの付与された条件を乗り超えるなど，社会的スティグマを軽減あるいは

除去するか？
- 尊厳と個人的誠実さの感覚を肯定し，支えるか？　大事にしている考えや行動も含まれる。自分自身の行動や考えが承認されることは，尊敬のニーズの重要な充足である。
- 真の尊敬が存在しない中で，尊敬に値する行動や規則遵守の行動を他の人々に要求する力を強めるか？　攻撃的・威圧的行動はここに属する。

B. 欠乏

この状況，行動，思考様式は：
- 社会的地位や評判を喪失させたり，期待されている地位の上昇を妨げるか？　ここに含まれるのは，社会的に認められた役割遂行の失敗，貧困や病気などスティグマを付与された人や条件の関与，尊敬を得るのに必要な能力の欠如，価値のある肩書きや資産の喪失，美や強さなどの尊敬される個人的特性の喪失，他者への依存である。だた，社会的地位は<u>相対的</u>であることに注意を要する。地位の差の拡大により相対的に地位の低下する人がいるから，これも欠乏として受けとめられる。慢性疾患，感覚機能の喪失，仕事や収入の喪失，離婚は，よくみられる尊敬の欠乏例である。
- その人の地位を評価している人々との関係を断絶させるか？　家族や居住地域から離れての長期間の不在あるいは移住，病気，家族や地域のメンバーの消息不明や死が，頻繁にみられる原因である。
- 考え，行動，能力，所有物，自尊心と結びついている人々への侮辱や無関心を示しているか？　特に，権力者や，高い地位の人々や機関の側において，現地の人々にとって価値のあるものを認めないことがこの例となる。

Ⅲ．愛

A. 充足

この状況，行動，思考様式は：
- 親密な他者と接する程度を増加，あるいは，維持するか？　例としては，

結婚や同棲，友人や家族と一緒の活動や遊び，愛する人たちをケアしたり頼みごとを聞くこと，自分が助けてほしいときに依存できる。病気のときは，愛のニーズを充足させやすい。注意点は，愛は通常互恵的であり，気持ちのない関係には価値はない。
- 自分が他の人々に知られ，評価されているという感情を強めるか？　恋愛関係になったり，関係を深めたりすること，ペットへの愛着，子どもや孫の誕生，性的親密さが例である。
- 愛する人との関係が将来も続くという安心感を高めるか？　愛の関係はとても不安定で，実際に起きると極度の苦痛にさいなまれるので，多くの人々が安定した関係を築き，破綻させまいと多大な努力を傾注する。組織やギャングの構成員であることは，この機能をもつ。嫉妬は，このニーズの表現である。

B. 欠乏

この状況，行動，思考様式は：
- 愛する人たちと接するのを減少させるか？　接する頻度や長さの減少は欠乏と感じられる。自分自身や相手の移住や転居，他の人間関係に時間を割くことは，これにあたる。
- 互いの思いの深さや強さを減少させるか？　相手への愛着の喪失，他の人たちとの競争の激化，パートナーへの愛情表現力の減退，愛情を強める活動への意欲喪失は，これに含まれる。
- 重要な他者の幸せをおびやかすか？　人は自分の愛のニーズを満たしてくれる人を守ろうとするものである。

IV. 意味づけ

A. 充足

この状況，行動，思考様式は：
- その人の信念や価値観を肯定するか？　信念や価値観を共有する人たちとの接触，特に儀式や価値をもった目的のためのグループワークのように信念がはっきりと表明される状況において，人々は自分たちの文化，

宗教，政治的連帯を保持，強化しようとする。良きにつけ悪しきにつけ，将来の予測に関係する出来事は，その人の信念に価値を加える。
・親しみのある事柄の経験を保持，強化するか？　なじみのある人，場所，活動，出来事，さらには，親しみのある事柄に似ているものですら，強力な意味をもたらす。なぜなら，これらはその人にとっての正常さの感覚とつながっているからである。これは，ストレスの多い経験や関係であってもあてはまるものである。
・不確実感や混乱感を軽減するか？　どうしてよいかわからないという感情は，極度のストレスをもたらす。決まったルーティーンに従い，よく理解できない状況や話題を避けるのは，このニーズの充足に寄与する。もう1つの重要な戦略は，否定するという心理的習慣である。自分の知識基盤と相容れない現実を頑として認めようとしないことである。

B. 欠乏

この状況，行動，思考様式は：
・その人の信念や価値観を損なったり，矛盾させているか？　自分の立場と異なる見解や行動を，特に権力者や組織から突きつけられると，混乱や不確実性が高まる。特にむずかしいのが，他の人たちが自分たちの考え——つまり，自分たちが何者であるか——を，理解せず，受け入れもしない場合である。これは，社会階級間の対立や文化的対立の源泉である。
・親しみのあるものとの経験を減少させるか？　生活環境の大きな変化は，急激な場合は特に，また緩やかであっても，意味づけの感覚を弱体化する。移住，文化的変化，身体の老化に関係する変化は，通常，欠乏である。豊かさの向上や改善された環境など肯定的な変化であっても，意味喪失の感覚をもたらすことがある。
・目標に向かおうとするのを邪魔し，ニーズ充足の方策を意味のないものにしているか？　希望している将来が不可能だとわかると，自分の信念や前提が突然誤ったものとなり価値を失うので，意味づけの危機を引き起こす。これは，抑うつ状態の原因であることが多い。

V. 刺激

A. 充足

この状況，行動，思考様式は：

- 多様な非攻撃的経験へのアクセスは保持され，改善されているか（私は，快適のかわりに非攻撃的という用語を使用する。その理由は，刺激はそれ自体が求められるのであり，意識的に快適に感じられる必要はないからである）？ 芸能，飲食，芸術や音楽，会話，スポーツ，旅行，セックス，趣味活動，危険，中枢神経系の興奮（薬物，黙想，トランス状態），興味深い仕事，あるいは，単なる新しい状況，こうしたことの量や多様性が守られるのか，拡大されるのか？ 健康にとっての重要性に注意が必要で，刺激に関連する多くのものは主要な健康リスクを含んでいる。

- 刺激を求める身体的・精神的能力を保持，増進するか？ 体力やスタミナ，感覚的・精神的明晰さ，身体的魅力，知識，エネルギー，スキル（特に社会的スキル）は，多様な刺激を追求するために必要とされる。健康増進行動や教育や研修の仕事は，通常，この目標に向けて行われる。

B. 欠乏

この状況，行動，思考様式は：

- 刺激のある経験へのアクセスを遮断するのか，あるいは，制限するのか？ よくみられる例としては，資源の不足，健康状態の悪化，エネルギーの不足，知識やスキルの欠如，社会的孤立，スティグマや低い地位，親しい関係の喪失，日常の活動から自由になる時間の欠如，他のニーズをおびやかすこだわりである。高齢者の場合には，人間関係，健康，体力，感覚的明晰さ，精神的能力の喪失が，刺激の欠乏につながりやすい。これは，もう１つの健康問題である。刺激の欠乏は認知機能や身体機能の低下，抑うつ状態の悪化と関連している。

文献

Anderson, E. (1990). *Street wise: Race, class, and change in an urban community.* Chicago: University of Chicago Press.
Becker, H. (2001). The epistemology of qualitative research. In R. Emerson (Ed.), *Contemporary field research: Perspectives and formulations* (2nd ed., pp. 317–330). Prospect Heights, IL: Waveland.
Benitez, D. (1992). *Cooperativas de cristal.* Quetzaltenango, Guatemala: Talleres Litomarca.
*[1] Berger, P., & Luckman, T. (1967). *The social construction of reality.* Hammondsworth, UK: Penguin.
Bourgois, P. (1995). *In search of respect.* Cambridge, UK: Cambridge University Press.
Cochran, M. (2002). Deweyan pragmatism and post-positivist social science in IR. *Millenium: Journal of International Studies, 31*(3), 525–548.
Couto, R. (1991). *Ain't gonna let nobody turn me round.* Philadelphia: Temple University Press.
De Grazia, S. (1949). *The political community.* Chicago: University of Chicago Press.
*[2] Dewey, J. (1984). The quest for certainty. In J. A. Boydson (Ed.), *John Dewey: The later works, 1925–1953: 1929,* Vol. 4. Carbondale, IL: Southern Illinois University Press.
*[3] Durkheim, E. (1950). *The rules of sociological method.* G. E. Catlin (Ed.), S. Solray & J. Mueller (Trans.). New York: Free Press of Glencoe.
*[4] Durkheim, E. (1951). *Suicide.* G. Simpson (Ed.), A. Spaulding & G. Simpson (Trans.). New York: Free Press of Glencoe.
*[5] Frankl, V. (1959). *Man's search for meaning.* New York: Touchstone.
Geertz, C. (1972). Deep play: Notes on the Balinese cockfight. *Daedalus, 101,* 1–37.
*[6] Glazer, B., & Strauss, A. (1967). *The discovery of grounded theory.* Chicago: Aldine.
Gouldner, A. (1963). Anti-Minotaur: The myth of a value-free sociology. In M. Stein & A. Vidich (Eds.), *Sociology on trial* (pp. 35–52). Englewood Cliffs, NJ: Prentice-Hall.
Gubrium, J. (1988). *Analyzing field reality.* London: Sage.
*[7] Habermas, J. (1978). *Knowledge and human interests.* London: Heineman Educational.
Hammersley, M. (1998). *Reading ethnographic research: A critical guide.* London: Longman.
Hammersley, M. (2001). Ethnography and realism. In R. Emerson (Ed.), *Contem-*

porary field research: Perspectives and formulations (2nd ed., pp. 102–111). Prospect Heights, IL: Waveland.

Hammersley, M., & Atkinson, P. (1995). *Ethnography: Principles in practice* (2nd ed.). London: Routledge.

Henwood, K., & Pidgeon, N. (1993). Qualitative research and psychological theorizing. In Hammersley M. (Ed.), *Social research: Philosophy, politics, and practice* (pp. 14–32). London: Sage.

Higginbotham, M., Freeman, S., Heading, G., & Saul, A. (2001). Cultural construction of risk: Heart disease in the New South Wales Coalfields, Australia. In N. Higginbotham, R. Briceño-León, & N. Johnson (Eds.), *Applying health social sciences: Best practice in the developing world* (pp. 38–65). London: Zed.

Ingham, J. (1986). *Mary, Michael, and Lucifer: Folk Catholicism in Central Mexico*. Austin: University of Texas Press.

*8 James, W. (1948). The Sentiment of rationality. In A. Castell (Ed.), *Essays in Pragmatism by William James* (pp. 3–36). New York: Hafner.

Katz, M. (1989). *The undeserving poor*. New York: Pantheon.

Kiefer, C. (1979). Loneliness in Japan. In R. Audy, R. Cohen, & J. Hartog (Eds.), *The anatomy of loneliness* (pp. 425–450). New York: International Universities Press.

Kiefer, C. (1988). *The mantle of maturity*. Albany, NY: SUNY Press.

Kiefer, C. (2000). *Health work with the poor*. New Brunswick, NJ: Rutgers University Press.

Kotlowitz, A. (1991). *There are no children here*. New York: Anchor Books.

Kozol, J. (1995). *Amazing grace: The lives of children and the conscience of a nation*. New York: Crown Books.

Lewis, O. (1951). *Life in a Mexican village: Tepoztlán restudied*. Urbana, IL: University of Illinois Press.

Lofland, J. (1967). Notes on naturalism. *Kansas Journal of Sociology, 3*(2), 45–61.

May, N., & Pope, C. (2000). Assessing quality in qualitative research. *British Medical Journal, 320*, 50–52.

*9 Mills, C. W. (1959). *The sociological imagination*. Oxford: Oxford University Press.

Ramphele, M. (1997). Political widowhood in South Africa: The embodiment of ambiguity. In A. Kleinman, V. Das, & M. Lock (Eds.), *Social suffering* (pp. 99–118). Berkeley: University of California Press.

Redfield, R. (1930). *Tepoztlán, A Mexican village: A study of folk life*. Chicago: University of Chicago Press.

Rowe, M. (1999). *Crossing the border: Encounters between homeless people and outreach workers*. Berkeley: University of California Press.

Skinner, J. (2003, November). *Community protective factors and psychosocial resiliency: Community organizing in a Colombian war zone.* Presentation given at the annual meeting of American Public Health Association, San Francisco.

Stringer, E. (1996). *Action research: A handbook for practitioners.* Thousand Oaks, CA: Sage Publications.

Tarlo, E. (2003). *Unsettling memories: Narratives of the emergency in Delhi.* Berkeley: University of California Press.

Ten Have, P. (2004). *Understanding qualitative research and ethnomethodology.* London: Sage.

Tsing, A. (1993). *In the realm of the diamond queen: Marginality in an out-of-the-way place.* Princeton: Princeton University Press.

*10 Weber, M. (1962). *Basic concepts in sociology.* New York: Philosophical Library.

WHO/UNICEF. (1978). *Non-governmental organizations and primary health care: A position paper/sponsored by WHO/UNICEF.* Halifax, Canada: World Federation of Public Health Organizations.

Zborowski, M., & Herzog, E. (1962). *Life is with people: The culture of the shtetl.* New York: Schoken Books.

■邦訳のある文献

*1) 山口節郎訳『現実の社会的構成―知識社会学論考(新版)』，新曜社，2003
*2) 河村望訳『確実性の探求(デューイ=ミード著作集5)』，人間の科学社，1996
*3) 宮島喬訳『社会学的方法の規準』，岩波書店，1978
*4) 宮島喬訳『自殺論』，中央公論社，1985
*5) 池田香代子訳『夜と霧(新版)』，みすず書房，2002
*6) 後藤隆・大手春江・水野節夫訳『データ対話型理論の発見―調査からいかに理論をうみだすか』，新曜社，1996
*7) 奥山次良・八木橋貢・渡辺祐邦訳『認識と関心』，未來社，1981
*8) 福鎌達夫訳『合理性の感情(ウィリアム・ジェイムズ著作集2―信ずる意志)』，日本教文社，1961
*9) 鈴木広訳『社会学的想像力(新版)』，紀伊國屋書店，1995
*10) 清水幾太郎訳『社会学の根本概念』，岩波書店，1972

訳者あとがき

　本書は，*Doing Health Anthropology: Research Methods for Community Assessment and Change*(Springer Publishing Company, New York 2007)の全訳である。著者のクリスティ・W・キーファーは，現在，カリフォルニア大学(サンフランシスコ校：UCSF)の名誉教授(人類学)である。彼は長年にわたりホンジュラス，ニカラグア，メキシコ，エクアドル，南アフリカ，タイ，フィリピンなどの国々，および，米国カリフォルニア州バークレーにおいて，医療サービスが十分に行き届いていない地域社会の住民が基本的な保健医療サービスを受けられることを目的とする研究と実践活動に従事してきており，この分野で豊富な経験を有している。UCSFを退官後もバークレーにあるLife Long Medical Care(NPO運営の低所得者対象の地域診療所)の理事を務めている。本書はキーファー教授がUSCFの医学部(School of Medicine)，人類学・歴史学・社会医学部において医学，看護学，公衆衛生学の学生に人類学を教えてきた内容をテキストの形にまとめたものであり，アクション人類学者としての長年の経験が活かされている。

　本書の特徴は，第1に，文化の概念を機軸に保健医療分野に対して人類学的アプローチの必要性と活用方法を明確に論じている点である。文化をパターン化された統合的システムととらえることによって，健康にかかわる諸問題の背景に多くの複雑な文脈があり，その理解を欠いたままでの介入，はたらきかけは成功する可能性が低くなるだけでなく，ときには混乱を生じさせかねないことを説明している。ただ，保健医療分野の研究者にとってこの理解が決して容易でないことをキーファー教授は自身の実践経験，教育経験から認識しており，そのため本書の前半において実証主義的知識に対して自然主義的知識の認識枠組みを提示し，もう1つの科学論を展開している。

　2つ目に，本書はコミュニティをフィールドとする保健医療調査の企画から実施までの方法を具体的に説明している。質的研究としてのデータの収集と分析について，進め方や注意点などこの種の調査に不慣れな読者にも理解しやすいように目配りの利いた配慮がなされている。

3つ目に，それ以上に重要だと思われるのは，調査に際しての考え方の明確な意識化を要請している点である。有用性の概念を基盤におき，計画段階において，(1)なぜ，この問題を選んだのか？　と(2)その問題への答えであることをどのように識別するのか？　という2つの問いをあげている (pp.82～85)。著者は「良い問い」「正しい問い」という表現で，問いの重要性を強調する。この点は実証主義的調査の場合であっても同じで，およそ研究を行うにあたって必ず確認されるべきである。なぜなら，どちらであってもあいまいな問いはあいまいな結論になってしまうからである。さらに，設定した問いへの答え，つまり，自分が理解してきている内容が求めるべき結論であるかどうかをどのように識別するのかもこの段階で考えておくという。ただ単にデータを集め，分析し，まとめれば結論になるかというとそうではない。解決すべき問題に対して有効であるかどうかの視点から判断が必要で，そのためには調査の過程でデータに基づいて必要な修正をしていかなくてはならない。特にフィールドワークでは，データの解釈に応じて調査の方向性を柔軟に修正していく。

　こうした調査の進め方は，例えば，データの分析は調査の初日からはじまり最終日まで続くとか，データの収集と分析は並行して進めるといった内容の記述で端的にあらわされている。

　4つ目には，考え方を明確化するために具体的な提案として，中核概念として「直観」をおいている。直観とは調査でとりあげるべき問題の判断やその段階での関連知識や疑問をまとめたものであり，最初は荒削りの仮説の束のようなものである。調査はそこからはじまり，その後「全体の直観・構成部分・事例」の相互関係を徐々に緻密化，精緻化，洗練化していき最終的に結論へといたる (p.78 の図 5.1)。これは本書が提案する分析モデルであり，細部までの理解と全体の理解，そして，細部と全体をつなぐ構成部分の理解に到達することによって，問題解決に向けた有用性の高い結論が得られるのである。したがって，直観とはひらめきのような瞬間的な認識ではなく，そうした面を含みはするがプロセス性を特徴とする理解の作業といえる。研究する人間が調査を通してどのように理解を深めていくか，いけるかを想像すればよいだろう。

第5に，そのために調査者が分析的思考を意識化していくための重要な提案をしている点である。具体的には，リサーチ・プロブレム，リサーチ・クエスチョン，直観ステートメント，プロブレム・ステートメントなどの形式とその文章化を奨励している。自分ではわかっているつもりでも実ははっきりしていないということは，自然にみられることである。また，簡潔に文章にするのが思っている以上に難しいということは，実際にやってみると納得できるものである。さまざまな事柄を，文章化し記録として残していく。途中での修正の記録も同様に，文章化して残していくとよいだろう。これらの作業は用語として覚えてもらいたいと考え，簡単な英語でもあるので，翻訳の際には日本語にせずそのままカタカナで示した。

　6つ目として，保健医療問題に対するアクションリサーチへの理論的な導きとして，ニーズの理論と希望の理論という2つの理論を提案している。健康問題はそれだけで存在しているのではなく，人々の複雑な生活戦略の一部となっていてその優先順位は基本的な5つのニーズの充足との関係で規定されるというとらえ方である。この2つの理論は大きな枠組みとして有効である。

　最後に，本書は事例が豊富に盛り込まれており，論じられている内容が具体的事例を通して理解しやすくなるように工夫されている。また，同じ事例が異なった箇所で何度か提示されているので，1つの事例からいくつかの論点を考えることができる。これは実際のフィールドワークの模擬的な解釈にもなるだろう。

　さて，本書の主な特徴は以上のようにまとめることができるが，その活用範囲は次のように広範囲にわたる。第1に，異文化社会に入って保健医療活動に従事する場合である。現在ではこれは2つに分けて考えるべきで，1つは日本以外の，とりわけ途上国と呼ばれる国々の場合，もう1つは日本に生活する文化背景の異なる人々とかかわる場合である。地域的な偏りがあるが，日本社会はすでに多文化化社会になってきている。特定のエスニック・コミュニティだけでなく，日本人と結婚し地方で生活する外国からの女性も少なくない。文化の理解が保健医療サービスと切り離せない状況が身近なところでも起きているのであり，本書の人類学的アプローチが意識的に活用さ

れるべきであろう。

　それだけでなく，本書は日本におけるコミュニティを舞台に保健医療活動に従事する場合にも有効である。キーファー教授自身がバークレーの低所得者地域で診療所運営に携わっているように，本書の内容は保健医療サービスの格差の改善に取り組もうとする人々にとって重要な指針と具体的戦略を提示している。この点も現在の日本の状況において重要な課題となってきている。

　キーファー教授は自身の活動をアクション人類学と呼んでいるように，研究者と同時に実践者である。アクションリサーチを突き詰めていけば研究と実践を自身において統合することになるのは理解できるところで，教授は長年にわたりそれを教育活動によって果たしてきたといえる。本書はその集約である。したがって，保健医療に従事している人たちは本書を介してアクションリサーチに進むことができるし，社会科学者の側も本書により自身の研究活動のあり方を振り返るよう要請されるだろう。そして，両者の歩み寄りが促されていくのであり，アクションリサーチとは，本来的に研究と実践とを架橋する仕掛けである。

　キーファー教授はカリフォルニア大学（バークレー校）で人類学の博士号を取得しているが，博士論文のフィールドワークを関西で行い日本文化の研究者としてスタートした。その調査の一端は，本書で例示されている。学位取得後は UCSF に退職まで勤務し，医療人類学や人間発達・エイジングの分野で研究と教育に従事した。業績主義のアメリカ・アカデミア，とりわけその傾向が圧倒的に強い医療系（しかも世界的水準にランクされる屈指の）キャンパスにおいて，教授は俗界を超越したようなところがあり，権威や権力とはおよそ結びつかない人であった。学生の指導には熱心で，生活面の相談にものりながら数多くの留学生を育てた。

　南カリフォルニアのリベラルな家庭環境に育ち，もともとは詩と小説を創作する人生を志していた人である。その夢は退職直前から現実となり，*Toward Campoluna*（2007）が小説家としての代表作である。最近の活動は彼自身のウェブサイトで知ることができる（http://www.booksbykiefer.com/

Booksbykiefer/Welcome.html)。
　ゴールデンゲート・ブリッジをかなたに見下ろすバークレー・ヒルの家にエルサ夫人と暮らしている。

　2010年10月

　　　　　　　　　　　　　　　　　　　　　　　　　　　　木下　康仁

著者紹介

クリスティ・W・キーファー（Christie W. Kiefer）
1968年　カリフォルニア大学バークレー校にて文化人類学のPh. D. を取得
現在　　カリフォルニア大学サンフランシスコ校医学部，人類学・歴史学・社会医学部名誉教授（人類学）

主著
『Health Work with the Poor: A Practical Guide』（単著），Rutgers University Press, 2000
『Refuge of the Honored: Social Organization in a Japanese Retirement Community』（共著），University of California Press, 1992
『The Mantle of Maturity: A History of Ideas about Character Development』（単著），State University of New York Press, 1988
『Changing Cultures, Changing Lives: An Ethnographic Study of Three Generations of Japanese Americans』（単著），Jossey-Bass Publishers, 1974

訳者紹介

木下　康仁（きのした　やすひと）
1953年　山梨県小菅村生まれ
1984年　カリフォルニア大学サンフランシスコ校人間発達・エイジング研究科博士課程修了（Ph.D.）
現在　　立教大学社会学部教授（社会老年学，福祉社会論，質的研究法）

主著
『質的研究と記述の厚み―M-GTA・事例・エスノグラフィー』（単著），弘文堂，2009
『老人の歴史』（単訳），東洋書林，2009
『改革進むオーストラリアの高齢者ケア』（単著），東信堂，2007
『分野別実践編グラウンデッド・セオリー・アプローチ』（編著），弘文堂，2005
『グラウンデッド・セオリー・アプローチの実践』（単著），弘文堂，2003
『グラウンデッド・セオリー・アプローチ―質的実証研究の再生』（単著），弘文堂，1999
『福祉社会事典』（共編著），弘文堂，1999
『ケアと老いの祝福』（単著），勁草書房，1997
『老人ケアの人間学』（単著），医学書院，1993
『福祉社会スウェーデンと老人ケア―真の豊かさへの遠近法』（単著），勁草書房，1992
『Refuge of the Honored: Social Organization in a Japanese Retirement Community』（共著），University of California Press, 1992
『老人ケアの社会学』（単著），医学書院，1989
『死のアウェアネス理論と看護―死の認識と終末期ケア』（単訳），医学書院，1988
『慢性疾患を生きる―ケアとクオリティ・ライフの接点』（共訳），医学書院，1987
他

索引

欧文

CHP(Community Health Practice) 174
 ―― の中核的活動 176
LTA(Look Think Act)モデル 233
PBL(Ploblem-Based Learning) 258
 ―― のステップ 259

あ

愛 187, 279
アイデンティティの喪失 103
アカデミックな調査 220, 224
アクション人類学 **220**, 223, 224, 228
アクションリサーチ 223
圧縮情報 155
アノミー 200, 203
アノミー/希望喪失状態 205
安全 187, 277

い・う

一般化可能性 54
 ―― の問題 54
一般理論 55
意味づけ 42, **69**, 181, 184, 187, 280
 ―― の喪失 204
インタビュー 133, 258
 ―― の好機 134
 ―― のテクニック 140
 ―― の方向性 137
インタビュー記録 142
インタビュー・データの要約 157

え・お

映像記録 131
エスノグラフィー 58
エレガンス 26

円環的プロセス 76
エンパワーメント **211**, 222, 223, 225
 ―― のプロセス 222
エンパワーメント・プロセスの持続可能性 235
応用調査 224
オープンな姿勢 69

か

解釈の規則 69
外部者との連携 226
外部専門家 59, 97, 241
カウンター・カルチャー 205
科学 40
科学的観察の妥当性 270
学生中心教育法 240, 242
価値 270
 ―― の問題 270
活動家の視座 237
活動を組織する 232
カルチャー・ショック **111**, 126
関係性 236
観察 31, 125
 ―― の一般的原則 125
 ―― の妥当性 99
患者 18
感情のコントロール 258
間接的指示物 145
感想記録 255
関連性 267
 ―― の基準 269

き

希望 202
 ―― の理論 200, **214**
希望喪失状態 200, 204
希望喪失の道筋 201

294　索引

希望創造のプロセス　209
基本的ニーズ　187, 189
　——のモデル　187
客観性　49, 65, 266
　——の問題　50, 266
客観的現実　50
共感　64
教室での戦略　248, 253
教師/ファシリテイターの役割　247
協働　191
共有された伝統　270
　——の問題　271
記録　131

け

ケア提供者　19
　——と患者との関係　18
経験　23
継続的プロセス　95
結果の記述　168
決定論モデル　179
研究すべき問題（→リサーチ・プロブレム）　82
研究の質　266
研究上の問い（→リサーチ・クエスチョン）　90
研究対象者　59
研究プロジェクト　75
　——の計画立案　75
　——の修正　84
研究方法，最良の　83
健康　174, 189
　——の概念　174
健康知識　173
健康的行動　173
倹約性　26

こ

行為者　67
効果的なコミュニケーション　236
好奇心　63

構成的インタビュー　135
構成部分　77
　——の特定化　77, 95, 132, 152, 259
巧妙な現実主義　269
コーディング　162
国民的文化　4
答えの識別方法　83
異なる事例の比較　156
コミュニティ　175
　——の概念　175
　——の健全さ　203
　——の定義　176
　——の破壊　203
　——の変革　199
コミュニティ・エンパワーメント　210
コミュニティ改革者　214
コミュニティ病理学　203

さ

再現　25, 48
再現性　269
細部まで理解するプロセス　77
サマリー・プロファイル　159
参加　236
参与観察　5, **98**, 125, 258
　——のプロセス　98
　——の倫理　100
参与観察法　42, 87

し

時間的な限定　55
刺激　187, 282
思考カテゴリー　185
思考のパターン　139
自己治癒するコミュニティ　206, **209**
自己破壊的行動　205
事実　6
自傷するコミュニティ　203, **206**
自然主義的アプローチ　94
自然主義的研究
　——の基本的なステップ　40

―― のプロセス　41
自然主義的探求　38
自然主義的調査　35, 121, 267
　　―― プロセス　52
自然主義的理論　30, **35**, 36
　　―― としての知識　13, 33, 52, 212
実験科学　8
実験科学的方法　22
実験科学モデル　9
実験科学理論としての知識　24
実験的方法　25
実証主義　24
実証主義的アプローチ　68
実証主義的態度　65
実証主義理論　25, 31
実践論理　273
質的社会調査　266
質的分析　6
疾病モデル　1, 8, 11
実用性　37
地元の関心モデル　93
社会科学の政治化　268
社会科学の存在意義　212
社会的期待への順応　93
社会的構築　50
社会的視座　10
　　――, 健康の　10
　　―― の活用　11
　　―― の利点　13
社会的文脈　55
自由回答式　135
　　―― インタビュー　135
　　―― フォーカス・インタビュー　135
集会を組織する　230
習慣の相互関連性　103
修正実証主義的アプローチ　267
熟達　23
樹形図　154
純粋な調査　224
条件つき検証　55
証明　48, 266
　　―― の問題　48, 266
事例　77

―― の比較　77, 95, 132, 260
事例要約　159
真実　22
　　――, インタビューデータの　139
　　―― の考え　139
親族関係図　153
信頼　63
信頼関係　104, 117, 130
信頼性　50
心理的スキル　202
人類学的アプローチ　67
人類学的視線（まなざし）　128
人類学的態度　58, 65

す

優れた社会科学者　272
ストリート・マルクス主義　213
　　―― の理論　216

せ

正確な記録　130
精神的落ち着き　37
説得　40, 47, **169**, 271
説得性　267
説得力　52
専門家アイデンティティ　66
専門主義　170

そ

相互の関係　77
創造的なプロセス　120
相対評価　241
ソーシャル・キャピタル　208
組織図　154
尊敬　187, 278

た

対抗文化　205
代替　191, 193

対立　191
正しい問い　82
妥当性　22, **25**, 50, 78, 138, 266, 269
　　──，インタビューデータの　139
　　──としての有用性　271
　　──の基準　26

ち

地域社会　174
　　──の居住人口　123
　　──の社会組織　124
　　──の物理的な特性　123
　　──の歴史と文化　122
地域の自己有効感　227
地域保健実践(CHP)　174
知識　22
　　──の理論　24
知識-権力の再配分　272
中範囲理論　56
中立的観察者　61, 97
調査技法　166
調査時間　52
　　──の問題　53
調査者
　　──の視座　237
　　──の態度　58
調査への自然主義的アプローチ　241
直接参加　126
直観
　　38, 55, 75, 77, 82, 91, 95, 130, 151, 153
　　──，全体についての　77, 132, 259
直観ステートメント　87
　　──の注意事項　89
直観明瞭記述　87

て

データ管理ツール　161
データ収集
　　──，自然な状況での　130
　　──のプロセス　119
　　──のゆがみ　134

データの管理　153
データの分析　258
適応力　238
哲学　24
徹底さ　267
デュルケーム，エミール　203
伝統的教育方法　241

と

統計データ　164
道徳的あやまち　116
道徳的拘束力　31
道徳的責任感　64
道徳的立場　225
道徳的秩序　186
透明性　169, 267
トライアンギュレーション　51

に

ニーズ　**176**, 193, 203
　　──のヒエラルキー　93
　　──の文脈　194
　　──の理論　173, 194, 197
　　──を充足する　179
ニーズ/文脈モデル　178, 180
日常的な問題解決　40
日常的表現　60
認識論　24

ね・の

ネットワーク　155
ノート　132
　　──をとる　257

は

場　67
背景知識　121
背景調査　120, 121
パターン　152, 163, 180

―― の一貫性　46
パターン化　150, 182
　―― された文脈　193
　―― の組み重ね構造　184
　―― のヒエラルキー的構造　184
パターン化文脈における交流ニーズ　56
パターン認識力　150
発言　105

ひ

非干渉的方法　144
非伝統的な教育アプローチ　241
標本調査　65

ふ

フィールドノート　127, 131, 162
フィールドワーク　63, 256
フェイスシート　156
プラグマティズム　36, 37, 270
振る舞い　105
フローチャート　155
プロブレム・ステートメント
　　　　　　　　　85, 86, 91, 92
文化　1, 2
　―― のパターン　60, 183
　―― の理解　126
文化緊張　93
文化人類学　2
文化的ギャップ　207
文献課題　255
分析　150
分析的ディテール　132
文脈　43, 51, **69**, 132, 165, 181
　――，パターン化された　180
　―― の研究　98

へ・ほ

平和コミュニティ　210
変化　186
　―― への抵抗　103

包摂　237

ま・み

マイクロ文化　210
身なり　105
「見る・考える・行動する」モデル（LTAモデル）　233
民族誌　58

も

モデル　82, 87, **92**
問題解決型学習法（PBL）　240, 258
問題の明確化　92
問題明瞭記述（→プロブレム・ステートメント）　85

や

役割　106
　――，学者の　106
　――，教師の　109
　――，指導者の　109
　――，専門家の　109
　――，友人の　108
病んでいる状態　19

ゆ

勇気　225
有用性　**37**, 169, 170, 221, 242, 266, 270
　―― の程度　272

よ

良い問い　94
用語　170
容認できない行動　102

ら

ラディカル相対主義　268

ラポール　107, 125, 130, 140

り

リーダーシップ　110, 220, 232
力量開発　211
リサーチ・クエスチョン　84, **90**
　──の絞込み　90
リサーチ・プロブレム
　　　　82, 94, 120, 121, 151, 153

理論　24, 82, 87, **92**
倫理上の優先順位　82
倫理的負担　99

る・れ・ろ

類型　159
連結装置　186
録音　131
論理的に了解可能とする自信　269